SPORTS MASSAGE & CHAIR MASSAGE

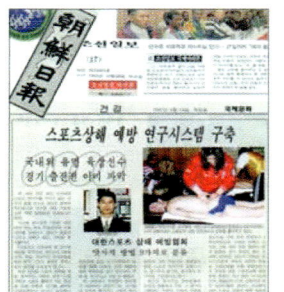 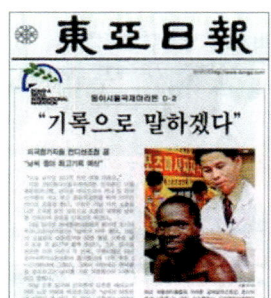 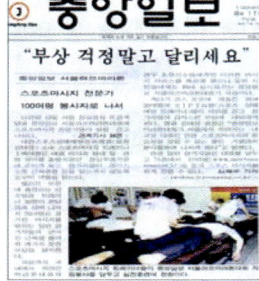 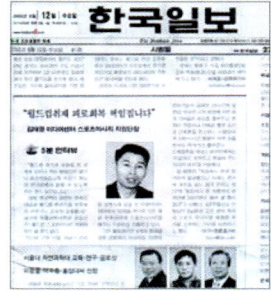
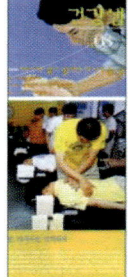 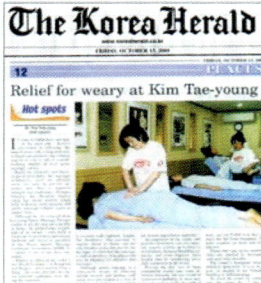 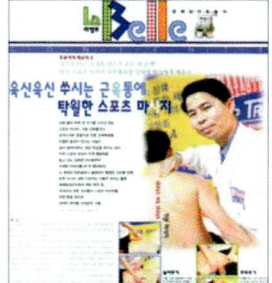 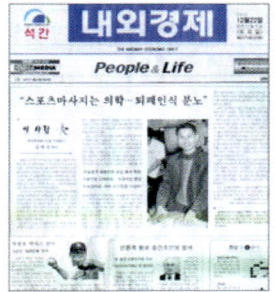 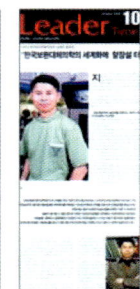
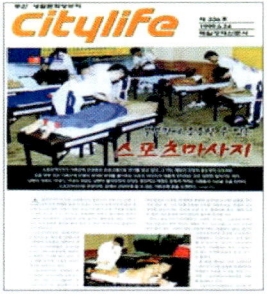 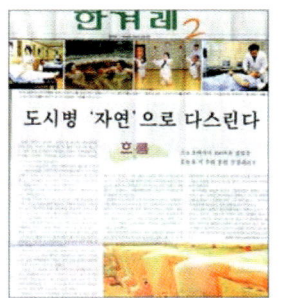 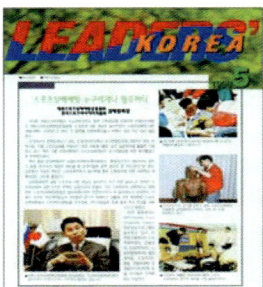 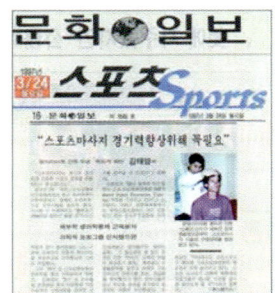
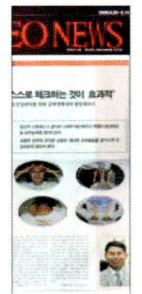 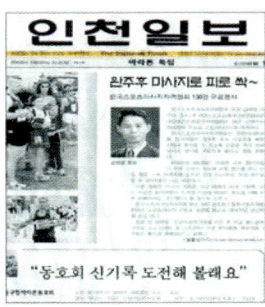 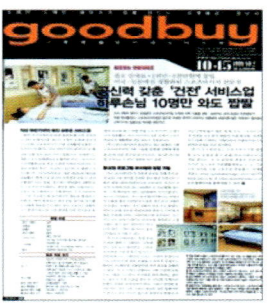 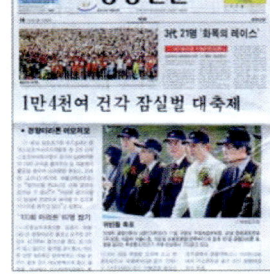 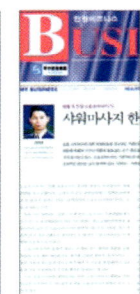
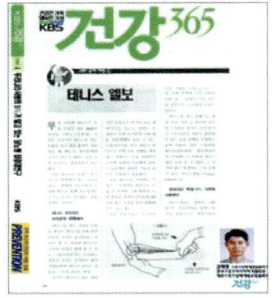 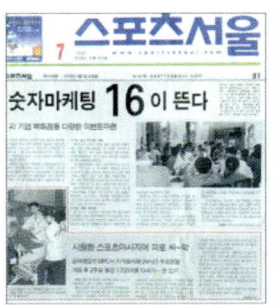 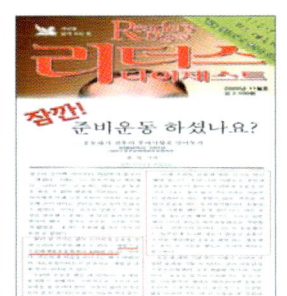 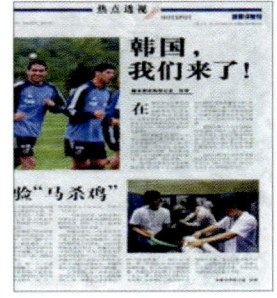

저자 김태영박사는 조선일보, 동아일보, 중앙일보, 문화일보, 경향신문, 한겨레, 연합통신, 프랑스 AFP통신, 일본 교토 통신 등 국내외 유력 언론사에 2천여 회 이상 소개되었다.

SPORTS MASSAGE & CHAIR MASSAGE

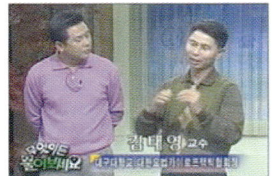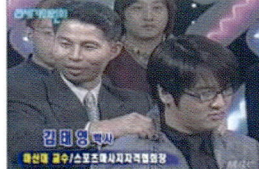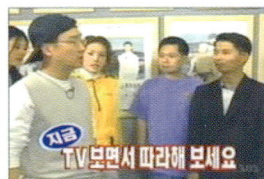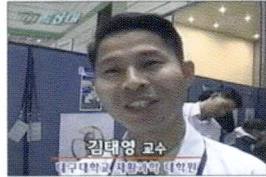
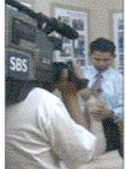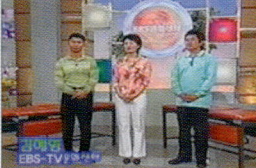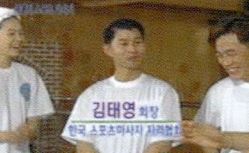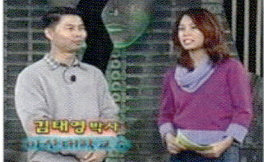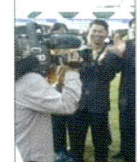
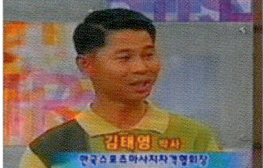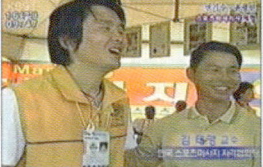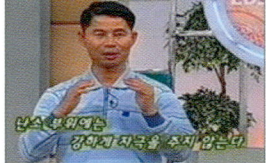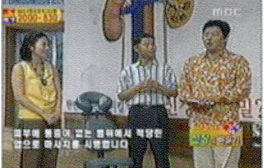
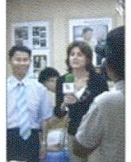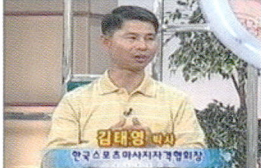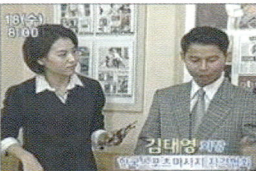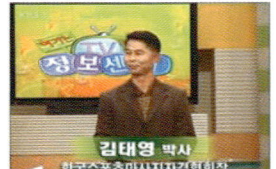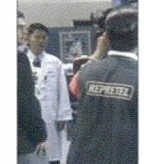
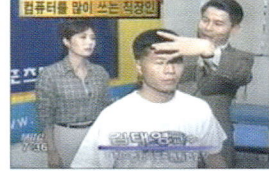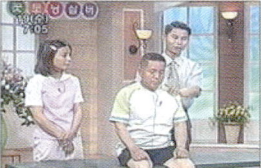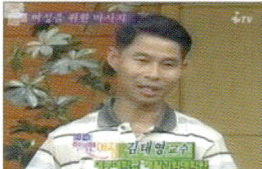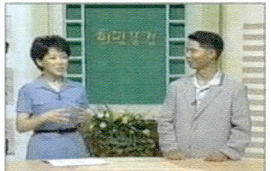
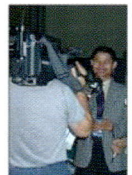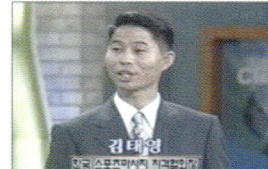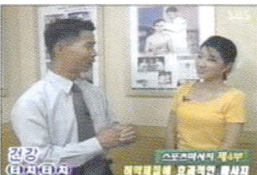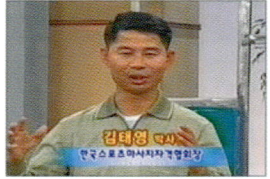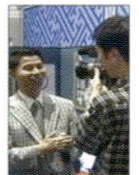
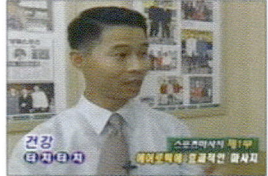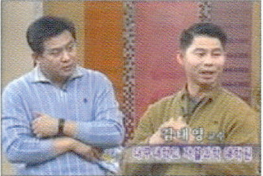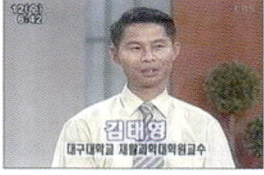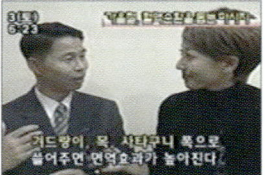
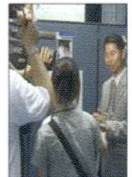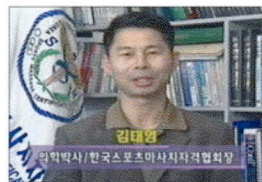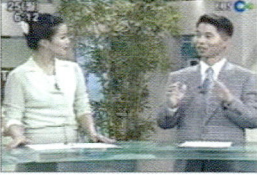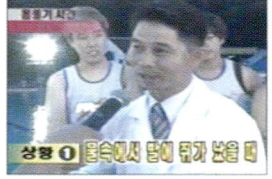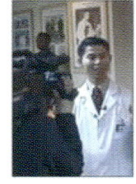

저자 김태영박사는 KBSTV, MBCTV, SBSTV, EBSTV, iTV, 프랑스TV, 미국TV, 독일TV, 영국TV, 일본TV방송 등 국내외 유명 TV방송에 건강토크쇼를 비롯해 시사정보프로는 물론 아침 및 저녁 메인 뉴스에 800 여회 이상 출연하였다.

SPORTS MASSAGE & CHAIR MASSAGE

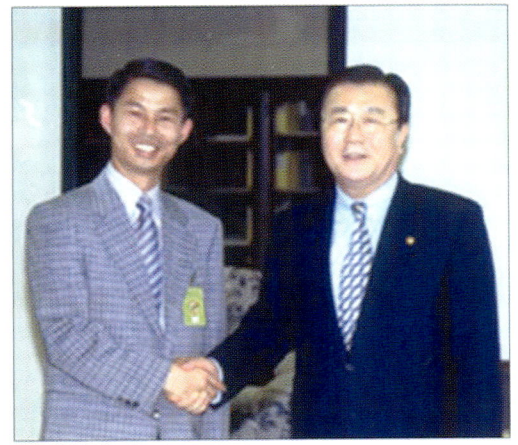
▲ 김원길 보건복지부 장관과 함께 한 저자 김태영박사

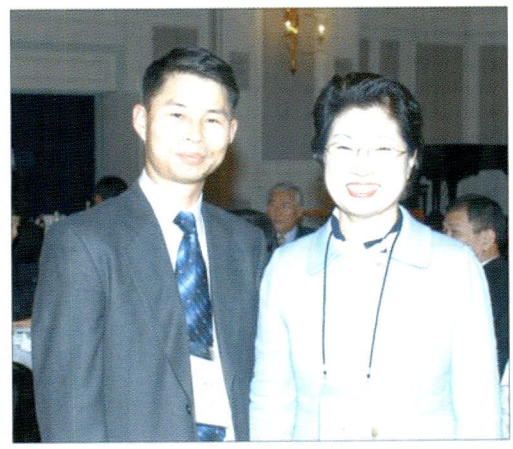
▲ 김화중 보건복지부 장관과 함께 한 저자 김태영박사

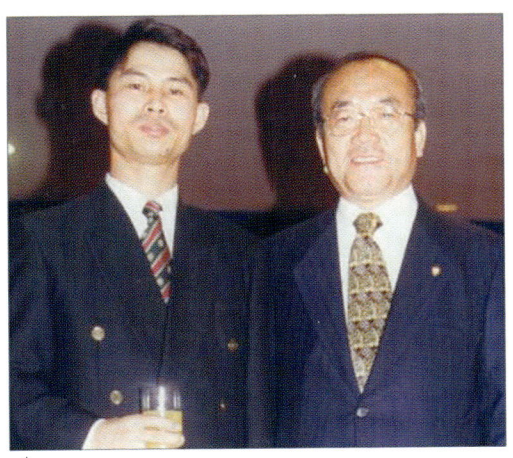
▲ 이민섭 문화체육부 장관과 함께 한 저자 김태영박사

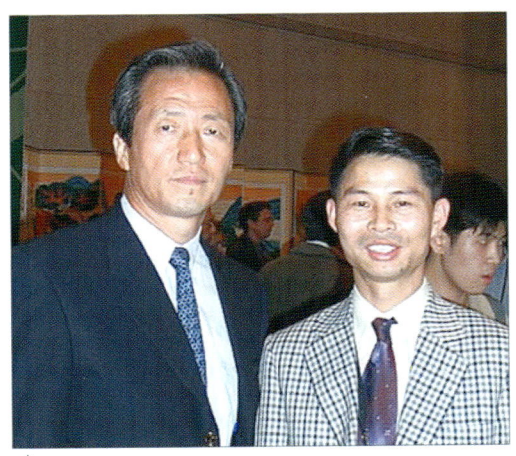
▲ 정몽준 FIFA 국제축구연맹 부회장과 함께 한 저자 김태영박사

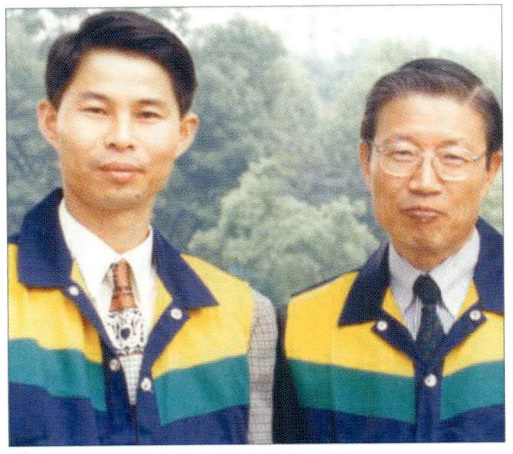
▲ 송자 교육부 장관과 함께 한 저자 김태영박사

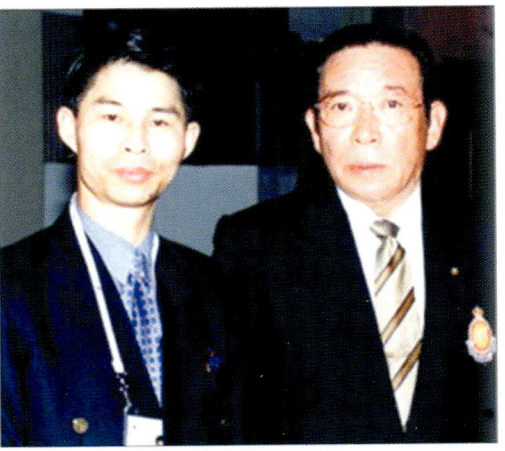
▲ OCA 아시아올림픽평의회 의장과 함께 한 저자 김태영박사

SPORTS MASSAGE & CHAIR MASSAGE

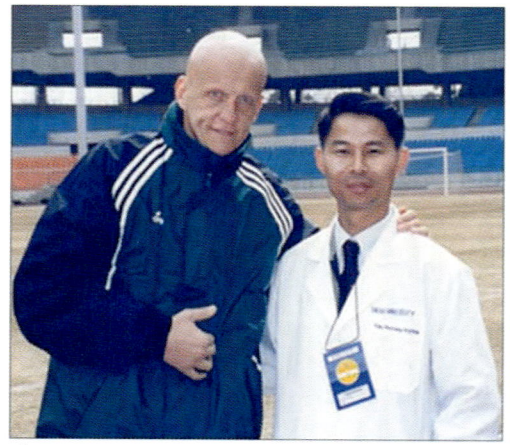

▲ 프랑스 월드컵 및 2002년 한일 월드컵 결승전 주심인 피엘루이지 콜리나 FIFA 심판위원장과 함께 한 필자

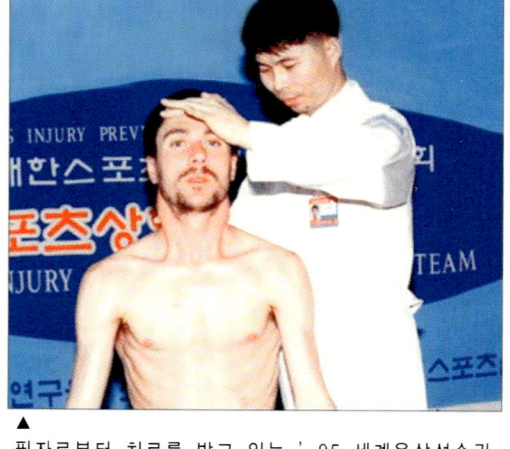

▲ 필자로부터 치료를 받고 있는 '95 세계육상선수권 대회 금메달리스트 스페인 국가대표 마틴 피즈 선수

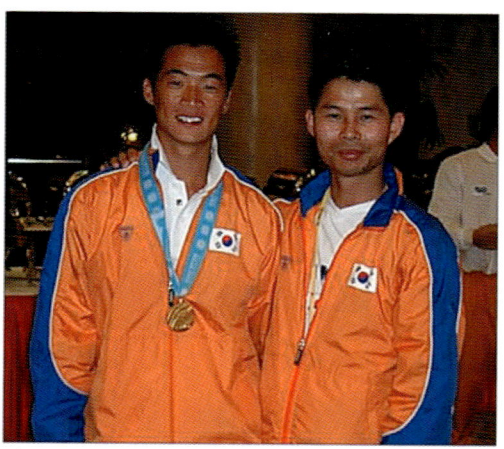

▲ 2002년 부산아시안게임 요트 남자 레이스보드(L)급에서 금메달을 차지한 옥덕필 선수와 함께 한 필자

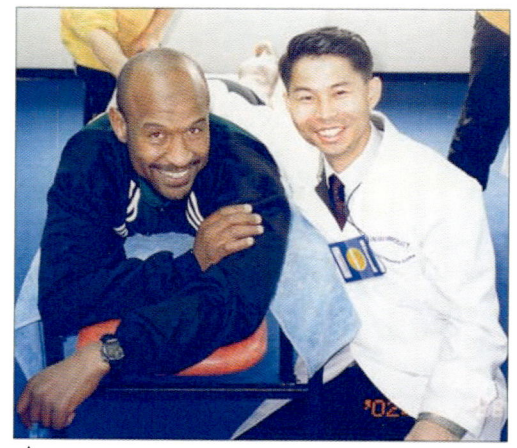

▲ 2002년 한일 월드컵대회 FIFA소속 국제심판들의 체력관리를 위한 스포츠닥터로 활동 중인 필자

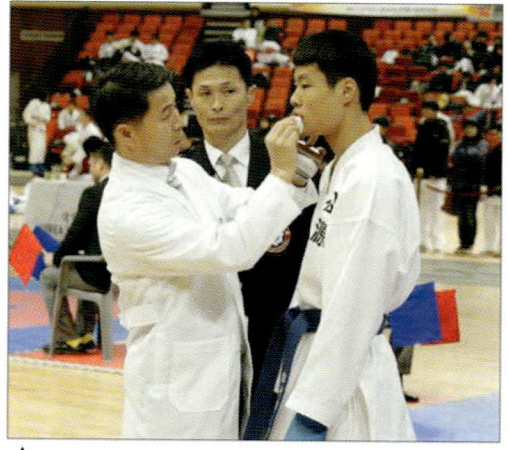

▲ 대한체육회 격기 국가대표 선발전에서 스포츠닥터로 활동 중인 필자

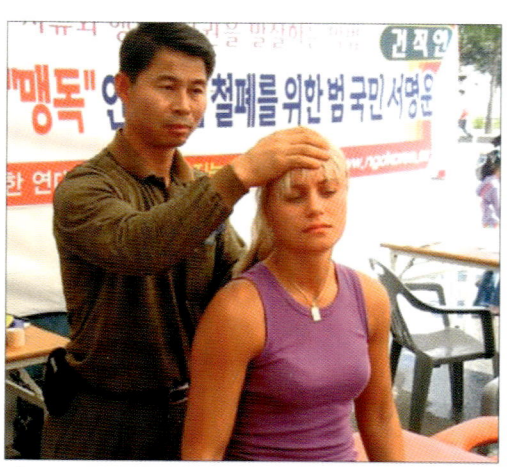

▲ 충주세계무술축제에서 각국 대표선수들의 부상 예방과 경기력 향상을 위해 스포츠닥터로 활동 중인 필자

SPORTS MASSAGE & CHAIR MASSAGE

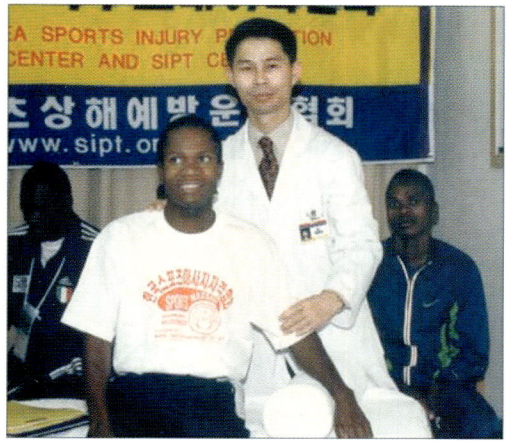

▲ 미국 애틀란타 올림픽 금메달리스트 조지와 투과니 선수와 국제경기 선수촌 의무센터에서 함께한 필자

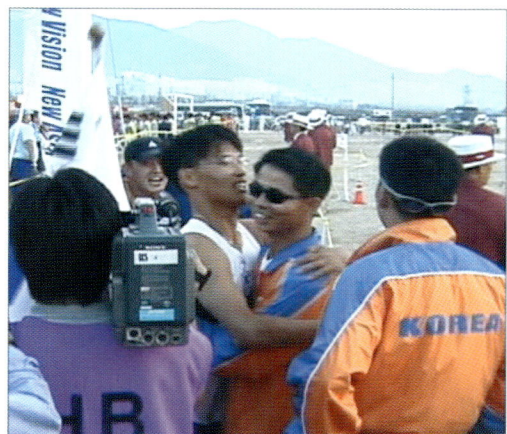

▲ 부산아시안게임에서 금메달이 확정된 순간 대표팀 닥터로 활동중인 필자에게 감사의 포옹을 하고 있는 한도령 선수

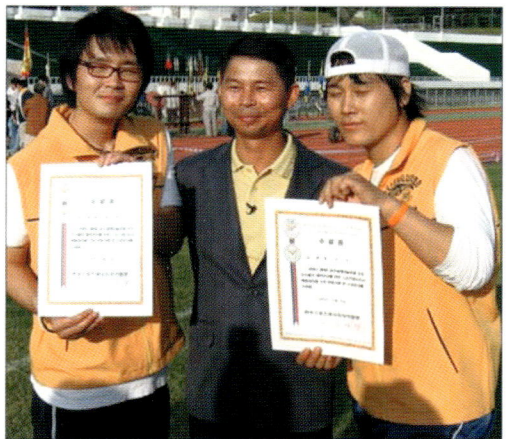

▲ 필자가 협회장으로 봉직하고 있는 한국스포츠마사지 자격협회에서 방송을 위한 특별교육을 수료한 개그맨 (윤형빈(좌), 변기수(우))과 필자

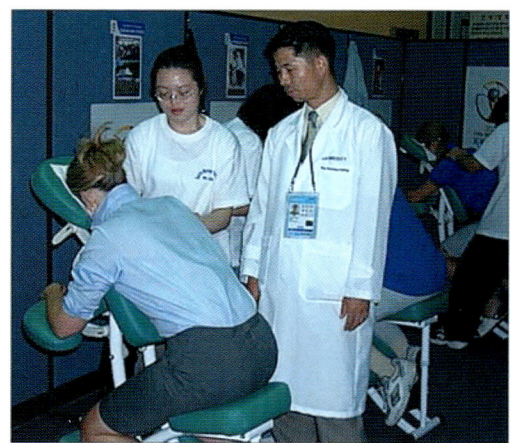

▲ 2002 한일 월드컵 공식 MPC 스포츠마사지센터 및 스포츠 재활치료센터 총괄 책임자로 근무하고 있는 필자

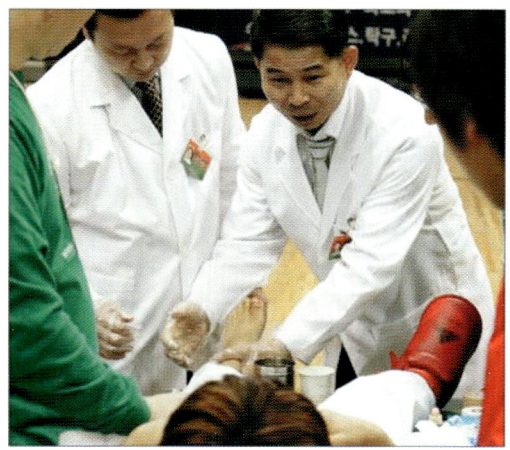

▲ 공수도 국가대표 선발전에서 참가선수에게 응급처치를 하고 있는 필자

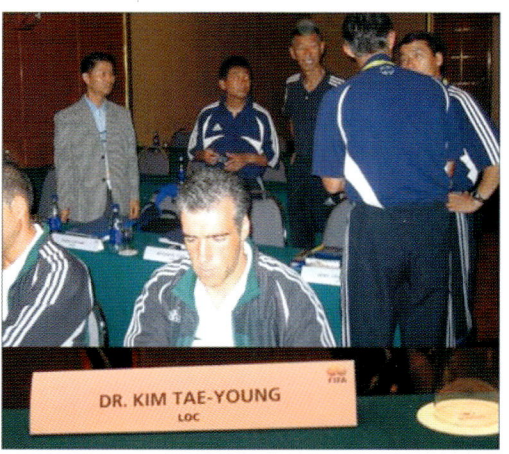

▲ 2007 FIFA 세계청소년월드컵대회에서 FIFA 공식 스포츠 닥터로 활동 중인 필자

SPORTS MASSAGE & CHAIR MASSAGE

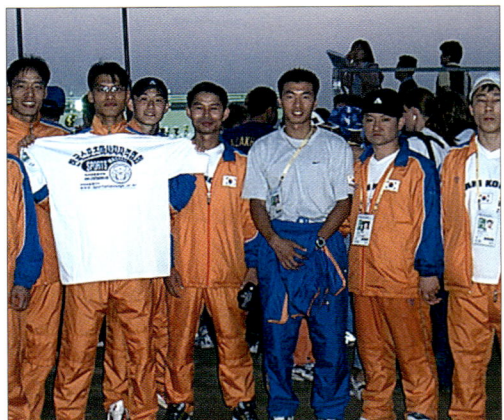

▲ 부산아시안게임 근대5종 국가대표팀닥터로 활동 중인 필자와 한국스포츠마사지자격협회 소속 스포츠 마사지팀

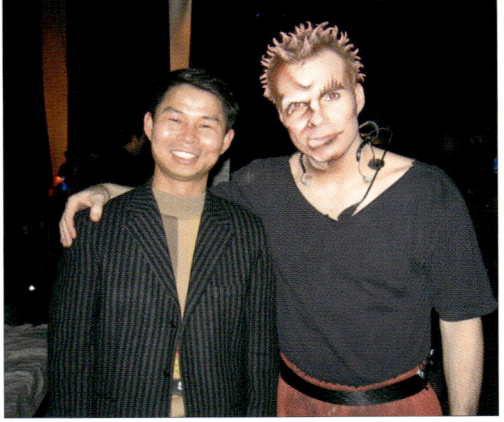

▲ 세계적인 뮤지컬 노트르담 드 파리 주연배우 팀닥터로 활동 중 주인공 꼽추역을 담당했던 맷 로랑과 기념촬영

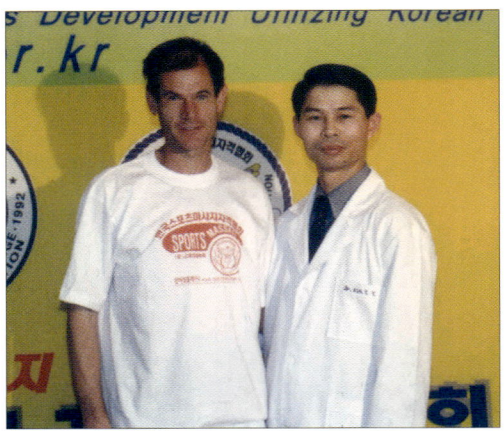

▲ 97,99 세계육상선수권대회 금메달 리스트 아벨 안톤 선수와 함께 한 필자

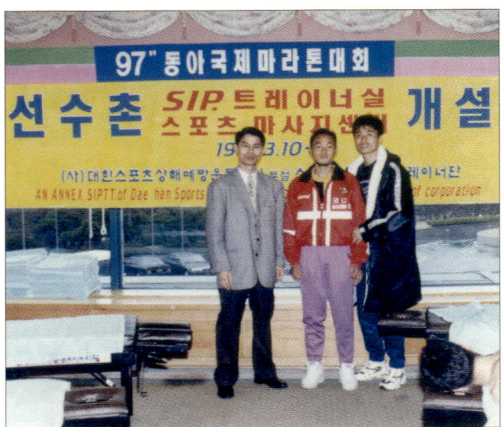

▲ 국민마라토너 이봉주선수와 국가대표 백승도 선수와 함께한 필자 (왼쪽부터 필자, 이봉주 선수, 백승도 선수)

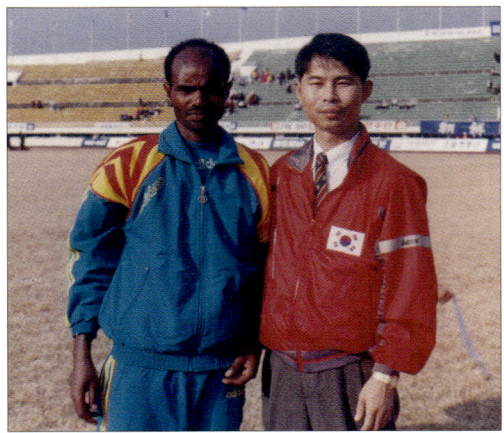

▲ 마라톤 세계기록 및 로테르담 국제마라톤대회 우승자 벨라이네 딘사모 선수와 함께 한 필자

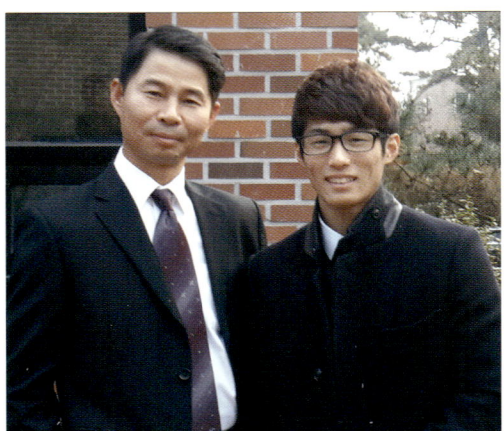

▲ 2012년 런던올림픽 체조 금메달과 세계선수권 및 아시아경기 금메달리스트인 올림픽영웅 체조선수 양학선과 함께한 필자

SPORTS MASSAGE & CHAIR MASSAGE

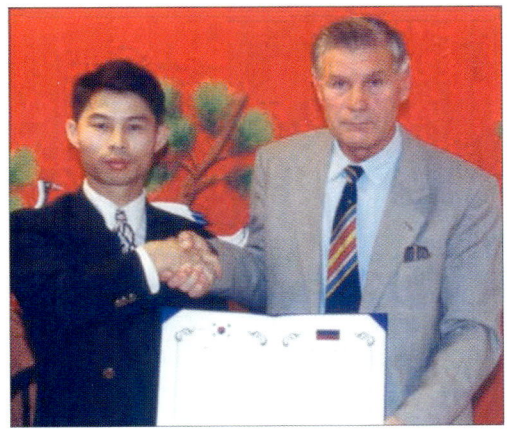
▲ 본서 공동저자인 A.A 비류꼬프 박사와 스포츠마사지 관련 한·러 교류협정을 체결한 자리에서 필자와 기념촬영

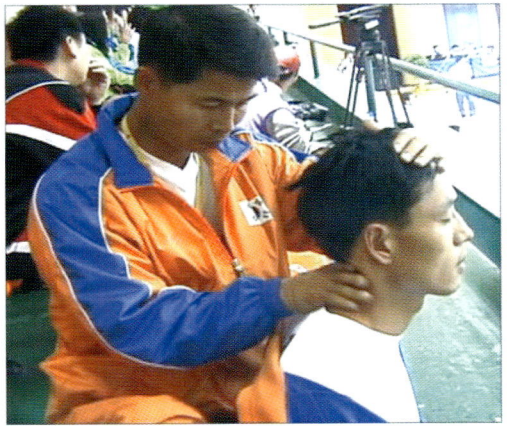
▲ 2002년 부산아시안게임 근대5종에서 3관왕을 차지한 김미섭 선수가 필자에게 근육치료를 받고 있는 모습

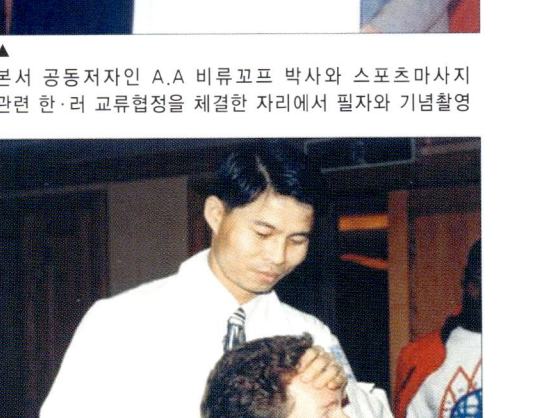
▲ 뉴질랜드 국가대표선수인 션 웨이드 선수가 필자에게 경기에 앞서 컨디션 점검을 받고 있는 모습

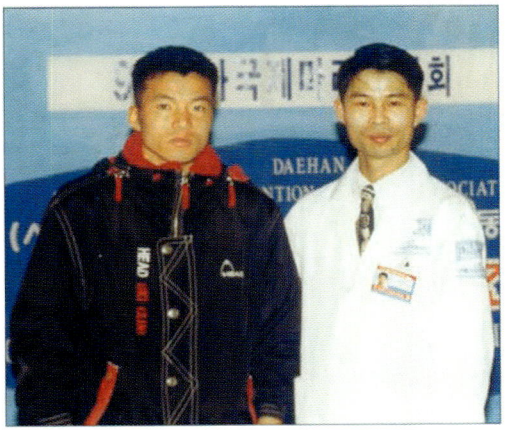
▲ 92 바로셀로나 올림픽 마라톤 금메달 리스트 황영조 선수와 함께 한 필자

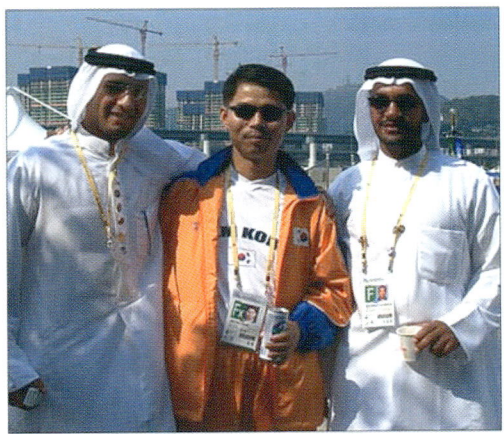
▲ 2002년 부산아시안게임 사우디 대표선수들과 함께한 필자

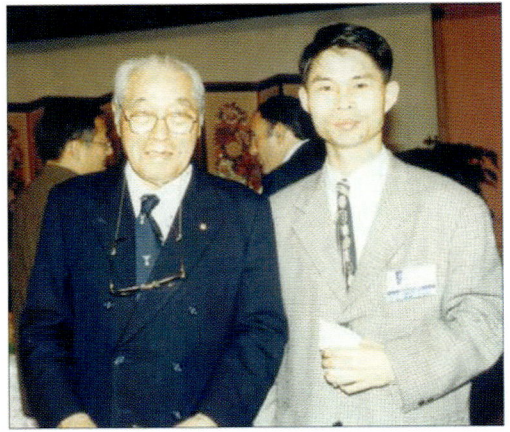
▲ 독일 베를린 올림픽 영웅 손기정 옹과 함께 한 필자

SPORTS MASSAGE & CHAIR MASSAGE

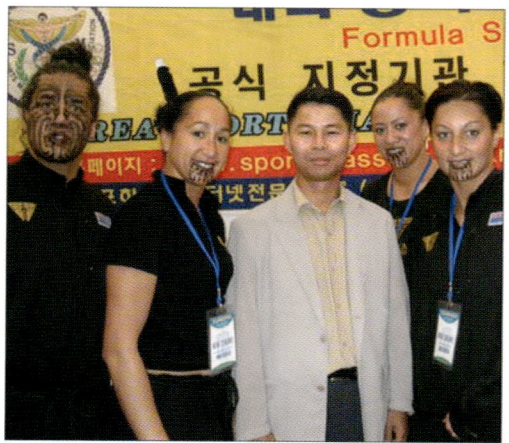

▲ 충주세계무술축제에 참가한 뉴질랜드 마오리족과 함께 한 필자

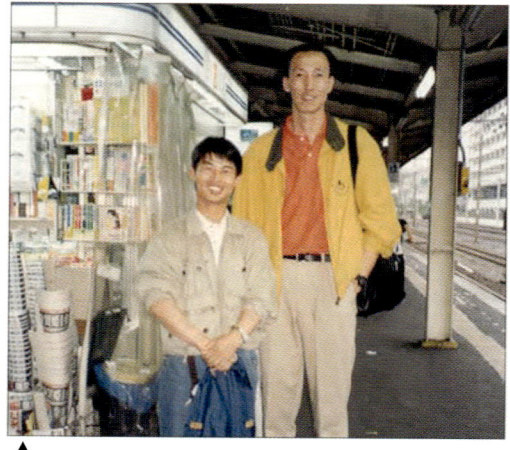

▲ 일본에서 한기범 선수와 함께 한 필자

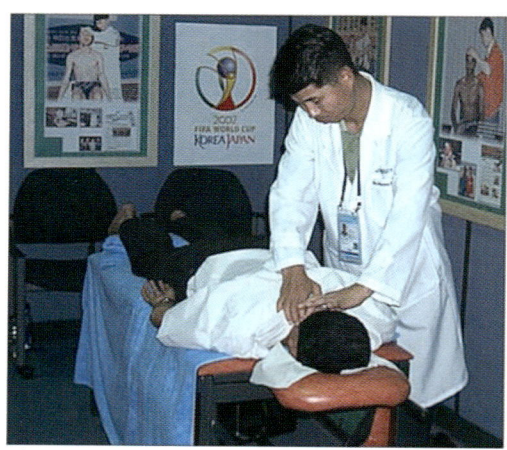

▲ FIFA 한일 월드컵대회 스포츠재활센터에서 외신기자의 근육치료를 하고 있는 필자

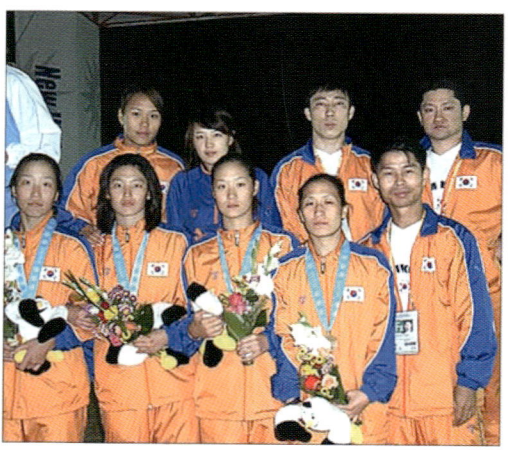

▲ 아시안게임 여자단체전에서 우승한 한국 대표선수단과 필자, 한국스포츠마사지자격협회 소속 스포츠마사지팀

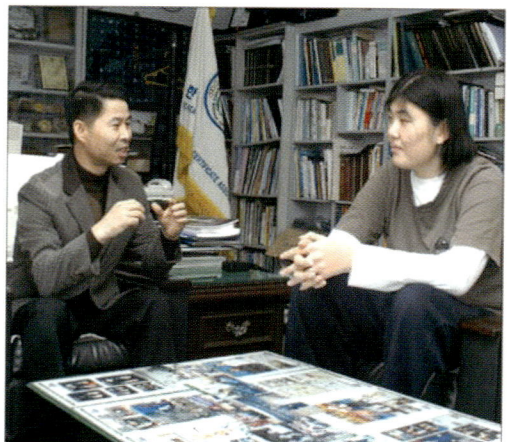

▲ 농구 국가대표선수 겸 여자프로농구스타인 강지숙 선수가 필자의 연구실을 방문해 필자와 대화를 나누고 있는 모습

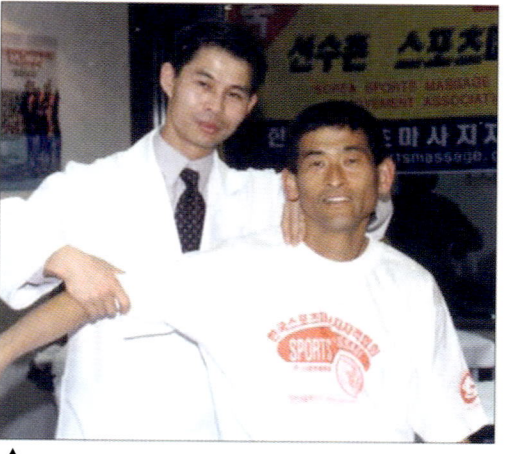

▲ 세계육상선수권 금메달리스트 일본 마라톤 영웅 타니구치 히로미 선수와 필자

개정판 정통
스포츠마사지 & 체어마사지 교본

김 태 영(의학박사) / A.A비류꼬프 (의학박사) 공저

리더타임즈

추 천 사

최 만 립

아시아 및 IOC 세계생활체육협의회장
전 대한체육회 부회장 및 대한올림픽위원회 고문

    오늘날 스포츠의 발전은 문명사회에 있어 세계를 하나로 연결하고 협력과 화합의 장을 이루게 하는 역할을 하고 있습니다. 때문에 각 나라마다 각종 스포츠경기를 유치함으로써 국가와 국가간의 관계는 더욱 증진되고, 인종과 이념을 넘어 지구촌이 하나가 되는 화합의 장도 마련될 수 있습니다. 또한 스포츠경기를 통하여 자국의 위상을 높이는 전기를 마련하는 한편 국가경쟁력의 밑거름을 다지기도 합니다. 따라서 많은 나라에서 스포츠 과학화에 대한 투자를 아끼지 않고 있으며 특히 경기 중 선수 부상 방지와 경기력 향상 문제에 많은 관심을 갖고 있습니다. 우리 나라 또한 지난 86 아시안게임과 88 서울올림픽대회 후 지속적인 지원을 하고 있습니다.

    본인이 지난 30여 년간 체육계에 몸담아 오면서 늘 아쉽게 생각한 분야가 바로 선진국의 진단 체력 관리와 스포츠마사지 분야입니다. 이미 독자 여러분들도 잘 아시겠지만, 스포츠마사지는 전문 운동선수는 물론 일반 체육인을 비롯한 모든 사람들에게 없어서는 안 될 경쟁력 있는 학문입니다. 본인이 세계 여러 나라를 방문하면서 본 것은 스포츠 현장에서는 늘 스포츠마사지가 함께 했으며, 선수들이 스포츠마사지를 통해 근육의 컨디션을 관리하고 부상을 치료하고 있다는 것이었습니다.

    본인이 추천하고자 하는 '정통 스포츠마사지 교본'은 오랜 세월 수많은 임상을 통해 얻어진 기술들을 누구나 쉽게 배워 자신은 물론 다른 사람들에게 활용할 수 있도록 세심하게 만들어진 전문 스포츠마사지 지침서라고 생각합니다. 이제 우리 나라도 다른 선진국가와 같이 체계적인 스포츠마사지법을 개발해 스포츠 현장이나 생활 속의 체력관리법으로 보급될 수 있게 되었다는 사실에 원로 체육인의 한 사람으로서 매우 기쁘게 생각합니다. 본 저서를 집필한 김태영 회장은 지난 십 수년간 각종 국내외 스포츠 경기에 공식적인 스포츠마사지 센터를 개설, 각국 국가대표선수들을 스포츠마사지로 관리하면서 실질적인 스포츠마사지 기술을 개발해 이를 한국 스포츠발전을 위해 보급한 스포츠마사지학 분야의 권위자입니다.

    본 '정통 스포츠마사지 교본'은 김태영 회장의 오랜 노하우가 결집된 전문서적으로, 전문체육인은 물론 체육을 사랑하는 모든 분들에게 적극 추천해 드리고자 합니다.

추 천 사

박 철 빈 박사

경희대학교 체육대학 교수
전 한국체육대학장 및 경희대학교 체육대학장

문명의 발달과 더불어 스포츠는 발전해 왔으며 스포츠는 우리 현대인들에게 있어 단순한 취미가 아닌 건강한 삶을 영위할 수 있는 에너지원 역할을 수행하여 왔습니다. 우리 나라도 88 서울올림픽에 이어 오는 2002년 월드컵이라는 세계 최고의 스포츠 축제를 개최하게 됨으로써 스포츠 선진국 대열에 당당히 합류하게 되었습니다.

이러한 한국 스포츠 발전은 순수 아마추어로서만 아니라 프로야구를 비롯한 축구, 농구, 배구 등 스포츠는 이제 단순한 볼거리에서 전문 스포츠 마케팅으로의 발전을 거듭하면서 좋은 기량을 갖춘 수많은 선수들이 세계 스포츠 무대에서 한국의 위상을 높이고 또한 막대한 외화를 벌어들이는 수익사업의 매개체가 되기도 합니다. 따라서 이들 선수들은 몸의 좋은 컨디션 유지와 건강한 체력을 관리하기 위해 많은 노력을 기울이고 있으며 스포츠마사지는 중요한 수단으로 인식하고 있습니다.

그것은 운동선수에게 무엇보다 중요한 체력관리 방법이기 때문입니다.

현재 우리 나라도 여러 대학에서 스포츠 마사지학을 정식으로 교과목으로 채택해 보급이 활발히 이루어지고 있으며 특히 김태영 회장께서 지난 90년 설립한 한국스포츠마사지자격협회에서 체계적인 교육과 높은 수준의 기술적 테크닉을 습득한 전문 스포츠마사지사를 양성하고 있어 경기력 향상과 스포츠 상해 예방에 커다란 전기를 마련한 것으로 평가받고 있습니다.

김태영 회장이 스포츠마사지학의 세계적인 권위자 러시아 모스크바 중앙체육대학교 스포츠마사지학과 주임교수 A.A 비류꼬프와 공동 집필한 정통 스포츠마사지교본의 출간으로 한국 스포츠 마사지학의 발전은 물론 엘리트 학문적 발전에도 크게 기여하리라 믿어 의심치 않습니다.

본 저서는 스포츠마사지의 정의와 체계화된 이론 그리고 저자들만의 독특한 실기 기법을 알기 쉽게 기술한 전문 지도서로서 스포츠마사지를 이해하고 배우는데 많은 도움이 될 것으로 생각되어 추천의 글을 올립니다.

앞으로 본 저서를 통해 스포츠 마사지학의 기초지식에서부터 전문적인 지식을 쌓아 나갈 수 있는 훌륭한 스포츠마사지의 지침서가 될 것입니다.

추천사

하권익 박사

전 삼성의료원 서울병원장
성균관대학교 의과대학 정형외과학 교수
성균관대학교 의과대학 스포츠의학연구소 소장
아시아 스포츠의학연맹 수석부회장
중앙대학교의료원 의무부총장 겸 의료원장

서울올림픽은 세계 스포츠사에 빛나는 몇 안 되는 성공적인 올림픽으로 기록되어 있습니다. 그 내용에서도 벤 존슨 같은 대 육상선수의 약물양성판정 등 스포츠 의학에서도 매우 과학적인 면을 보여 주었습니다.

그러나 당시만 하여도 우리 나라에서는 스포츠 의학 분야는 체계화되지 못하였었습니다. 대한스포츠의학회는 우리 나라가 올림픽 주최국으로 지명되면서 창립되었고 다른 관련단체와의 협력관계도 초보 단계였습니다.

그 후 우리 나라에서는 스포츠 붐이 일어나면서 스포츠 상해 발생 가능성은 훨씬 높아졌었습니다. 그러나 상해 예방을 위한 교육의 전달 체계가 미흡했던 것은 사실입니다.

근래에 이러한 분야에 온 국민의 관심이 높아지면서 새천년을 맞이할 즈음에 과거 스포츠의학 연구에 앞장서던 김태영 회장(한국스포츠마사지자격협회장)과 AA 비류꼬프 교수(러시아 모스크바 중앙체육대학 체육의학부 주임교수)가 공동 집필한 '정통 스포츠 마사지 교범'이 출간하게 되었습니다.

본 저서는 의학적인 이론을 통한 스포츠마사지의 실제적 활용을 쉽게 그리고 현장 적용에 실용적으로 이용할 수 있도록 집필된 점이 특징이어서 스포츠가 있는 곳이면 어디에서나, 스포츠에 관심이 있는 분에게는 누구에게나 필요할 것이라 여겨집니다.

본 저서가 발간됨을 계기로 우리 나라 스포츠계의 화합된 모습이 더욱 긍정적으로 변모되기를 바랍니다.

예를 들면 스포츠상해예방트레이너를 양성하는 대한스포츠상해예방운동협회 등과 힘을 합하는 한국스포츠마사지자격협회 역할이 기대되기도 합니다.

앞으로 이 책자가 선수들뿐만 아니라 모든 스포츠 애호가들의 스포츠 상해예방에 크게 기여하는 지침서가 될 것이며 스포츠 기량향상에 결정적 역할을 할 것이라 믿습니다.

저자소개

김태영 박사

  필자는 일찍이 미국 피닉스파크주에서 외과전문의로 활동하셨던 할아버지 김리치 박사의 영향을 받아 의학에 대한 관심이 갖게 되었다. 특히 아버지의 권유에 따라 어린시절 태권도를 비롯한 여러 종목의 무술을 수련하면서 잦은 부상을 경험한 필자는 스포츠의학에 남다른 관심을 갖게 되었고 이어 스포츠마사지와 카이로프랙틱, 테이핑요법 및 스포츠 현장에서의 응급처치법을 비롯한 보완대체의학에 깊은 관심을 갖게 되면서 대학과 대학원에서 스포츠의학과 예방의학, 스포츠건강의학, 자연치료의학 전공학위를 수여받고 이어 카이로프랙틱을 비롯한 수많은 보완대체의학 관련 학문을 수학하였다.

  또한 FIFA 국제축구연맹 국제심판담당 계약직 스포츠닥터와 올림픽과 세계선수권대회, 아시아경기 등 일일이 열거할 수 없을 정도의 수많은 국제 스포츠경기대회에 출전하는 국내외 국가대표팀 스포츠닥터를 역임하면서 쌓은 실질적 현장경험을 바탕으로 정통스포츠마사지교본을 비롯한 스포츠의학과 이학요법, 스포츠테이핑, 요법카이로프랙틱, 발건강관리교본 등 수많은 저서를 출간하였고 수많은 임상연구를 통해 얻어진 결과를 학계에 발표하였다.

  특히 필자는 스포츠의학 및 보완대체의학과 관련해 국내외 유명 공중파 TV 방송에 약800여회 출연과 프랑스AFP통신 등 국내외 유력 신문·잡지에 약 2000여회 소개된바 있다.

  미국 무약의사협회 정회원으로 WSM 미국 세계스포츠마사지연맹 공동회장과 세계적인 공신력과 기술력을 자랑하는 한국스포츠마사지자격협회를 설립해 협회장으로 봉직하고 있으며, 대한스포츠상해예방운동협회장, 대한요법카이로프랙틱협회장으로 봉직하고 있으며, 미국 버니대학교 자연치료학과, 마산대학 물리치료학과, 대구대학교 재활과학대학, 순천향대학교 의과대학 등에서 후학양성을 위해 교직에 봉직하였다.

  또한 필자는 스포츠마사지사와 카이로프랙틱사, 스포츠 의무트레이너 등 전국적으로 100만에 이르는 건강직능분야 종사자들의 권익보호와 민간자격 국가 공인화를 위해 입법추진을 위한 공익활동과 이들 건강직능인들이 국민들과 전문 스포츠맨들의 건강증진과 스포츠 체력관리를 위한 전문직업인으로서

저 자 소 개

자리매김을 확고히 할 수 있도록 정부 부처 관련 장관 등과 단독 면담을 통해 정부 차원에서 100만 건강직능인들의 권익을 위해 적극 협력해 줄 것을 요구하는 등 보완대체의학 활성화와 제도적 장치 마련을 위해 불철주야 혼신의 노력을 기울이고 있다.

A.A 비류꼬프 박사

A.A 비류꼬프박사는 1930년생으로서 당시(구소련) 국립레닌중앙체육대학 체육의학부에서 스포츠마사지학을 전공하고 관련학사, 석·박사를 취득하고 동 대학 체육의학부 교수 겸 학부장으로서 지난 56년 멜버른올림픽에서부터 68년 멕시코올림픽, 72년 뮌헨올림픽, 76년 몬트리올올림픽, 80년 모스크바올림픽, 92년 바르셀로나올림픽에 이르기까지 구소련과 러시아 국가대표팀 선수들의 의료위원장 겸 스포츠마사지 지원 총괄 책임자를 역임하면서 러시아가 스포츠 세계최고의 강국이 될 수 있도록 기여한 공헌자로서 스포츠마사지학 발전을 위해 평생을 받쳐온 세계 최고의 권위자로서 필자에게 러시아식 스포츠마사지를 가르친 스승이기도 하다.

A.A 비류꼬프 박사는 지난 50 여년간 각종 스포츠 현장에서 스포츠마사지를 통한 경기력 향상과 부상 예방 효과에 대한 연구를 통해 얻어진 결과를 약300여편의 논문과 저서로 발표하는 등 A.A 비류꼬프 박사가 저술한 스포츠마사지 책자는 전 세계 어느 곳에서나 다국적 언어로 번역 출판되어 쉽게 찾아볼 수 있을 정도로 스포츠마사지학에 관련한 세계적 베스트셀러다.

저 자 소 개

  우리 나라에 A.A 비류꼬프 박사가 처음 소개 된 것은 필자가 지난 94년에 주최한 한·러 국제 스포츠마사지 학술대회에서이다.
  당시 전국 대학에서 교수와 학생 등 약 4천여명이 참석했으며, 시각장애인 수기단체인 대한안마사협회 임원진들도 참석하는 등 학술 세미나를 성공적으로 마쳤다.
  A.A 비류꼬프 박사는 고령임에도 불구하고 전 세계를 다니며 스포츠마사지 학문발전을 위해 세미나 참석과 대학에서 또는 각국 대표팀 선수 체력 관리 팀을 위해 특별강연을 하는 등 왕성한 활동을 하고 있다.
또한 A.A 비류꼬프 박사는 WSM 세계스포츠마사지연맹 이사직과 한국스포츠마사지자격협회 국제자문과 특강 교수직을 맡고 있다.

머리말

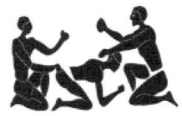

  과거 88서울올림픽을 앞두고 태릉 선수촌내에는 "땀과 정성은 메달을 창조한다"라는 문구가 쓰여진 팻말을 여러 곳에서 볼 수 있었다. 이는 스포츠맨들이 얼마나 많은 땀을 흘려 메달을 획득하는가를 보여주는 표현이라 할 수 있다. 스포츠는 끊임없는 노력과 반복된 훈련을 통해 신체 근력을 강화시켜 나 아닌 또 다른 스포츠맨과의 경쟁을 통해 우승 여부가 가려지는 냉혹한 세계다.

  때문에 많은 스포츠맨들은 운동 중 발생한 부상이나 반복된 훈련으로 쌓인 피로 때문에 컨디션 이상으로 눈앞에서 메달을 포기해야 하는 안타까운 현실에 자주 직면하게 되는 것이 사실이다.

  필자 역시 월드컵 축구대회를 비롯한 올림픽경기나 세계선수권대회 등 수많은 스포츠 경기대회 국가대표 선수와 참가 선수들 이상으로 강인한 체력을 요구하는 FIFA(국제축구연맹)소속 국제 심판진들의 체력관리를 총괄하는 팀 스포츠닥터로 활동하면서 스포츠 부상 또는 만성적 피로에 의한 경기력 저하로 메달획득에 실패하거나 대회 공식 국제심판 체력시험에서 탈락하고 좌절하는 모습을 보면서 스포츠맨들의 체력관리에서 가장 중요한 요소를 차지하는 스포츠마사지 시스템을 더욱 강화시킨 체력 관리시스템을 적용하고 있다.

  운동은 무리하지 않고 자신의 체력에 맞게 조금 숨이 차는 정도로 하면 적당한 산소 흡입과 운동 에너지원인 당의 소비량이 조절되면서 근육피로 물질인 젖산이 적게 생성되고 이는 운동 후에도 피로를 거의 느끼지 못하게 된다. 반면 운동선수와 같이 지속적이면서 반복적인 최대 부하에 이르는 운동량은 많은 산소와 에너지를 필요로 하고 이 과정에서 체내에 많은 피로물질이 생성되고 이를 방치할 경우 극심한 피로와 근력 약화 및 스포츠 상해가 발생해 결국 목표를 이루지 못하는 안타까운 결과에 직면하게 된다.

  검투사 경기가 열렸던 고대 원형경기장에서도 검투사를 위한 마사지실과 검투사들의 피로회복을 위한 특별한 마사지법이 성행 했듯이 과학의 문명이 눈부시게 발전한 21C에도 스포츠맨들의 피로회복과 경기력향상을 위한 체력관리 프로그램으로 스포츠마사지를 가장 우수한 스포츠 체력 관리법으로 채택하고 있다.

머리말

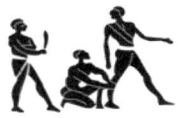

 뿐만 아니라 필자가 개발한 스포츠마사지 시스템은 지난 20여년간 다양한 직업군을 가진 일반인을 대상으로 한 임상연구에서 정신적 스트레스 해소는 물론 육체 피로회복에 탁월한 효과가 있는 것으로 밝혀지면서 전문 스포츠맨이 아닌 일반인들 사이에 큰 인기를 끌고 있는 건강관리법으로 자리매김을 확고히 하고 있다.

 특히 월드컵, 올림픽, 세계선수권, 아시아경기 등 수많은 국제 스포츠경기대회에서 필자가 개발한 스포츠마사지 시스템이 공식 채택되면서 김태영식 스포츠마사지 시스템은 세계 최고의 공신력과 기술력을 자랑하고 있다.

 또 국내외 유명 TV방송 8백여회 출연과 국내외 유력 언론에 약 2천여회 소개되면서 미국 조지 부시 대통령도 필자가 협회장으로 봉직하고 있는 한국스포츠마사지자격협회에 스포츠마사지를 의뢰, 필자의 스포츠마사지 시스템을 체험하고 극찬하는 등 필자의 스포츠마사지 시스템은 세계적인 건강관리 상품으로 그 경제적 가치가 매우 높은 고부가가치 건강 산업의 메카로 자리 잡고 있다.

 또한 본 저서는 스포츠마사지학의 세계적인 권위자인 러시아 모스코바 중앙체육대학 체육의학부 학부장인 A.A 비류꼬프 박사의 임상연구와 필자가 연구한 임상연구를 바탕으로 저술한 정통 스포츠마사지교본으로서 개정판이 나오기 전 2만권 이상 판매된 베스트셀러로서 이번에 새롭게 출간한 개정 정통 스포츠마사지와 체어마사지교본은 현재 전문 스포츠맨의 체력관리를 위한 스포츠마사지 기술뿐 아니라 21C 유망직종으로 자리매김을 확고히 하고 있는 스포츠마사지사들의 기술 향상과 스포츠마사지학에 입문하는 모든 이들에게 정통 스포츠마사지와 체어마사지를 체계적으로 배워 나갈 수 있는 지침서가 될 것이며 이번 개정판에 체어 스포츠마사지를 추가함으로써 처음 스포츠마사지학에 입문하는 이들에게 보다 폭넓은 스포츠마사지 기술을 습득할 수 있는 기회를 부여하는 한편, 정통스포츠마사지 교본을 통해 자격을 취득한 이들 또한 본 저서를 통해 손쉽게 체어마사지 기술을 습득할 수 있는 계기가 마련될 것으로 생각한다.

머리말

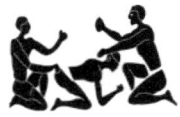

 현재 우리 나라에 온갖 수기요법이 뒤섞여 이름뿐인 스포츠마사지가 난무하고 있는 시점에 본 저서는 보다 명확하게 과학적인 근거에 입각한 정통스포츠마사지와 체어마사지 교본으로서 스포츠마사지에 대한 올바른 인식과 학계와 수많은 스포츠마사지인들의 정보 함양에 크게 기여할 것으로 생각하는 바이다.

 끝으로 본 개정판이 원만히 출판될 수 있도록 도움주신 대한발건강관리자격협회 임정순 박사님과 사진촬영에 도움을 준 월간 스포츠레저뉴스 사진부 김철준 기자와 한국스포츠마사지자격협회 이성환 중앙연수원장 및 박순옥 수석강사에게 감사의 말을 전한다.

2009년 5월 개정판 출판에 즈음하여

저자 김 태 영

차 례

1 마사지의 역사
- 고대 의학 기록에 기술된 마사지 ········· 16
- 마사지를 체계화시킨 민족 ················· 17

2 고대 마사지
- 고대 마사지의 발자취 ······················· 20
- 고대 중국의 마사지 ·························· 20
- 고대 한국의 마사지 ·························· 21
- 고대 그리스의 마사지 ······················· 21
- 고대 인도의 마사지 ·························· 22
- 고대 러시아의 마사지 ······················· 22
- 고대 로마의 마사지 ·························· 22
- 고대 마사지의 역사적 배경에 대한 결론 ········· 23

3 스포츠마사지
- 스포츠마사지란? ······························· 26
- 스포츠마사지의 역사적 배경 ··············· 28
- 고대 스포츠마사지의 변천 ·················· 30
- 한국의 스포츠마사지 ························· 32
- 엘리트 학문으로 자리잡은 스포츠마사지 ········· 35
- 스포츠마사지와 김태영의 스포츠마사지테라피 ········· 36
- 스포츠마사지의 발전을 이룩한 주역들 ········· 39

4 김태영 스포츠마사지 시스템
- 스포츠마사지의 시행 목적과 특징 ········· 46
- 스포츠마사지의 시행 목적에 따른 구분 ········· 46
  1. 훈련 스포츠마사지/47   2. 준비 스포츠마사지/47
  3. 응급(치료) 스포츠마사지/47   4. 회복 스포츠마사지/48
  5. 체어 스포츠마사지/48

CONTENTS

5 스포츠마사지가 인체에 미치는 영향

- 스포츠마사지가 인체 조직에 미치는 생리학적 영향 …… 53
- 스포츠마사지가 인체 체액에 미치는 생리학적 영향 …… 54
- 스포츠마사지가 인체 신경계통에 미치는 영향 ………… 57
- 스포츠마사지가 인체 피부에 미치는 영향 ……………… 58
- 스포츠마사지가 인체 근육에 미치는 영향 ……………… 60
- 스포츠마사지가 인체 관절과 주변조직에 미치는 영향 … 63
- 스포츠마사지가 인체 순환계통에 미치는 영향 ………… 64

6 기초 스포츠 해부 생리

- 인체의 개요 ……………………………………………… 68
- 인체의 면 ………………………………………………… 69
- 피부의 역할 ……………………………………………… 70
- 피부의 손상과 스포츠상해 ……………………………… 72
- 인체의 골격 ……………………………………………… 74
- 뼈의 구조 ………………………………………………… 75
- 관절의 구성과 움직임 …………………………………… 76
- 관절의 운동 ……………………………………………… 76
- 근조직의 특징 및 특수성 ………………………………… 82
- 근육의 부착 ……………………………………………… 83
- 근육의 기능 ……………………………………………… 83
- 골격근의 명칭 …………………………………………… 88
- 신경계통 ………………………………………………… 91
- 각 스포츠종목별 주동작근 ……………………………… 98
- 근육에 오는 운동의 효과와 피해 ……………………… 105

7 스포츠마사지 시행에 따른 준비사항

- 스포츠마사지용 침대 및 특수의자 …………………… 114
- 스포츠마사지 침대에 필요한 부가장비 ……………… 114
- 구급상자 및 소모품 준비 ……………………………… 115
- 스포츠마사지를 행하기 전 준비사항과 갖추어야 할 사항들 … 115

차 례

8 스포츠마사지의 분류 및 유의사항

스포츠마사지 형태 분류 ················· 118
스포츠마사지 시행에 있어 주의할 점 ················· 119
스포츠마사지의 시행 계획표 ················· 121

9 각 스포츠 종목별 스포츠마사지

체조 ················· 125
격투기 ················· 126
권투 ················· 126
레슬링 ················· 127
펜싱 ················· 128
역도 ················· 129
스케이트 ················· 130
스키 ················· 131
농구 ················· 131
테니스 ················· 132
하키 ················· 134
핸드볼 ················· 134
축구 ················· 135
육상 ················· 137
3단 도약 ················· 138
장대 높이뛰기 ················· 139
해머던지기 ················· 140
포환던지기 ················· 141
사이클 ················· 141
수영 ················· 142
다이빙 ················· 143
보트 ················· 145

10 스포츠마사지의 기본동작별 시행전 주의사항 및 알아두어야 할 점

가볍게 쓰다듬기(경찰법) ················· 149
비벼주기(유념법) ················· 149
강하게 쓰다듬기 및 짜주기(강찰법) ················· 150
누르기 및 눌러 전진하기(압박법, 압박전진법) ················· 150
두드려 주기(고타법) ················· 151

CONTENTS

흔들어주기(진동법) ……………………………………… 151
늘려주기(신전법) ………………………………………… 152
스포츠마사지와 병행되는 관절 운동 …………………… 153
냉각에 의한 스포츠마사지(아이스마사지) …………… 153

11 스포츠마사지 기본동작별 인체 생리학적 작용

쓰다듬기 방법과 인체 생리학적 작용 ………………… 157
비벼주기 방법과 인체 생리학적 작용 ………………… 157
두드려주기 방법과 인체 생리학적 작용 ……………… 158
눌러주기 방법과 인체 생리학적 작용 ………………… 158
흔들어주기 방법과 인체 생리학적 작용 ……………… 159

12 스포츠마사지 시행방향

스포츠마사지 실기동작에 따른 시행방향 ……………… 162

13 스포츠마사지 실기동작에 따른 접촉점구분

스포츠마사지 테크닉별 접촉점에 대한 용어 ………… 166

14 인체 각 부위별 스포츠마사지 적용부위에 대한 구분

인체 각 부위별 스포츠마사지 적용부위에 대한 구분 …… 168

15 스포츠마사지 실기편

스포츠마사지 실기 테크닉에 대한 접촉점의 용어 ……… 172
1. 손바닥 전체 중 접촉점 구분/172
2. 손등 전체 중 접촉점 구분/173

16 체어 스포츠마사지 실기편

체어 스포츠마사지 실기 ………………………………… 258

1
마사지의 역사

- 고대 의학 문헌에 기록된 마사지

- 마사지를 체계화시킨 민족

1
마사지의 역사

마사지의 기원을 정확히 추정하기는 어렵다. 다만 아주 오래 전 원시시대부터 마사지의 기초적인 흔적들이 발견되고 있으며 이는 인간의 본능적인 행동, 즉 자신의 신체에 통증이 발생하면 즉각적인 대처행동으로 통증이 발생한 환부를 쓰다듬고 문지르는 행동을 취하게 되는데 이러한 행동들이 마사지를 탄생시켰으며, 따라서 마사지의 역사 또한 인간의 탄생과 함께 존재했을 거라는 설이 가장 설득력 있는 주장이라 생각된다.

고대 벽화는 물론 건축양식에서도 마사지의 흔적은 쉽게 찾아 볼 수 있으며 이러한 자료들이 현재 마사지를 연구하는데 귀중한 자료가 되고 있다.

특히 검투사 경기와 같은 일종의 스포츠경기에 있어서 마사지가 참가 선수들의 부상 치료 방법으로, 그리고 경기력을 향상시키기 위한 방법으로 이용되었던 것이 오늘날 스포츠마사지의 기초가 되었을 것이라고 추정된다.

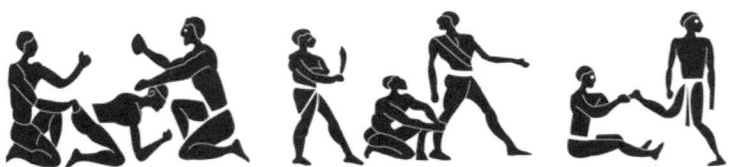

이집트 파피루스에 그려진 고대 마사지의 묘사

고대 의학 기록에 기술된 마사지

고대 의학 문헌에 의하면 마사지가 당시 사람들에게 각종 인체 질병을 치료하는 수단으로 이용되어 왔다는 사실이 비교적 상세히 기록되어 있다.

고대 문헌의 내용을 살펴보면, 마사지는 당시 시인이나 예술작가들에게 종교적인 목적으로 이용되었으며 또한 세계 많은 민족들이 마사지를 민간치료 요법으로 활용해 왔다는 사실을 기록하고 있다. 또한 몇몇 고서에서는 당시에 성행되었던 마사지 실기 기술이 그림과 함께 설명되어 있는데 이중 일부 마사지 기술은 오늘날까지 전통을 이어 가며 전해져 오고 있다.

마사지를 체계화시킨 민족

극동 시베리아 민족은 마사지를 좀더 체계적으로 만들어 민간 치료법으로 활용했다는 사실이 마사지와 관련된 고서에 기록되어 있다. 이와같은 사실에 비추어 볼 때 마사지가 당시 사람들에게 질병치료나 건강관리를 위해 없어서는 안 될 중요한 역할을 담당했다는 사실을 알 수 있다.

2

고대 마사지

- 고대 마사지의 발자취
- 고대 중국의 마사지
- 고대 한국의 마사지
- 고대 그리스의 마사지
- 고대 인도의 마사지
- 고대 러시아의 마사지
- 고대 로마의 마사지
- 고대 마사지의 역사적 배경에 대한 결론

2 고대 마사지

고대 마사지의 발자취

기원전 12세기경 이집트와 리비아 등지에서는 경찰법(쓰다듬기)과 강찰법(강하게 쓰다듬거나 문지르기), 고타법(두드려 주기)등 원시적인 마사지 기술이 정착되어 많은 사람들이 즐겨 이용했다. 이와 같은 고대마사지는 여러 민족에서 유행처럼 퍼져 나갔으며 동양을 비롯한 로마와 그리스에서 체계적으로 발전해 왔다.

고대 중국의 마사지

고대 중국에는 마사지 치료법이 크게 유행했다. 당시 중국 의료체육학교에서 마사지 치료법을 일반 사람들에게 시술하였는데, 마사지가 요통을 비롯한 각종 근육 통증에 효과가 있다는 소문이 중국 전역으로 퍼져 나가면서 곳곳에서 몸이 불편한 사람들이 마사지 치료를 받기 위해 이 학교로 모여들었다. 또한 고대 중국 마사지의 실제 기술에 대해서는 기원전 2500여년 경「칸 후」라는 책에 미흡하지만 활동적인 마사지 방법과 부드러움을 나타내는 실기 동작들이 몇 가지 소개되어 있다.

이후 중국마사지를 체계화시킨 시기는「칸 후」라는 책자가 나온 지 1천년이 지난 후이다. 당시 중국 의사들에 의해 체계적인 마사지 기술이 정립되어 몸이 아픈 환자들의 통증 치료법으로 이용되었을 뿐 아니라 같은 시기에 출간된「산 좌이 뚜 좌고쉬」라는 64권의 대백과 사전에는 오늘날까지 전해지고 있는 기초적인 마사지 동작들이 비교적 상세히 기술되어 있다.

고대 한국의 마사지

우리 나라에서 마사지와 관련된 오래된 기록을 찾기란 쉽지 않다. 다만 한방 고서에 마사지를 한방 요법에 병행했다는 기록은 남아 있다.

지금으로부터 약 2700여년 전 한방 고서에 추나요법이라고 하는 수기 치료 요법에 관한 내용 중 쓰다듬는 방법과 주무르는 방법이 간략하게 소개되어 있는데 이것이 마사지와 관련된 기록의 전부이다. 또한 중국과 러시아의 고대 의학 서적에 조선시대에 행해졌던 마사지가 짧게 기록되어 있다.

고대 그리스의 마사지

고대 그리스에는 향수나 식물성 기름으로 마사지 오일을 만들어 신체에 바른 뒤, 쓰다듬고 문지르는 마사지가 성행했다. 당시 이와 같은 마사지를 「아파라취야」라고 불렀다. 또한 최초로 마사지의 생리학적 근거를 마련한 사람은 그리스의 의사였으며, 그 중 헤로디코스(B.C. 448~425)는 의학의 아버지라 불리는 히포크라테스(B.C 460~377)에게 마사지를 계승시키고 그의 뒤를 이어받은 히포크라테스는 당시 종교적인 의례로 이용되던 마사지를 종교로부터 분리시키는 한편 마사지를 통해 얻어진 임상적 근거를 정립하여 마사지의 학문적 기틀을 마련, 마사지가 발전할 수 있는 토대가 되었다. 또한 그는 자신의 저서에서 '의사는 수많은 경험과 실험이 필요하다. 마사지 또한 그중 하나이다' 라고 하여 마사지에 대한 필요성을 강조하였다.

고대 인도의 마사지

고대 인도 마사지는 지압형태의 압박법과 피부에 강하게 마찰을 가하는 강찰법 형태의 마사지를 주로 이용했다. 고대 지혜의 책이라 불리던 「베다」라는 성서에 마사지에 관한 여러 가지 내용들이 언급되어 있다. 특히 마사지를 종교적인 의례에 있어 없어서는 안 될 중요한 요소라고 밝히고 있으며, 「스쿠르다」라는 책자에는 마사지를 통한 인체 치료법을 상세히 기록하고 있다. 여기에는 마사지 실시 방법과 신체 병리학적 요소를 예방할 수 있는 방법들도 함께 소개되어 있다.

고대 러시아의 마사지

고대 러시아 민족들은 나무로 만든 마사지 기구를 이용해 몸 전체를 골고루 두드리는 두드리기 형태의 마사지를 즐겨 이용했다. 특히 이와 같은 마사지의 형태는 슬라브 민족 사이에서 성행되었으며, 식물을 태워 발생한 연기로 목욕을 하면서 온 몸 전체를 두드려 주는 마사지를 즐겼다. 또한 목재로 만들어진 목욕탕에서 몸을 가열시킨 뒤 나뭇가지로 몸 전체를 강도 높게 두드리고 난 후 찬물을 몸에 끼얹는 독특한 마사지도 유행했다.

러시아는 오늘날까지 여러 가지 마사지 기구를 만들어 일반적인 마사지에는 물론 전문적인 스포츠마사지에 이르기까지 기구 마사지를 활용하고 있다.

고대 로마의 마사지

고대 로마의 마사지는 학문적, 임상적 근거를 마련한 그리스의 마사지 기술을 도입했다. 로마 제국은 그리스에서 도입한 마사지 기술을 로마 전체로 확산시켰으며, 위대한 로마의 의사로 칭송받고 있는 아스크레피아드(B.C. 156~128)에 의해 체계적이고도 효율적인 마사지 기술이 완성되었다.

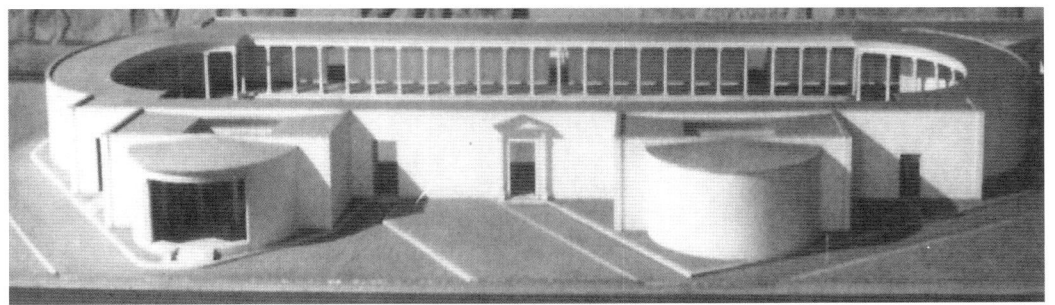

고대 대형 목욕탕과 부속체육관 모습(126~127년경 완공)

고대 마사지의 역사적 배경에 대한 결론

결론적으로 고대 마사지는 문헌에서도 나타나듯이 인간의 생존과 함께 가장 자연적인 치료 행위로서 생활 속의 한 부분을 차지했으며, 이는 문명이 발달하지 않았던 당시에 가장 안전하면서도 효과적인 치료 방법이었다. 이러한 고대인들의 지혜는 최첨단 시대라고 하는 현대 사회를 살고 있는 우리조차도 놀라게 한다.

마사지는 인간이 행할 수 있는 가장 기본적인 치료 행위로서 전 세계 어느 곳에서나 쉽게 접할 수 있는 자연요법이다. 고대인들은 마사지를 통하여 사람과 사람의 관계를 돈독히 하는 방법으로도 활용했을 뿐 아니라 자신을 비롯한 가족들의 신체에 이상이 생기면 스스로 해결하는 방법으로도 마사지를 채택했다는 사실을 고대 문헌에서 쉽게 찾아볼 수 있다. 이는 고대 마사지의 역사적 배경과 가치관을 확립하는 데 매우 중요한 역할을 담당하고 있다.

고대 마사지의 기원은 정확한 추정이 어려운 것이 사실이다. 그러나 고대 문헌들을 종합해 볼 때 인간이 생존하는데 있어 없어서는 안 될 중요한 동반자적 역할을 수행했다는 점에서 인간의 탄생과 함께 마사지의 역사도 시작되었을 것이라고 추측된다.

마사지의 역사를 배우고자 하는 사람들은 이 책을 끝까지 읽어본 후, 체계화되지 않았던 원시적 마사지의 그 역사적 배경과 가치관에 대해 판단해 보기 바란다.

3

스포츠마사지

- 스포츠마사지란?
- 스포츠마사지의 역사적 배경
- 고대 스포츠마사지의 변천
- 한국의 스포츠마사지
- 엘리트 학문으로 자리잡은 스포츠마사지
- 스포츠마사지와 김태영의 스포츠마사지테라피
- 스포츠마사지의 발전을 이룩한 주역들

3
스포츠마사지

스포츠마사지란?

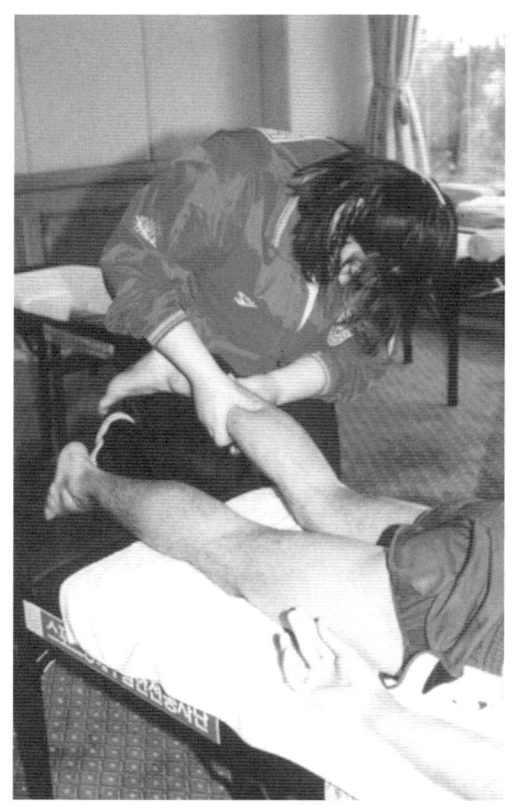

우리 인간들은 오래 전부터 신체단련을 통해 근육의 힘을 길러 왔으며, 이와 같은 행위는 자신의 운동능력을 인정받기 위한 지극히 자연적인 현상이다. 뿐만 아니라 여러 가지 다양한 경기를 통해 신체적 운동능력을 비교해 왔으며, 더 나아가 집단의 형태로 단체별 또는 국가별 대항전을 여는 등 오늘날까지 각종 스포츠 경기가 성행하고 있다.

또한 경기에 참가하는 모든 선수들은 오로지 우승을 목표로 뼈를 깎는 고통을 이겨내며 자신의 운동 능력을 향상시키기 위해서 고된 훈련 과정을 참아내고 있다. 따라서 오늘날과는 달리 스포츠의 과학적이고 체계적인 훈련 시스템이 마련되지 않았던 고대 스포츠맨은 신체에 가중된 육체적 피로와 스포츠 상해로 인해 정신적, 육체적 고통을 받아 왔을 것이다.

특히 우승을 눈앞에 두고 경기를 포기해야 하는 좌절감도 적지 않았으리라 생각된다. 그러나 문제는 스포츠의 과학화와 체계적인 훈련시스템이 마련된 현재에 와서도 스포츠 상해는 매년 증가하고 있다는 사실이다.

그리하여 스포츠상해를 예방하고 선수 개개인의 운동능력을 최대한 발휘할 수 있도록 해줄 수 있는 다각적인 연구가 각 나라마다 활발히 이루어지고 있으며 연구를 통해 개발된 기술들은 임상적 실험을 거쳐 스포츠 현장에서 바로 활용되고 있다.

스포츠마사지는 선수 부상방지와 경기력 향상을 위한 과학적인 프로그램 중 가장 효과가 높을 뿐 아니라 이미 많은 스포츠 선진국에서 선수 체력관리법으로 가장 우선시하고 있는 최고의 체력 관리 시스템이다.

스포츠마사지(Sports Massage)는 우리 인체 중 주로 근육을 다루는 맨손요법으로 문지르거나 쓰다듬고 비비고 압박하는 방법을 이용해 피부와 근육에 자극을 가해 체내의 혈액과 임파액의 유통을 촉진시키는 한편 신진대사를 원활하게 해준다. 뿐만 아니라 정신 및 육체적 안정을 확보해 줌으로써 최상의 컨디션을 유지하여 스포츠 상해를 미연에 예방하고 운동 기능을 향상시켜 선수 자신의 기량을 최대한 발휘할 수 있도록 보조적 역할을 수행하는 데 탁월한 효과가 있는 과학적인 시스템이다.

스포츠마사지는 현재 각 나라마다 자국 선수들의 체력에 맞게 개발되어 각종 스포츠 대회에 참가하는 선수들을 대상으로 이를 활용함으로써 이제 선수 부상 방지와 경기력 향상에 있어 없어서는 안 될 필수 요소가 되고 있다.

이처럼 스포츠마사지는 단순히 일반인들을 상대로 하는 일반마사지나 안마요법과는 다른 개념의 특수한 체력관리프로그램으로서 매우 과학적이고 스포츠의학을 비롯한 많은 의학지식이 요구되는 학문으로 해부생리학을 비롯한 다양한 의학적 근거에 의해 개발된 스포츠맨 및 남녀노소 구구에게나 효과적인 근육관리법이다.

또한 바쁜 현대인들의 정신적 육체적 스트레스해소와 피로회복, 건강증진 및 외과적 수술환자들의 빠른 회복을 위해 응용되는 등 인간이 건강한 삶을 영위하는데 탁월한 효과를 나타내고 있음이 필자뿐 아니라 많은 관련학자들의 연구사례에서 매우 효과적인 건강관리법으로 자리매김을 확고히 하고 있음을 보여주고 있다.

그러므로 이와 같은 스포츠마사지 시스템을 운동 선수에게 효과적으로 적용하기 위해서는 마사지사가 최소한 현장 실습을 포함하여 200시간 이상의 교육을 받아야만 만족할 수 있는 효과를 얻을 수 있다. 앞에서도 언급한 바와 같이 스포츠마사지란, 스포츠마사지사의 손에 의해 선수 부상 방지는 물론 경기력 향상과 신체 조직에 대한 강화 및 빠른 회복을 도모할 수 있는 수단으로서 종합적이면서도 과학적인 시스템을 필요로 한다. 스포츠마사지의 놀라운 효과는 이미 세계 많은 국가에서도 임상을 통해 입증되었을 뿐 아니라 필자(김태영·A.A 비류꼬프) 또한 각종 국제 스포츠 경기 대회에서 임상적 근거에 의해 스포츠 상해 예방과 경기력 향상에 대한 효과를 입증한 바 있다.

그러나 우리 나라의 경우 상식적으로 이해가 되지 않는 법규정 때문에 한국 스포츠마사지학의 발전이 저해되고 있다. 이와 같이 합리적이지 못한 법규정은 조속히 시정되어야 하며 한시적인 정책보다는 보다 폭넓은 직업 정책과 국민의 선택권을 우선시하는 정책의 마련이 시급하다는 것이 학계의 일치된 의견이다.

스포츠마사지의 역사적 배경

스포츠마사지의 역사적 배경을 찾기 위해서는 기원전으로 거슬러 올라가야 한다. 도시가 처음으로 형성된 이후 로마제국이 이탈리아 영토를 확장하던 기원전 8세기 경, 약 500여 부족들이 집단으로 운동 경기를 했던 모습들을 많은 고대 유적에서 쉽게 찾아 볼 수 있다. 당시 사람들에게 스포츠는 곧 삶의 의미였으며, 일부 권력층은 이러한 시대적 현상을 정치적으로 이용하기도 했다.

따라서 스포츠 경기에 출전한 선수들은 경기에서 승리하기 위해 피나는 훈련을 했으며 신체적 스트레스를 극복하기 위한 여러 가지 다양한 방법을 동원했다. 그 방법 중의 하나가 마사지인데, 훈련을 끝마치고 난 후에 뜨거운 물로 목욕을 하고 몸에 향수나 오일을 바른 뒤 스포츠마사지를 받았다.

이와 같은 스포츠마사지는 당시 운동 선수들 사이에 없어서는 안 될 필수적인 요소였다는 것을 뒷받침 해주는 근거가 고대 그리스와 로마 시대의 체육관 건축물에서도 쉽게 나타난다. 당시 스포츠는 고대 그리스에 있어서 정치적, 문화적, 종교적 측면에서 큰 비중을 차지했다. 또한 고대 로마는 그리스 문화와는 조금 다른 양상을 보였지만 스포츠와 관련해서는 그 맥락을 같이했다. 또한 운동 선수들의 훈련과 체력 관리를 위한 체육관(진나시 Ginnasi)을 곳곳에 건축했으며, 여기서 주목할 만한 사항은 선수들이 훈련을 마치고 피로해진 근육을 풀 수 있는 스포츠마사지실(당시 명칭: 팔레스트레(Palestre))이 별도로 마련되어 있다는 사실이다.

3 스포츠마사지

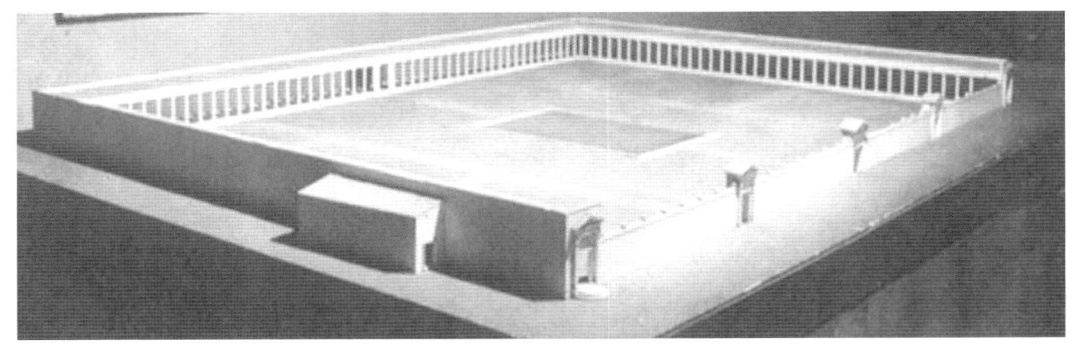

고대 대체육관 모습

　고대 그리스인들은 7살 때부터 체육을 시작했으며 차별화된 훈련과 스포츠에 관련된 건강 유지법 및 질병 예방을 위한 특별한 방법 외에도 오일을 몸에 바르고 몸 전체에 마찰을 가하는 스포츠마사지 방법도 체육 훈련 프로그램에 포함시켰다. 특히 선수들의 체력과 훈련을 전담하는 「페드도리프」라 불리던 전문 체육 교사들이 있었다. 이들 전문 교사들은 스포츠마사지와 관련된 여러 가지 전문적 지식을 갖고 있었을 뿐 아니라 현장 경험이 풍부한 사람들로 구성되었으며, 경기를 앞둔 선수들이 목욕을 하고 나면 마사지 오일을 바르고 마찰을 가하는 스포츠마사지를 실시했다. 그리고 마사지를 받은 선수들은 미세한 결을 가진 모래를 몸에 뿌리고 경기를 했으며, 경기를 마친 선수들은 다시 목욕을 하고 가볍게 쓰다듬는 스포츠마사지를 받았다는 기록이 마사지와 관련된 고서에 남아 있다.

　고대 로마에서의 스포츠마사지는 그 어느 민족보다도 큰 의미를 갖고 있다.

　당시 로마인들에게 스포츠는 전통적인 오락이었다. 따라서 경기가 열릴 때마다 많은 사람들이 경기장을 찾아와 선수에게 환호하고 이들 선수들은 환호하는 관중들을 열광시키기 위해 고도의 운동기술을 선보여야 했다.

　따라서 로마의 운동 선수들은 좀 더 좋은 기량을 발휘하기 위해서 신체 컨디션 조절에 만전을 기했으며, 이들 선수들이 자신의 신체 컨디션을 유지하기 위해 이용했던 방법 중 가장 우선시 했던 방법이 바로 스포츠마사지와 온천 사우나이다. 특히 경기나 훈련이 이루어졌던 체육관에서는 고대 그리스에서 볼 수 없었던 선수들만을 위한 여가 및 휴식 공간으로 목욕탕과 스포츠마사지실이 별도로 만들어져 있었다. 경기 전후 많은 선수들이 이 마사지실을 찾아 컨디션 조절과 함께 부상 당한 근육의 치료 및 피로해진 근육을 풀기 위해 스포츠마사지를 받았다. 또한 이 곳에는 전문 스포츠마사지사와 목욕을 시켜 주는 사람, 그리고 음식을 조절해 주는 사람을 비롯한 훈련 코치 등이 있어 오늘날 태릉선수촌과 같은 형태를 갖추고 있었던 것으로 생각된다.

당시 로마에서는 스포츠마사지를 국민체육의 일환으로 활용했으며, 검투사 학교에서는 스포츠마사지를 훈련 전 준비 과정으로 채택하고 로마에서도 고대 그리스와 같이 스포츠마사지를 선수들의 증상별 치료 수단으로 활용했다.

또한 경기가 끝난 뒤 선수들의 체력을 빠른 시간 내에 회복시키기 위한 다양한 스포츠마사지 기술이 마련되어 있었으며, 그 중에서도 준비 운동과 피로 회복을 위한 스포츠마사지 방법을 각각 따로 분리하고 있는 것이 고대 스포츠마사지의 가장 큰 특징이라 할 수 있다.

고대 스포츠마사지의 변천

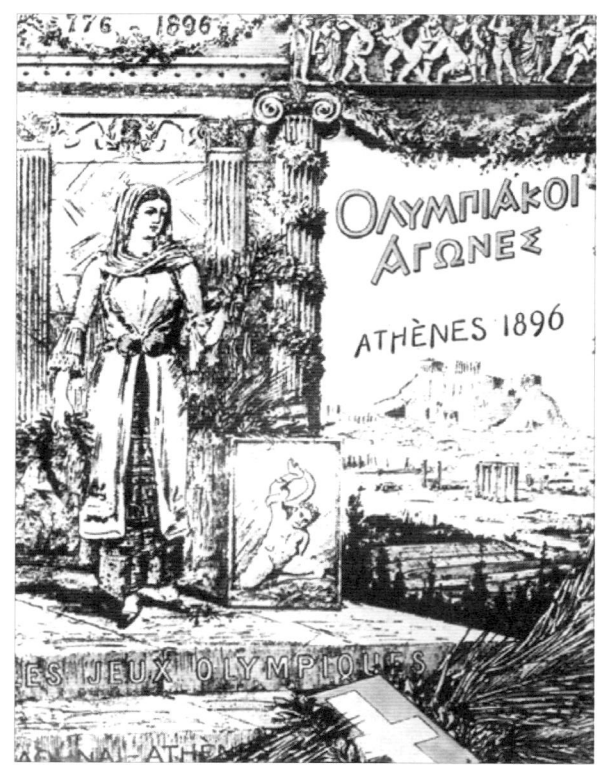

1896년 제1회 아테네 올림픽 포스터

화려했던 고대 로마제국의 멸망과 함께 스포츠마사지의 역사 또한 깊은 잠에 빠졌다. 이와 같이 스포츠마사지의 역사적 배경은 한 시대를 풍미할 만큼 위대했으며, 그 누구도 부인할 수 없는 명백한 학문적 가치와 이념을 갖고 있는 엘리트 학문이며 동시에 스포츠를 행하는 데 있어 절대 분리될 수 없는 필수적 요소이다.

고대인들이 이와 같은 스포츠마사지의 학문적 가치와 역사적 배경을 확보한 만큼 그 후손 또한 전통을 이어 스포츠마사지가 본래의 목적에서 변화되지 않도록 많은 노력을 기울여야 할 것으로 생각한다.

이후 20세기 초 문명의 발달과 함께 스포츠에 대한 필요성이 고조되면서 각종 스포츠 대회가 활성화되었고 대회에 참가하는 각국 선수들은 컨디션 조절과 경기를 마친 후 빠른 회복을 위해 스포츠마사지를 많이 이용하면서 스포츠마사지에 대한 발전이 가시화되기 시작했다.

이어 1900년 제2회 프랑스 파리올림픽에서 스포츠마사지를 정식으로 도입하고 선수 부상 방지와 경기력 향상을 위해 활용되면서 스포츠마사지의 변천에 있어 커다란 발전을 가져왔다.

이렇게 각 나라마다 스포츠마사지에 대한 관심이 높아지고 있던 1906년에 러시아의 저명학자 I.Z 자부로도프스키 박사가 스포츠마사지에 대한 생리학적 근거를 정리하여 논문으로 발표하면서 많은 학자들이 스포츠마사지에 대한 관심을 갖게 되었고, 이때부터 스포츠마사지에 관한 연구가 본격화된 것으로 생각된다.

또한 같은 해 프랑스에서 R.코스다(R.Cost)가 저술한 스포츠마사지에 대한

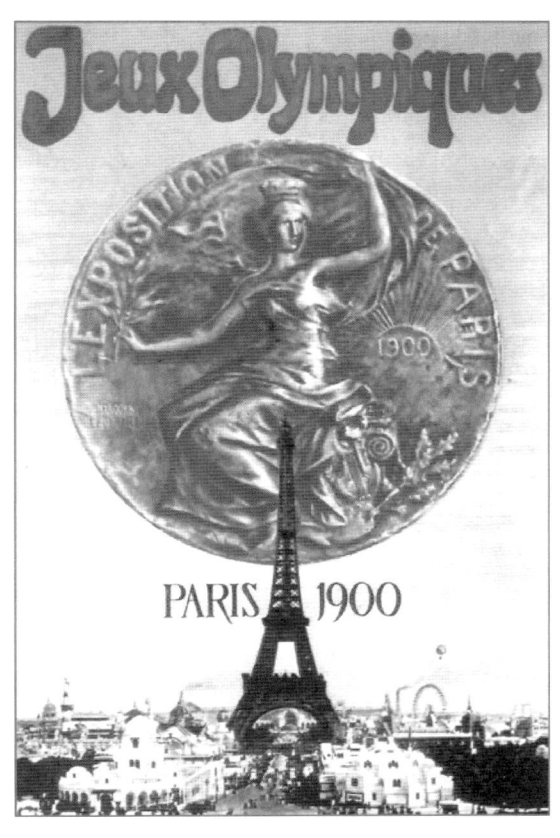

1900년 제2회 파리올림픽 포스터

모노그래프(monograph)가 출판되어 많은 스포츠맨들의 관심을 모았다. 이후 1년 뒤인 1907년에는 스포츠 강국인 러시아 선수들이 스포츠마사지를 정식 체력관리법으로 채택해 활용하면서 러시아 전역으로 확산되는 전기를 마련했다. 또 이들 선수 중 스케이트 선수들과 싸이클 선수들은 훈련 전후 스스로 하는 셀프 스포츠마사지를 유행시키기도 했다.

스포츠마사지사를 정식 선수단의 일원으로 채택한 나라는 스웨덴이었다.

1912년 스톡홀름에서 개최된 제5회 올림픽 대회에서 당시 스웨덴 선수단은 참가국 중 처음으로 스포츠마사지사를 정식 임원에 포함시켜 자국 선수들의 상해 예방과 경기력 향상을 위해 스포츠마사지사를 활용, 훗날 여러 나라에서 스포츠마사지를 정식 선수 체력관리법으로 도입하는데 원동력이 되기도 했다.

우리 나라와 멀지 않은 일본만 해도 1920년경에 이미 자국 선수들의 체력을 관리하기 위해 스포츠마사지 시스템을 정식 도입하고 오늘날까지 선수 부상방지와 경기력 향상을

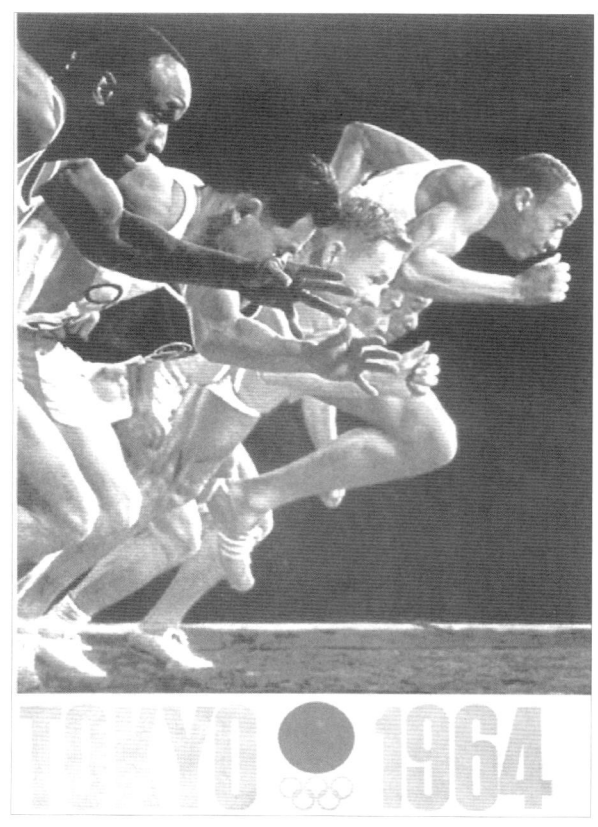

위해 가장 우선적으로 활용하고 있으며, 1931년에는 미국과 일본이 공동으로 개최한 대회에서 스포츠마사지를 도입하는 등 스포츠마사지에 대한 이용가치를 높게 평가한 나라 중 한 곳이었다. 또한 1964년 일본에서 개최된 제18회 동경 올림픽대회에서는 일본 스포츠마사지 시스템을 선보이면서 큰 성과를 얻게 되었다.

1964년 제18회 도쿄올림픽 포스터

한국의 스포츠마사지

우리 나라에 스포츠마사지가 처음 알려지게 된 것은 1980년 이후 스포츠마사지와 관련한 학위논문이 발표되면서부터이다. 그러나 스포츠마사지의 구체적인 내용이 알려진 시기는 1988년 서울올림픽 대회에서다.

당시 미국을 비롯한 많은 나라에서 많게는 선수 3명당 1명의 스포츠마사지사를, 적게는 1팀에 1명의 스포츠마사지사를 동행한 것이다. 이때 각 언론사에서 스포츠마사지사의 존재에 대해 보도하면서 스포츠마사지사에 대한 여러 가지 구체적인 내용이 알려지기 시작했다.

필자(김태영) 또한 탁구협회 관계자의 소개로 브라질 축구대표팀 선수 관계자로부터 자국 대표팀의 스포츠마사지 트레이너로 활동해 줄 것을 요청받기도 했다. 당시 올림픽 선수촌 내에 스포츠마사지실을 설치하기는 했지만 관계자들의 인식 부족으로 만족할 만한 성과를 거두지는 못한 것이 사실이다.

당시 우리 나라에서는 일부 대표팀에서만 소수의 스포츠마사지사를 고용했을 뿐, 일반 스포츠맨들은 이에 대해 별다른 지식이 없는 상태였다. 이처럼 스포츠마사지의 중요성이 충분히 인식되지 못한 상태에서 스포츠마사지사가 공개되자 일반인들의 일시적인 호기심만을 유발시키게 된 것이다. 대다수 국민들의 관심이 고조되자, 일부 단체들이 스포츠마사지사 자격을 남발하게 되면서, 올바른 인식도 자리잡히기 전에 스포츠마사지는 혼탁의 길로 접어들고 말았다.

그러자 스포츠마사지가 운동 상해 예방과 경기력 향상에 큰 효과가 있다는 사실이 여러 경로를 통해 밝혀지면서 이후 스포츠마사지에 대한 관심은 날로 고조되고 그에 따른 보급은 전국으로 확산되었다. 현재에 이르러 국가대표팀을 비롯한 각 실업팀과 프로 스포츠 팀에서 적극적으로 스포츠마사지를 활용하기 시작했다는 점은 스포츠마사지 학문 발전에 있어서도 또 하나의 변천이라 아니할 수 없다.

우리 나라에서 처음으로 스포츠마사지 세미나를 준비한 것은 1988 서울올림픽을 바로 앞두고 였다. 대한체육회에서 외국의 스포츠마사지 전문가를 초청해 세미나를 열 계획이었으나 시각 장애인들이 당시 무교동 체육회관을 점거하고 집단 농성을 하는 바람에 세미나 자체가 완전히 무산되고 말았다.

그 후 스포츠마사지 세미나가 공식적으로 개최된 것은 1994년 10월 필자(김태영)가 협회장으로 재임하고 있는 대한스포츠상해예방운동협회와 한국스포츠마사지자격협회가 공동으로 주최하고 한국일보사와 일간스포츠, 명지전문대가 후원하여 명지대 실내체육관에서 개최된 국제 스포츠마사지 세미나에 각 대학교수 및 체육 관계자 천여 명이 참가한 가운데 본 저서의 공동 저자이자 스포츠마사지 학문에 있어서 세계적인 석학, A.A 비류꼬프(스포츠 의학박사)교수를 초청, 성공적으로 세미나를 마쳤다.

당시만 해도 우리나라에 성행하고 있는 스포츠마사지는 정통성을 가진 스포츠마사지가 아닌 중국 안마나 지압 및 기타 수기요법이 합쳐진 그야말로 스포츠마사지의 고유 특성을 찾아볼 수 없는 이름뿐인 스포츠마사지가 보급되고 있던 시점에 필자가 수백여회의 TV방송 출연과 수천여회 유력 언론에 소개되면서 정통 스포츠마사지 시스템이 소개되었다.

특히 2002년 FIFA 한.일 월드컵 축구대회에 필자가 협회장으로 봉직하고 있는 한국스포츠마사지자격협회가 공식 스포츠마사지 지원단체로 선정되면서 국제 방송센터에 외신기자들의 피로회복과 체력관리 및 국제 심판진들의 스포츠 상해예방과 경기력향상을 위한 스포츠마사지 및 체어 스포츠마사지를 제공함으로써 세계적인 언론사인 프랑스 AFP통신, 미국 AP통신, 영국 로이터통신, 중국 신화통신, 일본 교토통신을 비롯한 일일이 열거할 수 없을 만큼 수많은 세계 언론사에 김태영식 스포츠마사지 시스템이 소개되어 전 세계인들이 월드컵과 더불어 김태영식 스포츠마사지시스템에 주목하면서 미국 부시대통령도 한국을 방문하면서 필자에게 공식 스포츠마사지를 요청할 정도로 그 공신력과 기술력을 인정받고 있다.

또 러시아 국립 교통대학교(FAR EASTERN STATE TRANSPORT UNIVERSITY) 의과대학에서는 개교 60주년을 기념하여 필자에게 스포츠마사지 발전에 기여한 공로를 인정, 명예박사를 수여하겠다고 소식을 전해왔으며, 2002년 한,일 월드컵에 이어 2007년 FIFA 세계청소년월드컵대회에서도 FIFA 소속 국제심판진들의 체력관리를 위한 공식 스포츠마사지 지원단체로 한국스포츠마사지자격협회가 지정되는 등 스포츠마사지학에 있어 세계 최고의 기술력을 다시 한번 인정받는 계기가 되었다.

또한 스포츠마사지를 통하여 국가와 사회에 기여한 공로를 인정, 정부에서 한국스포츠마사지자격협회에 대통령 단체표창을 수여하는 등 한국형 스포츠마사지를 세계 최고의 기술력과 공신력으로 발전시키는데 기여하였다.

그러나 필자가 수많은 방송 활동과 국제 스포츠 대회에서의 스포츠마사지 지원활동을 통해 발전시켜온 스포츠마사지를 사이비 마사지 단체와 불법 영업을 일삼는 일부 마사지 업자들에 의해 왜곡되고 있다는 점에서 스포츠마사지학 발전에 큰 걸림돌이 되고 있다.

따라서 필자는 보건복지부 장관, 문화관광부 장관, 행정자치부 장관을 비롯한 정부 관련 장관 등과의 단독 만남을 통해 여러 가지 현실적인 문제점을 설명하고 개선을 위해 정부 차원에서 적극 나서줄 것을 강력히 요구하는 등 스포츠마사지 자격 공인화와 스포츠마사지를 악용하는 불법 업자들의 근절을 위해 노력하고 있으며 보완대체의학 활성화법 등 관련법 제정을 위한 입법 추진사업에 적극참여하고 있다.

필자와 한국스포츠마사지자격협회는 많은 지방 자치단체로부터 스포츠마사지 지정 단체로 선정되는 등 한국의 스포츠마사지를 세계 최고의 공신력과 기술력으로 인정받을 수 있도록 큰 업적을 남기고 있으며, 앞으로도 최선의 노력을 기울려 스포츠마사지를 통한 국가 체육 발전과 국제 스포츠 발전은 물론 국민들의 건강도움이로써 그 역할을 하고 있다.

현재 필자가 개발한 스포츠마사지와 체어 스포츠마사지는 그간 전문 운동선수뿐 아니라 일반인들의 건강관리를 위한 다각적인 임상연구를 통해 현대인들의 정신적 육체적 피로회복과 노약자들의 건강 회복관리에 매우 효과적인 것으로 밝혀지면서 전국 100만 건강 직능인들의 필수과목으로 자리매김을 확고히 하고 있다.

엘리트 학문으로 자리잡은 스포츠마사지

이미 잘 알려진 바와 같이 스포츠마사지는 이제 단순히 스포츠맨의 체력관리에만 한정된 학문이 아니라 독일과 러시아, 미국을 비롯한 선진국에서는 스포츠마사지학과 또는 마사지테라피학과를 정식으로 개설하여 학사는 물론 석·박사까지 배출되고 있는 실정이다.

본 저서의 공동 집필자인 A.A 비류꼬프 박사가 학과장으로 재직하고 있는 러시아 모스크바 중앙체육대학 체육의학부 스포츠마사지학과 또한 1924년에 이미 스포츠마사지를 정식 교과목으로 채택했다. 뿐만 아니라 현재는 체육의학부 내에 스포츠마사지학과가 정식으로 개설되어 학사를 비롯한 석·박사를 배출하고 있고 일정 양식의 시험을 거쳐 스포츠마사지사 자격증을 발급함으로써 명실공히 스포츠마사지 학문에 있어 세계 어느 대학보다도 체계적이고 과학적인 학문적 기틀을 마련한 나라, 대학으로 자리 잡았다.

미국의 경우 각 주마다 전문대학 또는 정규대학에 마사지테라피학과를 정식 개설하고 일정한 학점을 취득하면 학사 학위와 함께 정부에서 인정하는 공인 마사지테라피사 자격을 받게 된다. 우리 나라에도 잘 알려진 미국 UCLA대학에도 마사지테라피학과가 개설되어 있다. 인체 해부생리학을 기초로 한 이론 교육과 철저한 시간 타임 평가방식의 실기교육은 UCLA대학만의 자랑이며, 약 200시간의 교육을 마치면 졸업장과 함께 미 연방정부 노동부로부터 공인 마사지테라피사 자격을 인정받게 된다.

여기서 우리가 주목할 만한 사항은 스포츠 강국인 러시아의 경우 미국과 같이 일반인과 스포츠맨을 함께 관리하는 종합형의 마사지테라피사를 양성하지 않고 오로지 스포츠맨을 위한 전문 스포츠마사지사를 양성하고 있다는 점이다.

반면 미국에서는 스포츠마사지사 자격이 따로 없는 대신 일반 마사지사가 운동선수를 관리하는 전문 스포츠마사지사가 되기 위해서는 각 주마다 설립되어 있는 마사지협회에 가입해야 하며, 가입일로부터 2년이 경과한 뒤 협회로부터 스포츠마사지사로 추천을 받아야 각 스포츠 팀에서 활동할 수 있도록 하고 있다.

현재 우리 나라에서도 스포츠마사지가 여러 대학에서 필수 또는 선택과목으로 지정되어 스포츠마사지의 보급이 엘리트 학문으로 확산되고 있으나 일반 마사지, 특히 안마요법과 명확히 구분이 없어 스포츠마사지 학문 발전에 큰 걸림돌이 되고 있다.

따라서 스포츠마사지가 엘리트 학문의 개체로 자리잡기 위해서는 관련 기관은 물론 스포츠마사지를 이용하는 사람들의 인식이 보다 명확해야 할 것으로 생각된다.

앞서와 같이 스포츠마사지는 수많은 발전과 변천을 거듭해 오늘날 스포츠맨의 탁월한 체력 관리법으로서 뿐만 아니라 연구와 학문적 가치가 뛰어난 엘리트 학문으로 자리잡고 있다. 우리 나라에서도 하루빨리 정식 학부가 개설되어 학사는 물론 외국과 같이 석·박사가 배출될 수 있기를, 스포츠마사지를 연구하는 학자의 한 사람으로서 진심으로 바라는 바이다.

스포츠마사지와 김태영의 스포츠마사지테라피

물질의 풍요로움, 그리고 경제 발전과 더불어 스포츠는 끊임없이 발전하여 왔다. 또한 스포츠에 있어서 우리 나라도 이젠 세계 정상 대열에 속한다 해도 과언은 아닐 것이다. 그러나 이러한 평가는 단지 국제 스포츠무대에서 성적을 나타낸 것으로서, 총체적인 면에서 정상이라 하기에는 시기상조라는 여론도 적지 않다. 스포츠의 평가는 메달의 색깔보다는 참가한 선수들의 기량이 어떠했느냐에 초점을 맞추는 것이 중요하리라 생각된다. 다시 말해서 적은 수의 선수를 출전시켜 100%의 성적을 거두었다면 그것이 바로 참된 승리이고 스포츠 선진국이라 할 수 있을 것이다.

매년 각종 대회가 수없이 개최되고 거기에는 새로운 스포츠 스타가 탄생하기 마련이며, 이런 선수들은 십 수년 동안 선수생활을 통해 수많은 기록을 남기고, 또 어떤 선수는 훈련 중 부상을 입고 경기에 참가 한번 못 해보고 쓰디쓴 고배를 마셔야 하는 냉혹한 스포츠의 현실을 받아들여야 할 때도 있을 것이다. 그러나 이것은 정정당당히 기량을 겨루어 승리해야 한다는 스포츠 정신에 위배되는 것이라 아니할 수 없다.

따라서 현재 각 나라마다 이 같은 문제점을 해결하려는 노력이 가속화되고 있으며, 그 문제점 하나가 스포츠 상해예방과 경기력 향상에 관한 것이다.

각 나라마다 선수들의 부상방지와 경기력 향상을 위한 많은 기법들이 개발되고 있는 것도 사실이다. 그 중에서도 가장 오래된 역사를 지녔으며 스포츠맨에게 있어 임상적 효과가 탁월한 것으로 확인된 스포츠마사지에 대하여 미흡하지만 객관적 정의를 내리고자 한다.

스포츠마사지(Sports Massage)는 일반적으로 마사지(Massage)와 그 용어에서 같은 종류로 혼동하는 경우가 많은 것이 사실이다. 그러나 스포츠마사지와 일반마사지는 기술적 방법과 여러 가지 임상적 근거 또는 시술자와 시술 대상자에 있어 많은 차이점이 있다.

일반 마사지는 단순히 보통 사람들을 대상으로 피로 회복이나 건강증진을 목적으로 행해지고, 시술자 역시 누구나 쉽게 기술을 배워 실전에 활용할 수 있을 뿐 아니라 기술 자체가 단순하여 임상적 근거가 미흡한 반면, 스포츠마사지는 스포츠 해부생리학을 기초로 하여 운동생리학과 각 스포츠 종목별 주동작근 및 근육 발달 상태를 파악하여 선수 개개인의 특성에 맞는 처방적 기술을 구사할 수 있어야 한다. 또한 앞에서 말한 바와 같이 스포츠마사지사가 되기 위해서는 현장실습을 포함해 최소 200시간 이상의 전문 교육과정을 이수해야 한다. 그래야만 선수 개개인의 신체 특성에 맞는 스포츠마사지 테크닉을 발휘할 수 있는 것이다.

그 이유는 전문 운동선수의 경우 일반 사람과는 근육 발달상태가 달라 일반적인 마사지 기술로는 효과를 거두기가 어려울 뿐 아니라 경기를 앞둔 선수에게는 자칫 자신의 기량을 발휘할 수 없게 만드는 중대한 부작용을 초래할 수 있기 때문이다.

따라서 스포츠마사지와 일반마사지는 비교될 수 없는 것이다. 그런데 스포츠마사지가 무엇인지 조차 알지 못하는 일부 부적절한 사람들에 의해 스포츠마사지는 왜곡되고 있으며 이는 한국 스포츠마사지 학문 발전에도 큰 장애 요소가 되고 있다.

앞으로 이 같은 문제점을 해결하기 위해서는 체육계의 올바른 인식과 관심, 그리고 관계 당국의 지속적인 관심이 있어야 할 것으로 많은 학자들이 입을 모으고 있다.

다만 마사지와 관련된 법정 논쟁에서 대법원을 비롯한 하급심 모두 마사지 또는 지압 행위가 의료법 위반이 아니라고 판결됨으로써, 스포츠마사지를 전문 직업으로 삼고 있는 수많은 사람들에게 전문직으로서의 확신을 주고 있다.

또한 스포츠마사지업을 가장해 비정상적인 행위를 일삼는 상식 이하의 사람들이 하루 빨리 없어져야만 스포츠마사지학의 발전이 가속될 것으로 생각된다.

본 저서를 공동으로 집필한 A.A 비류꼬프박사는 지난 94년 필자(김태영)가 주최한 한·러 스포츠마사지 세미나에서「일반마사지는 일반사람들에게」,「의료마사지는 환자들에게」, 또한「스포츠마사지는 전문적인 운동선수나 스포츠맨을 위해 존재할 뿐」이라고 강조했다.

그러나 오늘날 스포츠마사지가 일반인들의 체력관리와 특히 근육피로회복에 탁월한 효과가 있다는 사실이 많은 학자들에 의해 과학적으로 증명되면서 스포츠맨뿐 아니라 일반인들의 체력관리를 위한 다양한 응용기술로 시술속도와 지속시간, 압등을 조절함으로서 일반인들의 정신적 육체적 스트레스 해소 및 비만해소를 위한 프로그램으로 응용되거나 근육통예방과 치료를 위해 응용되는 등 필자가 개발한 200여가지의 스포츠마사지테크닉은 현대인들의 건강체력관리에 매우 중요한 역할을 하고 있음은 분명하다.

특히 한일월드컵대회를 취재하기 위해 방한한 각국 외신기자들을 비롯한 국내외 각종 유명 스포츠경기는 물론 나가노 세계박람회에서 필자(김태영박사)가 개발한 스포츠마사지 시스템이 최고의 찬사를 받았으며 미국 조지부시대통령까지 필자가 협회장으로 봉직하고 있는 한국스포츠마사지자격협회에 김태영박사의 스포츠마사지를 체험하고 싶다고 의뢰하는 등 필자와 한국스포츠마사지자격협회가 추구하는 정통스포츠마사지시스템은 스포츠맨과 일반인 및 남여노소를 막론하고 국민들이 건강한 삶을 영위하는데 크게 기여할 것으로 확신한다.

또한 필자(김태영)는 정통스포츠마사지요법을 응용한 치료적 마사지요법으로 다양한 임상실험결과에 따른 효과적인 마사지요법을 개발하여 지속적으로 보급하고 있으며 지속적인 연구결과를 바탕으로 "닥터K마사지테라피"라는 이름으로 국민들의 건강증진과 스포츠맨의 부상방지 및 경기력향상을 위한 또 다른 맨손요법으로 한국스포츠마사지발전과 나아가 세계스포츠마사지발전에 기여할 것이다.

필자(김태영)는 지난 수십 여년간 다양한 임상연구를 통해 얻어진 경험을 바탕으로 한국인 체형관리에 가장 적합한 스포츠마사지요법을 비롯한 카이로프랙틱과 각종 보완요법 개발과 저변화를 위해 노력하고 있다.

스포츠마사지의 발전을 이룩한 주역들

우리 나라에서 이제 부상하기 시작한 스포츠마사지는 고대 저명 학자들에 의해 연구와 실험을 거듭하면서 수많은 기술들이 개발되었으며 또한 그들에 의해 마사지가 인체에 미치는 효과에 대한 비밀이 하나 둘씩 벗겨지기 시작했다. 최근 들어 스포츠마사지가 단순히 선수의 피로 회복이나 부상방지, 경기력 향상뿐만 아니라 잠재적인 면역 체계에도 영향을 미친다는 사실이 밝혀지면서 각 나라마다 스포츠마사지를 비롯한 의료마사지와 미용마사지, 심지어 어린 아기를 대상으로 하는 유아마사지까지 집중적으로 연구되고 있다는 사실은 스포츠마사지의 앞날을 매우 밝게 해주고 있다.

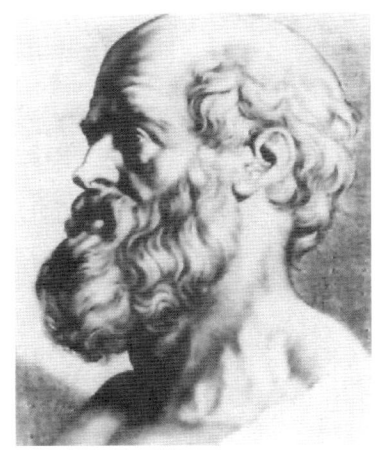

히포크라테스(B.C 377-460)

따라서 고대 마사지로부터 오늘의 스포츠마사지가 있기까지 큰 업적을 세운 학자들을 살펴보자.

고대 그리스 의사였던 헤로디코스(B.C. 448~425)는 마사지를 통해 최초의 생리학적 근거를 마련한 학자였으며 그리스의 의성 히포크라테스(B.C. 460~377)는 당시 종교적인 의식으로 이용되었던 마사지를 이로부터 해방시키고 마사지를 통한 임상적 근거를 확립하여 오늘날의 스포츠마사지로 발전할 수 있도록 기틀을 마련하는 업적을 세운 위대한 의사였다. 로마에서 위대한 의사로 칭송받던 아스크레피아드(B.C. 156~128)는 여러 가지 마사지에 관한 실기방법을 완성하는데 공헌한 장본인이다. 또한 로마의 뻬르갑 검투사학교의 주임 교사였던 K.한렌(B.C. 201~131)은 마사지의 다양하고도 상세한 실기 기술을 완성하는데 지대한 공헌을 하였으며, 기록에 의하면 가볍게 쓰다듬는 방법과 강하게 문지르는 방법 등 약 10여 가지의 마사지 기술을 완성시키고, 복잡한 마사지 기술을 쉽게 단순화시킨 최초의 사람이었다.

이탈리아 저명학자 메르클리아루스는 16세기 무렵 저술한 「체조의 기술」이란 저서를 통해 최초로 고대 스포츠마사지를 체계적으로 정립하여, 가볍게 또는 중간 단계와 강하게 하는 3단계의 스포츠마사지 형태와 그 실행 방법을 선보이면서 스포츠마사지의 중요성을 인식시키는데 수훈을 세웠다.

또한 스웨덴식 「체조」 시스템을 책으로 엮어 유명해진 페타・하인리히 및 그린은 그들의 저서 「체조의 일반적인 기술」에서 스포츠마사지가 신체 조직에 좋은 효과가 있으며, 운동을 함에 있어 피로를 이겨내는데 큰 도움을 준다고 강조하고 있다. 또한 외상치료나 외과 수술 후의 의료 수단으로서 마사지의 활용을 특히 강조했으며, 스포츠 의학 분야에 스포츠마사지의 활용을 가속화시키는데 공헌하였다. 이렇듯 오늘날 스포츠마사지를 비롯한 현대적 마사지(의료마사지, 위생마사지, 미용마사지)가 발전하는 데는 러시아 학자들이 지대한 업적을 남겼다.

V.A 마나세이 교수의 외과병원에서는 다양한 마사지 방법을 이용한 관련논문들이 많이 나왔다. 그 중 마사지 치료에 관한 3편의 박사학위 논문이 나오면서 많은 러시아 의사들이 마사지와 관련한 박사논문을 발표하였으며, 특히 N.A 볘르야미스프는 자신의 외과병원에서 외상(창상)치료 연구에 마사지를 다양하게 이용하고 자신의 학문 연구에 마사지를 정식으로 포함시킴으로써 러시아 의학계를 대표하는 사람들로 하여금 마사지 치료법의 저변 확대와 현재의 의료마사지가 정착되는데 공헌하였다.

또한 1882년에 러시아 학자 I.Z 자브르도프스키는 「건강인에 대한 마사지의 재료와 그 문제」라는 제목의 박사논문을 제출했다.

당시 이러한 마사지 논문은 스포츠마사지 학문 발전에 있어 커다란 의의를 갖고 있었을 뿐 아니라 오늘날 스포츠마사지의 학문적 발전을 이루는 원동력과 기초가 되었다. 그는 평생을 마사지가 신체 조직에 미치는 영향에 대해 연구하였으며, 특히 운동을 통해 신체를 단련하는 스포츠맨에게 필요한 스포츠마사지법의 발전에 큰 업적을 남겼다. 또한 마사지가 인체에 미치는 생리학적 기초를 연구해 이를 바탕으로 마사지에 대한 세부적인 종류와 시행 방법을 분류하는 역할을 담당했다.

또한 1899년에는 「외과 의학과 마사지 치료」라는 저서를 시작으로 1913년에는 마사지 기술을 체계화한 그가 공식적으로 남긴 저서와 논문을 합쳐 1백여 권이 넘게 마사지와 관련한 중요한 학문적 근거를 남김으로써 오늘날 그가 "러시아 마사지의 아버지" 또는 "스포츠마사지의 아버지" 라는 이름을 얻게 되었다.

20세기에 들어와 마사지는 두 가지로 명확하게 구분되었는데, 그 중 한 가지는 스포츠맨을 대상으로 하는 스포츠마사지이며, 다른 하나는 병원에서 환자의 치료를 목적으로 하는 의료마사지이다.

I.Z 자브르도프스키 박사가 의료마사지와 같은 복합형 마사지에 대해 커다란 업적을 남겼다면 오로지 스포츠맨을 위해 정통적인 스포츠마사지 발전에 큰 업적을 세운 사람은

이 책의 공동 저자인 A.A 비류꼬프 박사(러시아 모스크바 중앙체육대학교 체육의학부 주임교수 겸 스포츠마사지학과장)이다.

비류꼬프 박사는 약 40여 년 전부터 당시 레닌 기념 중앙체육대학 체육의학부에서 스포츠마사지학을 전공하고 스포츠의학 박사학위를 취득한 뒤 운동선수의 신체에 미치는 스포츠마사지의 영향에 대해 끊임없는 연구를 거듭해 수많은 성과를 이루어냈다. 또한 1956년 멜버른 올림픽을 시작으로 92년 바르셀로나 올림픽에 이르기까지 러시아 국가대표팀의 의료 분과위원회 스포츠마사지 분과위원장으로 활동했으며, 그가 발표하고 저술한 스포츠마사지 책자와 논문은 모두 합쳐 무려 250편에 이른다. 그는 또 수많은 생리학적 실험을 통해 스포츠마사지가 선수 부상방지와 경기력 향상에 미치는 영향에 대해 논문으로 발표하였는데, 그의 저서와 논문들은 현재 한국을 비롯한 전 세계에서 대학 교재로 또는 연구자료 등으로 활용되고 있어 스포츠마사지학에 있어 세계 최고의 석학이자 권위자라 해도 지나친 표현은 아닐 것이다. 앞으로 필자(김태영)와 더불어 한국 스포츠마사지 학문 발전에 크게 기여하리라 믿어 의심치 않는 바이다.

필자는 한국 스포츠마사지학의 올바른 인식과 발전을 위해 노력하고 있다. 국제적인 스포츠마사지 및 마사지테라피 인정기관으로 세계스포츠마사지자격연맹을 발족해 국제 교류의 장을 마련했으며, 한국스포츠마사지자격협회를 지난 90년에 설립, 전문 스포츠마사지사 양성을 비롯한 전문직업인으로 자리매김 할 수 있도록 심혈을 기울이고 있다. 특히 국내는 물론 세계 최초로 인터넷을 통한 스포츠마사지사 자격조회 시스템을 개발, 세계스포츠마사지자격연맹과 한국스포츠마사지자격협회에서 공인하는 스포츠마사지사에 대하여, 전 세계 어느 곳에서나 인터넷(세계연맹(WSMCF) : www.sportsmassage.org와 한국협회 : www.sportsmassage.or.kr)에 접속하여 조회할 수 있도록 했다. 조회를 원하는 자격자의 주민등록번호 또는 자격번호를 입력하면, 자격증명서는 물론 수료과목, 수료시간 등을 상세히 조회할 수 있어 스포츠마사지사에 대한 공신력을 높였을 뿐 아니라 유자격자에 대한 자격보증제도를 시행함으로써, 한국 스포츠마사지의 발전은 물론 세계스포츠마사지 발전에도 크게 기여할 수 있으리라 생각된다. 또한 필자가 지난 십 수년간 각종 국내외 스포츠 경기대회와 스포츠맨 및 일반인을 상대로 임상 실험한 다양한 스포츠마사지 효과에 대한 자료를 인터넷을 통해 보급함으로써 국민들의 스포츠마사지에 대한 올바른 인식이 정착되는데 기여할 수 있으리라 생각한다.

4

김태영 스포츠마사지시스템

- 스포츠마사지의 시행 목적과 특징

- 스포츠마사지의 시행 목적에 따른 구분

4
김태영 스포츠마사지 시스템

    스포츠마사지가 우리 나라에 처음 도입된 시기는 지금으로부터 약 22년 전, 당시만 해도 스포츠마사지에 대한 정확한 지식이 없었으며, 외국을 자주 드나드는 일부 선수나 임원들에게 조금 알려졌을 뿐 대부분의 체육인들은 스포츠마사지의 존재조차도 모르고 있는 실정이었다.

    이후 '86 아시아 경기대회를 비롯한 '88 서울올림픽대회를 계기로 외국의 스포츠과학이 물밀듯이 들어오면서 체육계에도 점차 선수보호와 경기력 향상 문제가 대두되기 시작했으며 이때 스포츠마사지에 대한 효과가 널리 알려지면서 스포츠마사지가 일반인을 중심으로 전국적으로 퍼져 나가게 되었다. 그러나 문제는 스포츠 상해예방과 경기력 향상을 위해 도입된 스포츠마사지의 명칭을 악용, 정식 교육과정을 거치지 않은 엉터리 자격증이 남발되고 또 스포츠마사지의 본래 목적과는 전혀 다른 지압이나 안마, 교정과 같은 형태로 일반 목욕탕과 호텔, 사우나 등지에서 스포츠마사지란 상호를 내걸고 영업을 하고 있다는 사실이다.

    그런 이유로 필자(김태영, 한국스포츠마사지자격협회장 겸 대한스포츠상해예방운동협회장)는 본 저서를 통하여 스포츠마사지에 대한 올바른 인식이 정착될 수 있도록 알리고자 하는 생각에서 부득이 전문 서적의 개념에서 기술하게 되었다. 이에 대해 독자 여러분들의 넓은 이해가 있기를 바라며, 더불어 한국인에게 알맞은 스포츠마사지 시스템에 대해 그 시행 목적과 활용범위 및 유사요법과의 차이점에 대해 경계를 명확히 하여 한국스포츠마사지 발전에 기여하고자 "김태영 스포츠마사지 시스템"을 구축하게 되었다.

    또한 이 같은 스포츠마사지 시스템은 현재 한국스포츠마사지자격협회와 세계스포츠마사지자격연맹을 비롯한 대한스포츠상해예방운동협회, 대한발건강관리자격협회, 우송정보대학, 기전여대, 동신대학교, 마산대학 외 수많은 대학과 관련 기관에서 교육프로그램으로 채택되고 있다.

4 김태영 스포츠마사지 시스템

김태영에 의한 스포츠마사지시스템

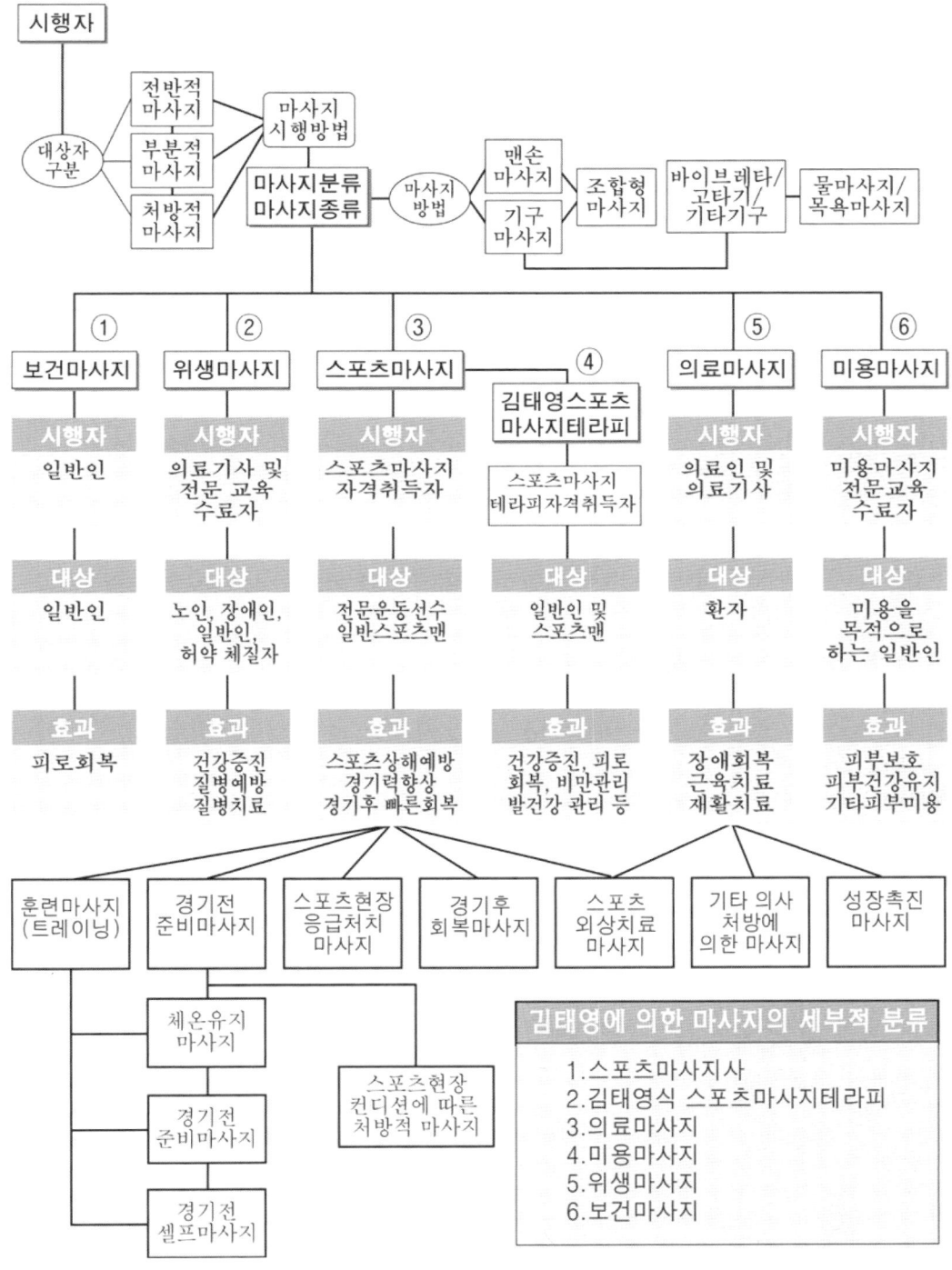

스포츠마사지의 시행 목적과 특징

　스포츠마사지는 근본적으로 스포츠맨을 위한 전문체력관리프로그램으로 잘 알려져 있고 또 많은 학자들이 오로지 스포츠맨을 위한 특수프로그램으로만 생각 했던 것이 사실이다.

　그러나 과학적인 근거가 미흡한 일반마사지와는 달리 과학적 근거가 명확하고 전문스포츠맨뿐 아니라 일반인에게도 피로회복과 근육통예방, 치료 및 각종 성인병과 비만관리는 물론 현대인들의 정신적 육체적 피로회복에 탁월한 효과가 있다는 사실이 많은 연구사례를 통해 밝혀지고 국내외 유력 언론에 보도되면서 현재는 스포츠맨뿐 아니라 일반인들의 건강체력관리법으로 세계적으로 각광받고 있는 보완대체요법으로 자리매김을 확고히 하고 있는 특징적 요소를 갖고 있다. 본 저서에서는 스포츠맨의 운동체력을 집중관리할 수 있는 기술과 이론을 중심으로 기술하였으나 본 저서에 기술된 모든 기술과 이론은 일반인들의 체력관리를 위해 응용하거나 시술하는데 전혀 문제가 없으며, 상대적으로 스포츠맨과 비교해 기술의 특성과 지속시간 및 적절한 압력을 조절할 경우 더욱 효과적이며 과학적 근거가 미흡한 일반마사지와는 비교할 수 없을 정도의 효과적 차이가 나타난다.

　21c에 즈음하여 스포츠나 다양한 운동법에 관심이 많은 현대인들에게 본 저서는 스포츠상해예방과 운동체력관리 및 생활속의 건강관리법으로 다양하게 응용될 수 있을 것이다.

스포츠마사지의 시행 목적에 따른 구분

　스포츠맨을 대상으로 하는 스포츠마사지는 크게 6가지로 구분하고 세부적으로는 8가지로 구분하여 시행한다.

- 훈련(트레이닝) 스포츠마사지
- 응급(훈련·경기 중) 스포츠마사지
- 의료(스포츠 외상 치료) 스포츠마사지
- 준비(훈련·경기 전) 스포츠마사지
- 회복(훈련·경기 후) 스포츠마사지
- 체어 스포츠마사지

> **세부적 분류**
> - 워밍업 스포츠마사지
> - 강장 스포츠마사지
> - 국소 스포츠마사지
> - 종목별 스포츠마사지
> - 온열 스포츠마사지
> - 진정 스포츠마사지
> - 전신 스포츠마사지
> - 증상별 스포츠마사지

1. 훈련 스포츠마사지

훈련 마사지, 또는 트레이닝 마사지라고도 부르는 이 방법은 훈련을 앞둔 선수에게 있어 생리학적 및 기능학적 지식을 동원해 정신적, 육체적 컨디션을 조절하여 신체 기능학적 능력을 향상시켜 훈련 중 스포츠 상해를 예방하고 특히 훈련을 통해 얻어진 기량을 충분히 발휘하게 하는데 그 시행 목적이 있으며, 종목에 따라 주동작근을 중심으로 각 관절 운동과 함께 병행하는 스포츠마사지 방법을 시행한다.

2. 준비 스포츠마사지

준비 마사지는 선수가 경기를 앞두고 또는 훈련을 시작하기 직전에 생체리듬을 조절하고 심리적 안정을 꾀하는 한편, 각 운동 종목에 따른 주동작 근육이나 관절 부위를 중심으로 단시간 내에 전반으로 가볍게 시행하고 특히, 경기 전 스포츠마사지는 선수의 경기력과 직결되는 관계로 스포츠마사지사의 지식을 총 동원해 다양하면서도 당시 시점에 가장 적절한 방법을 이용하여 신중하게 시행해야 한다. 또한 이와 같은 준비 마사지는 신체 조직의 기능을 활성화시키고 신경전달 과정을 빠르게 해줌으로써 혈액순환을 촉진시킴과 동시에 심장의 부담을 덜어 주고 각 근육의 수축 또는 이완 능력을 강화시키는 한편, 근육의 파워를 높여줌으로써 경기력을 향상시키고 특히 많은 에너지를 소모하는 경기를 앞둔 선수에게 신체적인 준비를 가능케 해주는데 그 시행 목적이 있다. 참고로 차가운 기온에 민감한 선수의 경우 경기 직전에 행하는 스포츠마사지는 몸의 체온을 높여 주는 효과가 뛰어나다.

3. 응급(치료) 스포츠마사지

응급 마사지, 또는 치료 마사지는 스포츠 현장에서 선수들의 신체에 급성 및 만성적인 통증이 발생하거나 운동 기능상 일시적인 장애가 발생했을 때 그 원인을 신속히 파악하고 급성 또는 만성 근육통일 경우 즉각적인 응급(치료)마사지를 시행해 선수의 운동기능을 정상화시켜, 더 큰 스포츠 상해로부터 선수를 보호하고 경기를 지속할 수 있다는 객관적인 판단이 있을 때는 즉시 경기에 임할 수 있도록 보조 역할을 하는데 목적이 있다. 기술적인 방법으로는 선수의 환부(통증발생부)를 중심으로 소염(진통을 완화시킬 수 있는) 크림을 사용하여 국소 스포츠마사지를 한다. 또한 경기에 의한 급성 피로를 조속히 제거하여 저하된 근육 파워의 회복을 꾀한다.

4. 회복 스포츠마사지

회복 마사지는 운동선수가 경기 또는 훈련을 마친 후의 흥분된 신체조직과 근육의 안정을 도모하고 근조직과 관절 주변에 쌓인 피로물질을 빠른 시간 내에 제거, 정상적인 신체 컨디션을 회복시키고, 특히 경기를 마친 후 나타나는 피로증후군의 원인을 차단하여 다음 경기나 혹은 훈련에 대비할 수 있는 신체적으로 좋은 환경을 확보해 주는데 목적이 있다. 또한 경기로 인한 중추신경계의 자극과 쇠약, 즉 과도한 신체조직의 자극으로 나타날 수 있는 흥분 증후군(자극 불반응)이 나타날 때와 급격히 떨어진 경기력 회복에 탁월한 효과를 발휘한다. 이와 같은 회복 마사지는 경기 중 스포츠맨에게 있어 매우 중요한 보조적 역할을 수행할 뿐 아니라 경기 후유증을 최소화하여 보다 나은 기량을 발휘할 수 있도록 하는 스포츠마사지 시스템의 일부분이다.

참고로 선수가 경기를 목전에 두고 정신적, 육체적 흥분상태에 있을 때 가벼운 스포츠마사지는 기대 이상의 효과를 나타낸다.

5. 체어 스포츠마사지

체어 마사지(Chair massage)란 말 그대로 앉아서 스포츠마사지를 비롯한 다양한 마사지 기술을 피술자에게 적용하고 또 마사지를 받는 피술자가 특수하게 고안된 마사지 의자에서 시술받는 것을 말한다. 일반적으로 스포츠마사지나 경락마사지, 기타 여러 형태의 마사지는 대부분 마사지용 베드에서 엎드리거나 하늘보고 편안하게 누워있는 자세에서 마사지를 시술하지만 체어 마사지의 경우 앉아서 마사지를 받을 수 있도록 고안된 의자에 피술자가 편안하게 엎드린 자세를 취하고 마사지사는 머리 부위와 목, 등과 허리 및 둔부와 팔을 포함한 상체 후면 전체를 마사지할 수 있다.

이는 현재 미국과 유럽 쪽에서 성행하고 있으며, 짧은 시간동안 간단하게 부분적으로 근육 피로를 풀 수 있다는 점에서 많은 인기를 얻고 있다.

우리나라와 가까운 일본에서도 지하철이나 백화점 및 기타 쇼핑몰 등에서 쉽게 접할 수 있는 마사지 프로그램이다.

우리나라에는 필자가 지난 1990년 처음 도입했으며 이는 2002년 한,일 월드컵대회에 공식 스포츠닥터 및 스포츠마사지 지원 총괄 책임자로 근무하면서 당시 월드컵 공식 국제방송 센터와 기자 센터에 개설된 스포츠마사지 센터에 체어 마사지 베드 10대를 설치해 김태영식 체어 마사지를 선보여 4천여명의 각국 외신기자들이 필자의 체어 스포츠마사지를 받고 최고의 찬사를 보내는 등 김태영식 체어마사지는 국내외 방송인 및 기자들에게 선풍적인 인기를 끌었다.

이는 국내 유력언론사는 물론 세계적인 언론사인 프랑스 AFP와 미국 AP통신, 영국 로이터통신, 한국의 연합통신 등에 집중 소개 되었다.

필자가 개발한 체어마사지 시스템은 지난 1990년대 후반부터 필자가 협회장으로 봉직하고 있는 한국스포츠마사지자격협회(www.sportsmassage.or.kr)를 통해 각종 국내외 마라톤대회에 공식 스포츠마사지 지원단체로 선정되면서 각국 초청 대표선수들에게는 스포츠상해예방과 경기력향상을 위한 "김태영 스포츠마사지 시스템"을 적용하고, 일반마라톤 참가자들에게는 제한적인 스포츠마사지와 체어마사지를 선보여 체어마사지의 필요성을 우리나라에 널리 알리는 계기가 되었다.

특히 충주세계무술축제에 공식 스포츠마사지 지원단체로 선정된 한국스포츠마사지자격협회는 김태영식 체어마사지 체험코너를 충주시의 공식지원으로 7년간 운영하면서 지역민은 물론 관광객들에게 선보여 최고의 기술력을 인정받으면서 체어마사지의 산업화에 물고를 트기도 했다.

또한 많은 임상실험을 통해 짧은 시간에 효과적으로 육체피로를 회복시킬 수 있는 임상적 근거가 마련되면서 명실 공히 스포츠마사지를 비롯한 체어마사지 및 환자를 대상으로 한 치료적마사지에 이르기까지 마사지요법에 관한 최고의 공신력과 기술력을 확보한 필자와 한국스포츠마사지자격협회는 그간 스포츠마사지를 통해 국가와 사회 및 2002 한,일 월드컵에 기여한 공로를 인정받아 대통령 단체표창을 수상하는 등 정통스포츠마사지를 한국에 처음 알리고 보급한 전문기관으로서 또 스포츠의학과 보완대체의학 및 스포츠마사지학을 연구하고 기술 개발에 혼신을 다하고 있는 학자의 한사람으로 보람과 긍지를 갖게 하기에 충분하다.

이후에도 2002부산아시아 경기대회 및 2007년 세계청소년월드컵을 비롯한 수많은 국내외 스포츠경기대회와 각종 기업 강좌를 통해 김태영식 체어 스포츠마사지시스템은 그 가

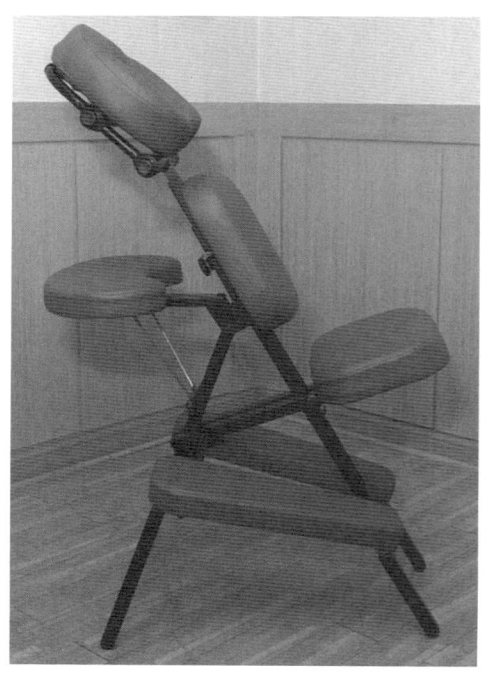

체어마사지 의자

치와 공신력 및 도심 속에 여러 가지 직무에 시달리는 바쁜 현대인들에게 맞춤형 피로회복 프로그램으로서 누구도 부인할 수 없는 탁월한 효과와 소자본 창업을 통한 고소득 건강산업발전에 크게 기여하고 있다.

김태영식 체어 스포츠마사지 시스템은 선진 외국에서처럼 노천 체어마사지샵 운영은 물론 지하철, 대중식당 및 백화점과 같은 각종 쇼핑몰, 직장인을 위한 출장 체어마사지 등 다양한 컨셉으로 운영이 가능한 소자본 창업아이템으로 큰 경제적 가치를 지닌 건강산업으로 발전할 것으로 예상 한다.

5

스포츠마사지가 인체에 미치는 영향

- 스포츠마사지가 인체 조직에 미치는 생리학적 영향
- 스포츠마사지가 인체 체액에 미치는 생리학적 영향
- 스포츠마사지가 인체 신경계통에 미치는 영향
- 스포츠마사지가 인체 피부에 미치는 영향
- 스포츠마사지가 인체 근육에 미치는 영향
- 스포츠마사지가 인체 관절과 주변조직에 미치는 영향
- 스포츠마사지가 인체 순환계통에 미치는 영향

5
스포츠마사지가 인체에 미치는 영향

고대 의학 기록이나 스포츠와 관련된 기록들을 살펴보면 마사지를 질병 치료 또는 스포츠 경기에 참가한 선수를 대상으로 피로 회복 또는 부상에 따른 치료법으로 적절히 활용해 왔다는 사실을 쉽게 찾아볼 수 있다.

과학이 발달하지 않았던 당시로서는 마사지가 인체에 미치는 영향에 대해 과학적으로 증명하기는 쉽지 않았을 것으로 추정된다. 단지 경험적인 측면에서 환자나 운동선수가 치료를 받고 난 후 그 효과에 대한 진술을 토대로 추정적인 근거를 마련하여, 일반인을 상대로 한 마사지 기술과 전문 스포츠맨을 대상으로 한 스포츠마사지 기술을 개발하는데 객관적 근거자료로 이용하였으리라 분석된다.

그 후 문명의 발달과 함께 과학은 눈부시게 발전하였으며, 스포츠마사지학에도 큰 변화가 일어났다. 그것은 맨손 또는 특별한 도구를 이용해 인체 근육 조직에 자극을 가해 얻어지는 효과에 대하여, 예전에는 스포츠마사지 또는 마사지를 받은 사람의 느낌과 경험적인 사실에 많이 의존하던 임상실험이 이제는 과학적인 근거에 의해 그 효과를 증명할 수 있게 되었다는 점이다.

따라서 인간의 존재와 더불어 그 가치관을 인정받고 있는 스포츠마사지와 일반 마사지 요법은 다가오는 21세기를 맞이하여 가장 주목받고 있는 대체의학이다.

특히 스포츠에 없어서는 안 될 중요한 요소로 자리잡은 스포츠마사지에 대하여 필자(김태영·A.A비류꼬프)들은 각종 국제 대회를 통하여 스포츠마사지에 대한 임상적 효과에 대한 결론과 그에 따른 효과적 기술 개발을 오늘도 끊임없이 연구하고 있다.

스포츠마사지가 인체 조직에 미치는 생리학적 영향

스포츠마사지를 통하여 인체에 자극을 가하면 기본적으로 피부 각층에 분포하고 있는 1차원적인 피부조직에 영향을 미치게 되며 중추신경계(Central Nerve System)와 자율신경계(Autonomic Nerve System)에 관한 신경계통에 영향을 주게 된다. 또한 스포츠마사지에 의해 얻어지는 역학적 에너지의 원동력은 복잡하고도 다양한 기술에 의해 나타나며, 이는 신체에 자극을 가해 근육의 민첩한 반사능력과 1단계의 신경 자극에 의한 근파워 에너지로 변화된다. 스포츠마사지에 의해 자극 받은 근육은 신경반사 능력을 나타내고 이와 같은 신경반사 능력은 근본적으로 피부의 감각기관 즉 외부로부터 자극을 받아 뇌로 전달되는 (외수용기) 감각기관에 자극이 가해져 얻어지고, 이는 근육과 힘줄 및 각 관절의 내부조직을 비롯한 혈관계통 등에 영향을 미치는 효과로 나타난다.

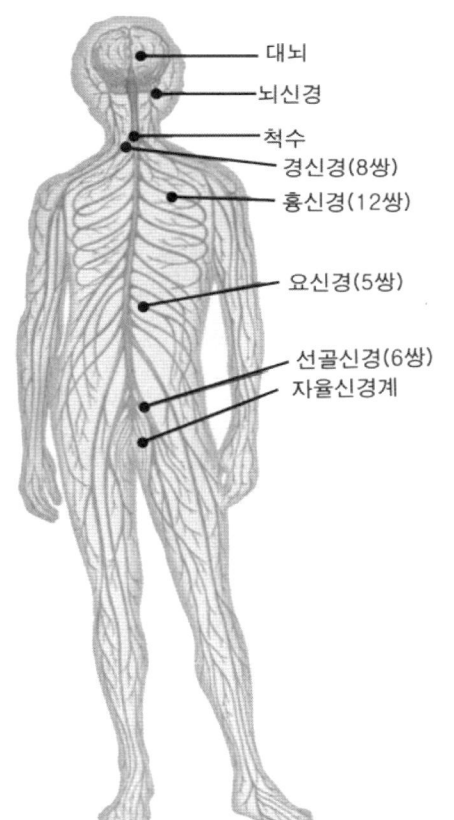

이러한 자극은 신체의 지각경로를 통해 중추신경계통에 전달되고, 이는 정신 작용과 감각, 운동, 기억력의 집합체인 대뇌와 표면을 둘러싼 피질에도 영향을 미쳐 일련의 복잡한 반응이 정리되어 각 신체 조직간의 연대를 가능하게 하고 다양한 운동기능을 불러일으킨다. 그리고 스포츠마사지에 의해 가해진 중심적인 구심(求心) 자극은 대뇌피질을 비롯한 중추신경계통 이외에도 영향이 미치게 된다.

러시아 학자 I.P 파부로프는 여러 가지 신체자극(스포츠마사지 포함)으로 인하여 움직여지는 신체의 생리학적 변화에 대해 다음과 같이 기준을 정하고 있다. 신체의 자극은 각각의 반사 신경기관의 자극으로 받아들여 신체 조직계통의 각기 외부적인 변화와 내부적인 변화를 일으키는 원인이 된다고 설정하고 있다. 이러한 자극은 곧 신경 경로를 통해 신경성 자극으로 형태가 바뀌어지고 자극경로는 필자가 독자 여러분과 전화통화를 한다고 가정했을 때, 두 사람의 대화가 전화선을 타고 이동하듯이 자극 또한 인체 신경섬유를 타고 중추신경계통으로 이동해 그 주변의 여러 기관에 분포되어 있는 세포의 특별한 경로로 변경되어 일정한 조직의 도움을 받은 세포는 또 하나의 다른 전달 기관에 인도된다. 이와 같은 생리학적 변화의 원인 요소는 각각 신체 조직의 결합으로 나타나게 된다.

결론적으로 스포츠마사지에 의해 발생된 자극은 각각 신경 경로로 전달되고 내부적으로 확산되면서 피부 내장반사작용과 근육의 운동 내장반사작용으로 결과가 나타난다. 그 밖에 인체의 각 조직은 물론 체내 여러 기관을 통해 내장기관의 변화를 일으키고 이러한 외부 조직의 반응은 스포츠마사지 시행에 따른 다양한 기술적 방법과 그 지속 시간, 기타 몇 가지 시행조건에 의해 달라질 수 있다.

스포츠마사지가 인체 체액에 미치는 생리학적 영향

체액이라 함은 인체 내에 존재하는 액체 성분을 말한다.

인체 내의 체액은 크게 두 가지로 나뉘며, 그 중 하나는 세포 내액(Lntracellular Fluid, ICF)이며 또 하나는 세포 외액(Extracellular Fluid, ECF)이다. 세포 외액은 다시 혈관과 같은 폐쇄된 공간에 존재하는 혈액(Blood)과 혈관 밖의 세포와 세포사이에 있는 세포 간질액(Interstitial Fluid, ISF)으로 나뉘어 지고 이와 같은 세포 간질액은 조직액이라고도 한다.

또한 세포는 그 사이에 물질 교환을 일으키게 되는데, 즉 간질액이 세포의 환경을 만들어 존재하는 상태를 내환경(Internal Environment)이라 한다.

스포츠마사지는 이와 같이 체액관계에 지대한 영향을 미치게 되며, 다세포 동물에 속하는 인간은 외부 환경과의 사이에 물질교환을 전담하는 호흡기와 소화기, 그리고 신장(콩팥)과 같은 내부 기관이 존재함으로써 원활한 세포 활동과 생명유지에 필요한 물질을 받아들이는 한편 체내 노폐물을 배설하는 역할도 한다. 그러나 이들 내부 기관과 체내 세포와의 거리가 멀어 원활한 세포활동이 어렵다. 따라서 이 같은 문제점을 해소하기 위해 우리 인체에는 순환계통이 존재하고 있으며, 순환경로를 따라 간질액 사이의 물질이 운반된다. 순환계통은 심장과 혈관으로 이루어져 있으며 스포츠마사지를 시행함으로써 피부 내의 조직호르몬에 많은 영향을 주어 혈관 및 임파관 계통의 반사 운동을 유발시켜 생리학적으로 여러 가지 체내에 존재하는 물질을 혈액 내로 보내는 운동이 활성화된다.

5 스포츠마사지가 인체에 미치는 영향

러시아 학자 D.S 아리페룬과 N.S 즈보닛키 등은 마사지를 포함해 인체에 자극을 주는 방법으로 체내의 비 히스타민(Antihistamine)과 히스타민(Histamine)계의 물질형성에 대한 변화를 연구하여 다음과 같은 결론을 얻었다.

체내에서 단백질 분해로 만들어진 [아미노산과 폴리펩타이드]물질이 혈액(Blood)과 임파(Lymph)에 의해 신체 전체로 퍼져 나가게 되고, 이는 혈관과 임파관의 각 조직에 다양한 영향이 미치게 되는 한편 히스타민 성분은 세포속 단백질과 결합한 불활성 상태의 조직 호르몬으로서 마사지를 통해 피부에 자극을 가하면 히스타민은 즉시 활성화되어 자유로운 형태로 모습이 달라지게 된다. 이와 같은 생리학적 현상은 내분비 기관(부신)의 자극으로 인한 아드레날린의 분비가 활성화되기 때문이다.

또한 N.S 즈보닛키 학자는 '마사지는 히스타민의 합성에 있어 매우 빠른 효과를 나타낸다' 고 밝히고 있으며, '체내 세포 중 액체 가운데 흩어진 상태(콜로이드)' 의 '불활성으로 존재하는 아세틸콜린(Acetylcholine)' 이 마사지 자극에 의해 세포로 전달시켜 주는 중요한 중개역할을 수행한다고 밝히고 있다. 또 중추신경으로부터 신경의 흥분 요소가 시냅스(흥분 전달시스템의 말단)에 도달하면서 운동신경의 말단은 아세틸콜린을 분비하게 된다. 여기서 주목할 사항은 마사지 시행 중 쌓여서 모아진 아세틸콜린이 하나의 신경 세포에서 또 다른 신경으로 전달되는 과정이 나타나고 있다는 점이다.

따라서 마사지에 의해 발생된 신경자극은 신경섬유에서 근육섬유로 전달을 가속시킴으로써 골격근의 운동 능력을 향상시킨다.

필자(A.A 비류꼬프)가 십수 년에 걸쳐 선수들을 대상으로 스포츠마사지를 시행한 뒤 근 수축의 변화와 체내의 생리학적 변화에 대한 연구에 의하면 다음과 같은 결론을 얻을 수 있었다.

훈련을 마친 선수에게 스포츠마사지를 시행해 본 결과 근육 수축 시간이 단축되어 근육의 회복능력이 향상된다는 사실을 알 수 있었으며, 신경의 영향 즉, 중추신경계의 흥분이 높아짐과 동시에 인체 체액에 대하여 여러 가지 다양한 영향을 미치게 된다는 결론을 확인할 수 있었다.

스포츠마사지에 의해 분비된 아세틸콜린의 작용은 모세혈관 확장작용과 호흡계통의 작용 등을 예로 들 수 있다. 또한 아세틸콜린은 인체 여러 조직으로부터 부분적 호르몬의 역할을 수행하고 체액에 관계된 여러 물질은 독립적으로 나타나지 않는다. 이와 같은 현상은 대뇌피질(대뇌 표면을 둘러싸고 있는 회백질의 얇은 부분으로서 우리인체에서 주로 모든 정신 활동의 중추적 역할을 수행한다)에 의해 조절되기 때문이다.

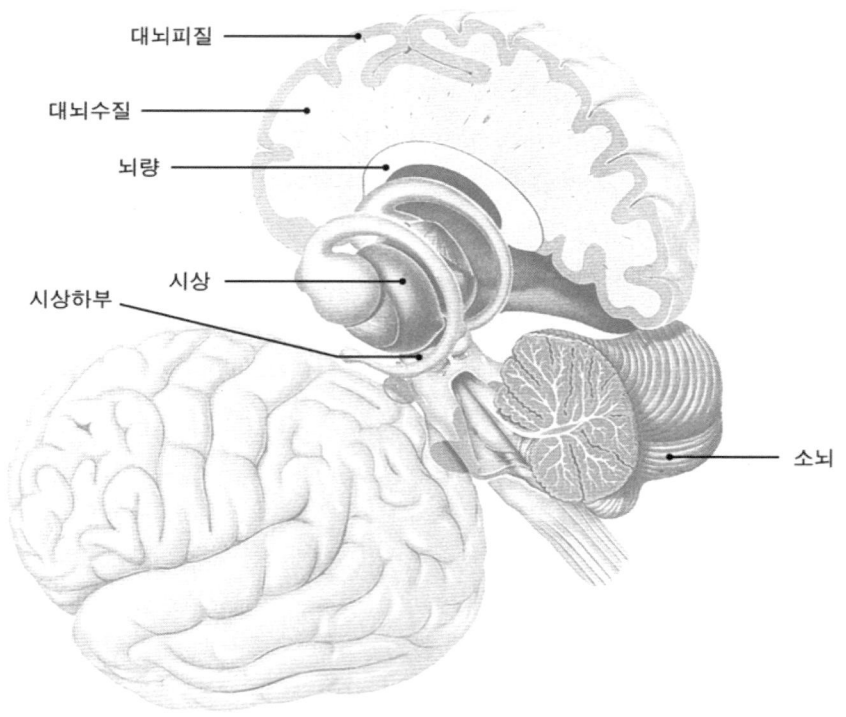

대뇌 피질

또한 신경 경로의 움직임에 참여하는 체액계의 주요 요소는 신경계통의 제 요소와 공통적으로 신체 각 조직의 반응에 필요한 결합을 책임진다.

이 밖에도 스포츠마사지는 운동근육에 있어 수축작용과 신장, 압박의 형태로 인체 조직에 영향을 주지만 생리학적으로 임파(Lymph)액, 혈액, 그리고 조직 간질액의 순환 촉진과 더불어 표피 내의 신진대사가 왕성하게 됨에 따라 체내 여러 노폐 물질이 빠른 시간 안에 제거되는 효과가 있다.

이와 같이 스포츠마사지의 생리학적 효과는 인체조직에 대한 강화 작용은 물론 신진대사 활성화를 통한 체내 노폐물 제거와 그에 따른 운동 기능 향상 등 헤아릴 수 없을 만큼 다양하다.

5 스포츠마사지가 인체에 미치는 영향

스포츠마사지가 인체 신경계통에 미치는 영향

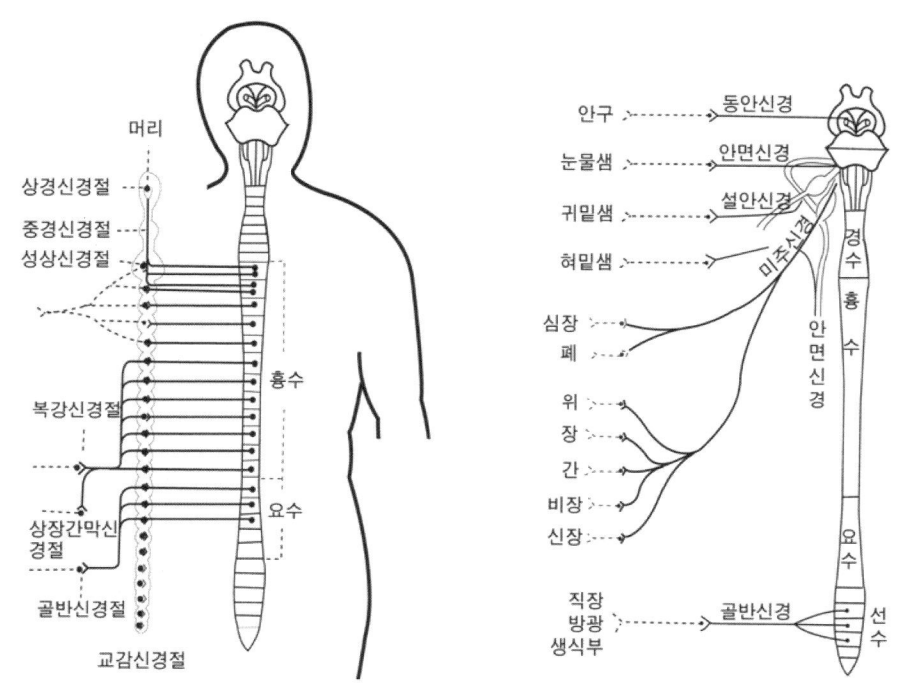

자율신경계

우리 인간의 모든 조직은 신경계통(Nerve System)에 의해 조절된다 해도 과언은 아닐 것이다. 생체의 기본 특성상 흥분요소를 갖고 있으며 이는 각 조직으로 흥분을 전달하고 또한 자극에 대한 응답이 나타나게 되는 특성을 지니고 있다.

다세포 동물에서는 모든 단계를 하나의 세포에 포함하고 있으며 조직 동물과 인체에서는 신경 조직에서 전달 단계와 함께 흥분을 담당하고 있다.

따라서 이와 같은 신경계통에 스포츠마사지가 미치는 영향은 외부 환경으로부터 전달된 자극이 신경 말단부에 의해 감지되고 그 곳에서 발생한 자극은 그 신경섬유를 통해 중추신경계로 보내지게 된다. 이때 중추신경계의 자극은 원심성 신경섬유를 통해 여러 신체 조직으로 자극을 전달시키고 또한 근육으로 보내진 자극은 운동신경에 의해 전달되며, 신경계통에 의해서 발생된 자극은 신체조직에 있어 반사 작용으로 불러지게 되는데 다만, 이러한 반사 운동은 생각(의식)에 의해 작용하지 않는다.

이와 같이 훈련 전 또는 훈련 후 행해지는 스포츠마사지는 운동선수의 신체 조직은 물론 신경계통에 대해서도 여러 가지 영향을 미치게 될 뿐 아니라 말초신경계통과 함께 중추신경계통에도 지대한 영향을 미치게 된다.

특히 분산된 감각 기관을 지닌 신경계통에 있어 스포츠마사지의 시행 기술 중 압박법, 피부에 가볍게 자극을 가하는 쓰다듬기(경찰) 방법, 그리고 아이스마사지는 큰 효과를 줄 수 있다.

스포츠마사지가 인체 피부에 미치는 영향

인체의 피부(Skin)는 강하면서도 유연한 것이 특징이다. 또한 자체 생산능력이 탁월할 뿐 아니라 인체기관 중 최대의 조직으로서 성인의 피부 총면적은 약 1.5평방미터 이상이 되며 무게는 약 3Kg정도이고, 해부학적 구조 또한 매우 복잡하다. 이와 같은 피부는 피부의 표면 즉, 표피와 그 밑의 진피라 불리는 두터운 결합조직으로 형성되어 있으며 그 아래쪽에 다시 지방세포를 함유한 피하조직이 있다.

특히 피부는 방수성의 덮개로서 피부의 손상과 세균, 바이러스, 기생충 등의 감염으로부터 보호하는 기능 외에도 감각기관과 분비, 배출, 체온조절 기능도 함께 수행하는 중요한 조직이다. 피부는 열 전도율은 낮으며, 기계적인 자극과 대기의 영향에 대해 저항력을 지니고 있다. 표피 아래층에는 접촉을 감지하는 특수한 세포간 조직이 있으며, 표피 자체에는 혈관이나 임파(림프)관이 존재하지 않는다. 그러나 영양 공급에 있어서는 조직간의 체액에 의해 얻어지고 있다.

피부는 전체적 물질대사에 관여하고 또한 피부의 감각기관에 의해 얻어진 자극을 중추신경계로 전달하는 한편 이를 통하여 신체조직의 반응을 얻어내는 역할을 수행하기도 한다. 따라서 스포츠마사지는 피부표면에 자극을 주어 피부 표면에 여러 가지 오염된 세포를 제거하고 지방샘과 간샘 활동을 활성화시켜 스포츠맨의 과다한 신체 활동으로 발생되는 피로물질을 비롯한 유산이나 질소계통의 순수하지 못한 불순물을 체외로 내보내는 역할을 가능하게 만든다. 스포츠마사지는 특히 피부 주변의 동맥(Artery)과 정맥(Vein), 혈액(Blood)순환과 임파(Lymph)액의 순환을 촉진시키는데 큰 효과를 나타낸다. 이러한 효과는 구체적으로 피부의 원활한 혈액 공급과 정맥의 정체가 없어져 활발한 영양 공급이 이루어지게 될 뿐 아니라 스포츠마사지를 행하는 신체 피부의 온도가 상승되어 체내 대사와 발효의 진행을 가속화시키는 효과가 있다.

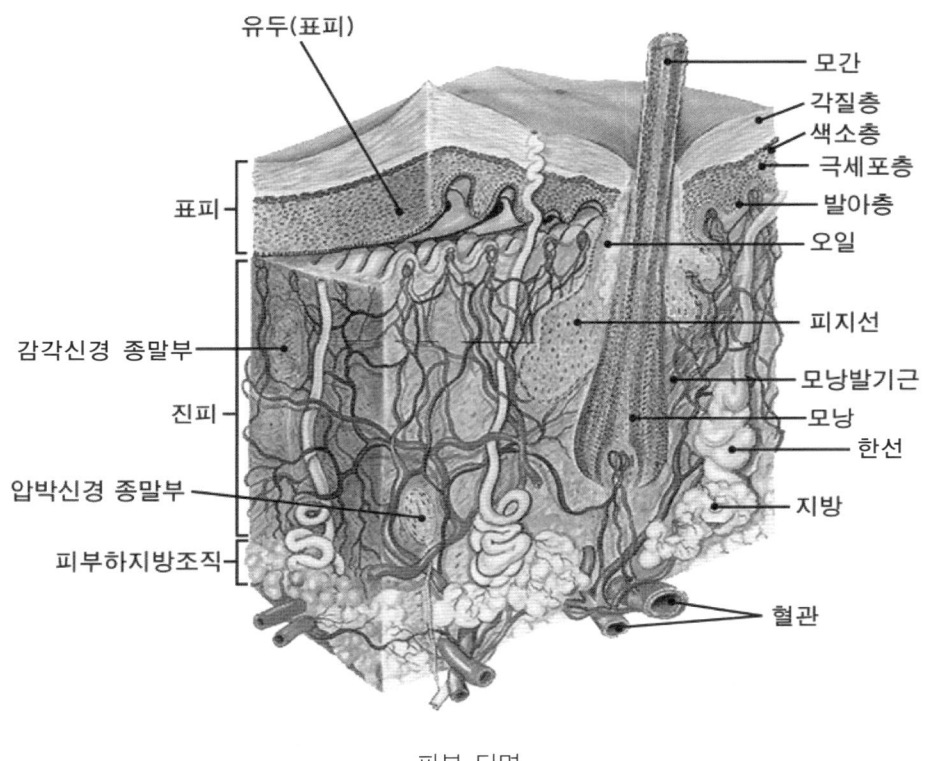

피부 단면

운동선수에게 있어서 경기 전 체온의 상승 효과는 매우 중요한 의의를 갖고 있다. 필자(김태영 한국스포츠마사지자격협회장 겸 대한스포츠상해예방운동협회장)가 지난 1997. 3. 16 경주에서 개최된 동아국제마라톤에서 경기 당일 일부 초청 선수를 대상으로 경기 시작 약 20분 전과 10분 전, 5분 전에 가볍게 쓰다듬기 방법과 지압을 주어 쓰다듬는 방법을 이용해 '97 세계육상 선수권대회 한국 대표 선수 장기식, 백승도, 한전소속 채동철 선수와 '97 세계육상 선수권대회 마라톤 금메달 리스트인 스페인의 아벨 안톤 선수에게 스포츠마사지를 시행해 본 결과 스포츠마사지를 받은 선수가 받지 않은 선수를 제쳤는데 안톤은 우승을, 장기식과 백승도는 상위권에 들어 세계 선수권 대표 선수로 발탁되었다.

특히 당시 날씨는 경기 전날부터 비가 내려 체감온도가 초겨울 날씨를 방불케 했다. 그러나 스포츠마사지를 받은 선수 중 대다수의 선수들이 상위권에 진입했으며, 대회 우승자인 안톤 선수는 레이스 도중 빗길에 넘어져 가슴을 비롯한 팔과 다리에 심한 찰과상과 하복부 근육에 부상을 입고도 그대로 레이스를 펼쳐 우승을 차지해 관계자들을 놀라게 했으며, 채동철(한전) 선수는 이와 같은 날씨에도 불구하고 자신의 최고기록을 갱신했다.

이와 같이 스포츠마사지의 효과는 경기 전 외부의 온도 변화에 적응할 수 있는 효과뿐 아니라 경기 전의 한기를 없애고 경기 중 발생하는 스포츠상해를 예방할 수 있는 효과와 함께 원활한 혈액순환과 피부의 탄력을 강화하고 여러 기능적 문제점에 대해 순간적인 대처능력을 강화시킨다. 이 밖에도 스포츠마사지가 인체 피부에 미치는 영향은 결합조직 사이에 맥관을 확장시키는 효과가 있다.

스포츠마사지는 피부의 긴장력을 강화시키고 원활한 산소 공급과 함께 신체 조직 내의 영향으로 인해 얻어진 물질 대사 개선 효과와 신경 반사 체액 및 기계학적 제 요소의 연대에 의해 각 신체 조직에 많은 영향을 미치게 된다.

스포츠마사지가 인체 근육에 미치는 영향

근육은 우리인체에 있어 어떠한 역할을 수행할까? 만일 근육이 없다면 실없는 꼭두각시 인형처럼 그야말로 아무 것도 할 수 없는 무력한 존재나 다름이 없다. 인체를 움직이는 원동력이라 할 수 있는 근육은 체중의 35~45%를 차지하고 있으며 근육을 형성하고 있는 근육섬유는 독자적인 흥분과 수축형태를 이룬다. 또한 인체 운동능력을 부여하고 부드러운 동작과 때로는 격렬한 스포츠 경기와 같이 힘과 내구력을 최대한 발휘하여 관절의 가동범위가 허용하는 범위 내에서 어떠한 동작도 구현해 낼 수 있는 능력을 갖춘 조직이다.

이와 같은 운동능력을 발휘하기 위해서는 중추신경계로부터 흥분 요소, 다시 말해 신경 자극의 영향을 받아야 한다. 신경 말단부에서 근육섬유의 흥분을 불러일으키는 아세틸콜린이 분비되며 스포츠마사지의 역할은 이와 같은 근육 흥분 요소를 촉진시키고 촉진된 아세틸콜린은 신경적 자극을 전달하는데 있어 호르몬을 분비시킨다.

신경 자극을 하나의 세포에서 또 다른 세포로 전달하는데 있어 중요한 역할을 수행하는 것으로 알려진 아세틸콜린은 근육의 운동 능력에 따라 호르몬을 만들어 낼 수 있는 것으로 추정되고 있다. 따라서 스포츠마사지가 이와 같은 신경 흥분 요소와 그 전달 과정에 지대한 영향을 미친다는 사실이 여러 저명 학자들에 의해 밝혀지면서 최근 각 나라마다

5 스포츠마사지가 인체에 미치는 영향

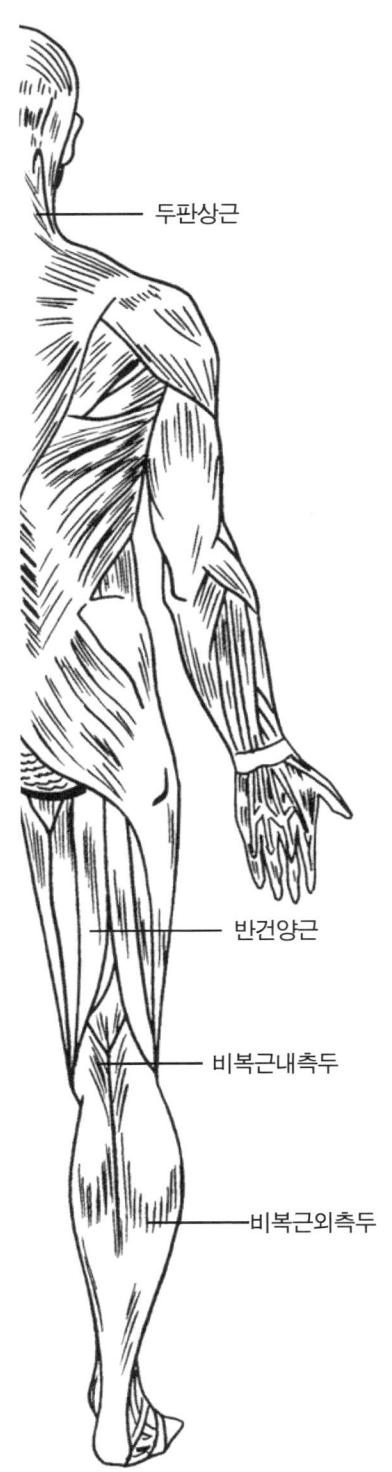

- 두판상근
- 반건양근
- 비복근내측두
- 비복근외측두

이와 관련한 관찰적 연구가 활발히 이루어지고 있다. 특히 스포츠마사지에 의한 자극이 신경과 근육계통의 흥분 및 수축 작용(탄성), 즉 외부로부터 힘을 전달받은 근섬유가 원래 상태로 회복되는 성질 변화에 대한 명확한 연구가 진행되고 있으며 이미 필자(A·A 비류꼬프와 김태영)를 포함한 여러 학자들이 많은 결론을 얻었다.

운동을 마친 선수를 대상으로 약 10분간 회복마사지를 시행해 본 결과 스포츠마사지를 받은 선수의 근육이 기본적 운동 능력을 회복할 수 있다는 사실과 함께 심적인 안정과 컨디션이 강화된다는 결론을 얻게 되었다. 또한 1차적 운동을 마친 다른 선수에게 10분간 아무 일도 하지 않고 쉬도록 한 결과 근육의 기본적 운동 능력이 회복되지 않는 것으로 나타났으며, 특이한 사항은 이와 같은 근육을 10분간 회복 마사지를 시행한 후 다시 10~15분간 휴식을 취한 뒤에도 근육의 기본적인 운동 능력이 회복되지 않는다는 사실이다. 그런데 다시 운동을 시행하고 10분 간의 회복 마사지를 시행한 결과 운동능력이 회복됐다는 사실을 알 수 있었다.

필자(김태영, 한국스포츠마사지자격협회장 겸 대한스포츠상해예방운동협회장)가 지난 95년 조일 춘천국제마라톤대회와 '96~'97 동아국제마라톤대회 선수촌에 약 10일간 스포츠마사지센터를 설치하고 대회에 초청된 세계 유명 선수들을 대상으로 훈련 및 경기 직전에 스포츠마사지를 시행해 본 결과 스포츠마사지를 받은 선수가 받지 않은 선수보다 근육 피로 회복 속도가 빨라질 뿐 아니라 경기력 향상과 함께 100% 능력을 발휘했다.

결론적으로 경기 직전에 행해지는 가벼운 스포츠마사지는 경기력 향상과 함께 스포츠 상해예방 효과도 얻을 수 있다. 또한 스포츠마사지의 효과를 극대화하기 위해서는 경기 직전 약 5~10분 전에 시행하는 것이 가장 효과적이다.

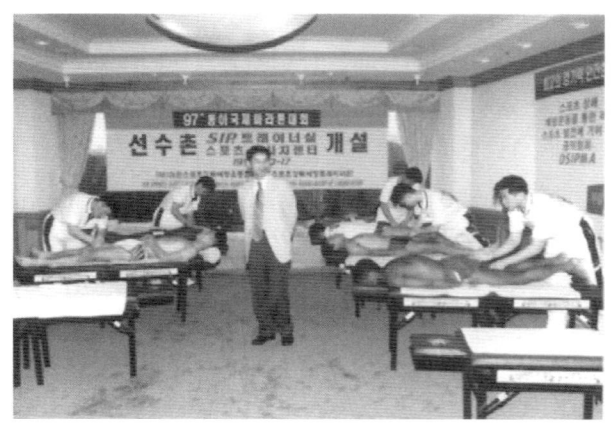

스포츠마사지 센터

왜냐하면 경기력 향상을 위한 스포츠마사지는 마사지를 받은 후 10~15분 이상 경과하면 그 효과가 현저하게 감소하기 때문이다.

이와 같은 스포츠마사지가 운동선수의 근육에 미치는 영향에 대한 과학적 근거는 I.M. 시르키로프 세라진이와 V.E. 워시레프 및 V.K. 스타센코프에 의한 연구에서도 확인할 수 있는데, 근육을 늘려주는 마사지를 행한 뒤 자극 받은 근육의 상태를 몇 가지 형태로 분리하여 보여주고 있다.

근육섬유의 향상적 측면에서 근조직 내에 있는 특수한 신경섬유의 흥분에 대한 효과적 결론은, 스포츠마사지를 받음으로써 근육 내의 원활한 산소 공급과 물질대사에 의해 발생한 불순 물질을 외부로 배출하는 경로를 촉진시킴과 함께 혈액 및 임파액의 순환을 촉진시키고 산화 작용과 환원 과정을 촉진시키는 효과로 나타난다. 이는 체조 운동과 같이 육체적, 정신적으로 긴장 환경을 갖고 있는 운동종목을 마치고 난 뒤 여러 가지 근육과 관련된 후유 증후군, 즉 근조직 내부의 부종과 마비, 일시적 감각 이상 증후군과 같은 문제점은 스포츠마사지를 받음으로써 쉽게 해결될 수 있다.

필자(김태영)가 협회장으로 있는 대한스포츠상해예방운동협회 및 한국스포츠마사지자격협회와 자매결연을 맺었으며, 또한 본 저서의 공동저자(A.A 비류꼬프)가 주임교수로 소속되어 있는 러시아 모스크바 중앙체육대학교 체육의학부 체육의학 연구실에서는 스포츠마사지를 통한 많은 임상실험 결과, 운동을 마치고 피로해진 근육에 대해 행해지는 스포츠마사지는 근육의 운동 능력을 5배에서 7배까지 높여 주는 효과가 있다는 결론을 얻는 데 성공하고, 현재 이 같은 업적이 발판이 되어 필자를 비롯한 이 분야에 관련한 많은 학자들이 스포츠마사지가 운동선수의 경기력 향상에 미치는 영향에 대해 연구를 계속 하고 있어 스포츠마사지학의 앞날을 밝게 해주고 있다.

스포츠마사지가 인체 관절과 주변조직에 미치는 영향

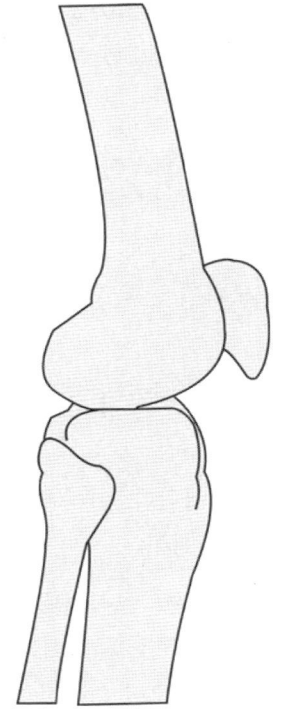

슬관절 측면도

우리 인체의 뼈와 뼈가 맞닿은 곳을 관절(Joint)이라 한다.

관절은 인간의 기본적 행동 환경을 제공하는 것은 물론 각양각색의 특정한 기능을 수행하며, 이러한 기능을 수행하기 위하여 제각기 필요한 조직들이 관절 주변에 존재하여 관절을 보강시켜 주고 있다.

스포츠마사지는 관절을 비롯한 주변 조직에 좋은 영향을 미치게 되며, 이는 조직 내에 혈액순환 촉진과 관절액의 형성, 그 유통을 강화시킴으로써 인대의 탄력을 향상시켜 부적절한 동작으로 발생할 수 있는 염좌(Sprain)나 탈구와 같은 스포츠 상해를 예방하는데 효과가 있다.

특히 훈련 또는 경기를 마친 후 신체적 피로에 의한 관절의 가동제안(Dislocation)과 관절소낭(소낭은 안쪽의 관절액층과 바깥쪽의 섬유층으로 나뉘어져 있다)의 유연성 및 관절액의 구성의 변화로 인해 문제가 발생할 때 스포츠마사지는 이러한 문제점을 없애는데 큰 효과를 발휘한다.

또한 스포츠마사지는 과도한 움직임으로 인해 발생할 수 있는 관절부상을 예방하는데 큰 효과가 있다. 스포츠마사지를 통하여 관절내의 원활한 영양공급이 이루어지게 됨으로써 연골 조직을 비롯한 관절 주변의 여러 조직들이 강화되어 자체 보호 능력이 개선되기 때문이다.

이 밖에 스포츠마사지가 인체 관절계통에 미치는 효과는 무리한 운동으로 인한 여러 관절의 약화를 방지해 주는 한편 관절의 기능을 향상시킬 뿐 아니라 별도의 특별한 스포츠마사지 방법을 통해 인대(Ligament)와 건(Tendon)의 강화 효과를 얻을 수 있으며, 훈련 및 경기 전후 정리운동(관절 스트레칭)과 병행하면 효과를 더욱 높일 수 있다.

스포츠마사지가 인체 순환계통에 미치는 영향

　인간뿐만 아니라 모든 동물에게는 체내에 순환계통이 존재하며 이와 같은 순환계통에서는 산소와 함께 에너지를 흡수하여 체내 구석구석 전달하고 조직 내에서 발생한 노폐물을 체외로 배출하는 기능과 경로를 갖고 있다.

　스포츠마사지가 인체 내의 여러 순환 물질을 촉진시키는데 있어 큰 효과가 있다는 것은 매우 커다란 의의를 갖는다. 이는 조직간의 물질 전달 과정을 비롯하여 그에 따른 대사 관계에 의한 원활한 산소 공급과 활성화된 물질의 공급, 산화된 가스와 체내에 불필요한 물질을 대사 경로를 통해 체외로 내보내는 것을 촉진시키고 이러한 과정을 보장하고 있음을 의미하기 때문이다.

　세포는 뇌의 안쪽 깊은 곳에서부터 발가락 끝에 이르기까지 단 하나도 빠짐없이 생존하기 위하여 산소와 에너지의 순환을 필요로 한다.

　그러나 세포는 피부를 거쳐 체내로 확산되는 물질만으로는 생존하기가 어렵다. 따라서 이 같은 문제점을 보강하는 역할을 하는 것이 바로 만능액이라 불리는 혈액이다.

　혈액은 심장의 펌프 작용을 통해 체내 전체로 보내지게 되고 특수한 성질을 지닌 혈액은 폐정맥(Pulmonary Vein)과 접합하는 부위에서 화학적 결합에 의해 풍부한 산소를 섭취, 순환 도중 산소가 부족해진 체내조직에 산소를 방출하는 한편, 혈액순환 과정에서 이산화탄소를 각 조직에서 반대 방향으로 운반해 최종적인 대기 속으로 내보내는 역할도 함께 수행함으로써, 두 종류의 가스 교환이 이루어질 수 있도록 주도적인 역할을 수행하는 특수한 성질의 물질이다. 이러한 혈액이 순환되는 과정을 알아둘 필요가 있다.

　그것은 스포츠마사지가 체액 순환에 지대한 효과를 미치기 때문이다.

　인간의 심장은 4개의 방을 가진 근육성의 주머니로서 수축과 이완을 반복하여 혈액을 혈관계로 밀어내어 혈액순환의 근본적인 원동력을 제공하는 독립된 기관이다. 심장은 심낭이라는 막에 쌓여 있고 심근과 심낭 사이에는 심낭액이 있으며, 심첨(심장의 끝)은 늑골 제 5구간의 좌측 중앙선 상에 주먹만한 크기로 놓여 있다. 심장은 심중격에 의해 두 부분으로 나누어지고 좌심과 우심은 각각 방과 실로 나뉘는데 방과 실 사이에는 판막이 존재하여 혈액의 역류를 막아주는 역할을 하고 있다. 심장은 근육 성막에 의해 좌·우 두 부분으로 나누어지며, 심장에서 혈액이 순환되는 경로는 심장의 좌심실에서 많은 산소를

5 스포츠마사지가 인체에 미치는 영향

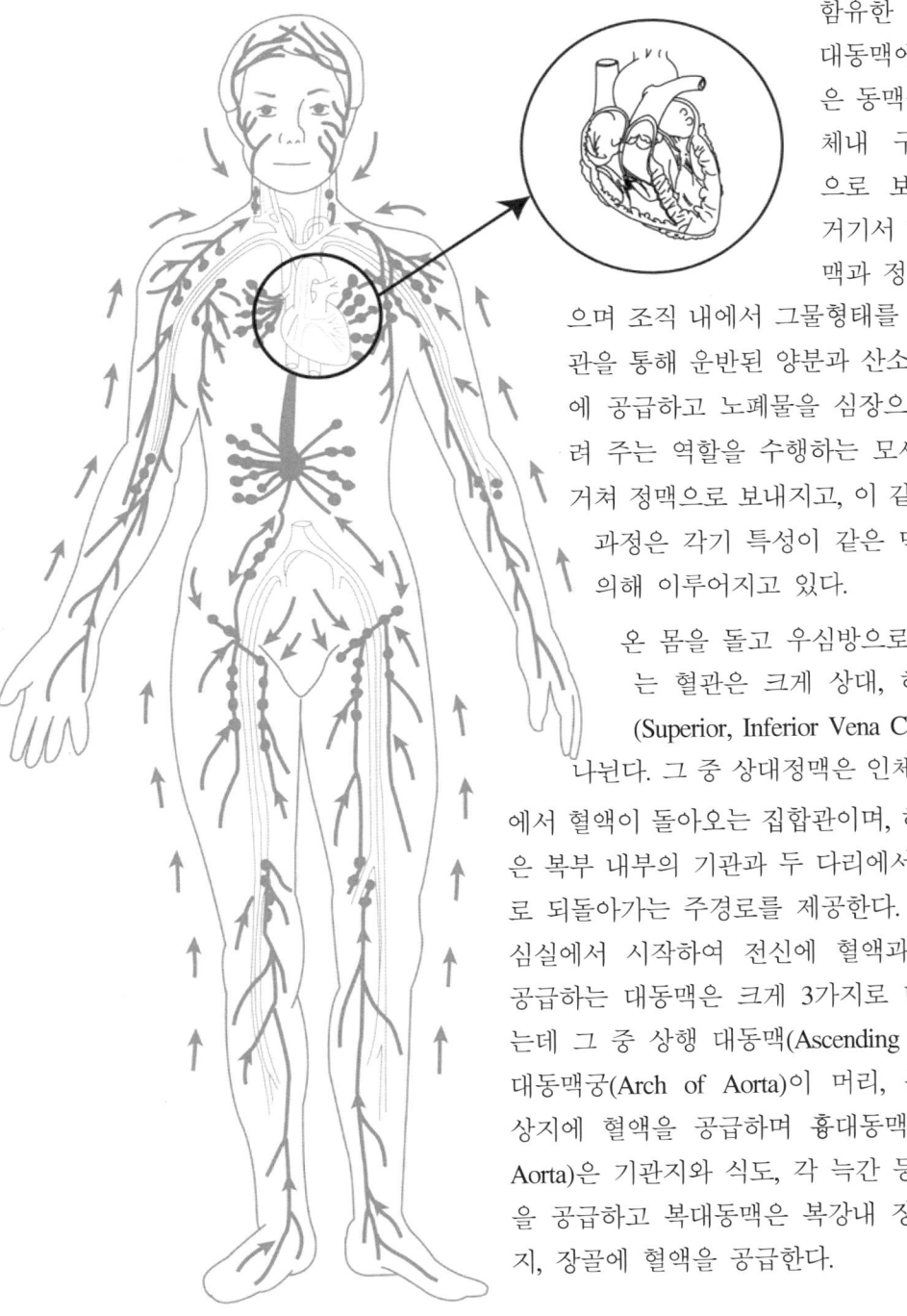

함유한 혈액을 대동맥에서 작은 동맥을 통해 체내 구석구석으로 보내진다. 거기서 다시 동맥과 정맥을 이으며 조직 내에서 그물형태를 하고 혈관을 통해 운반된 양분과 산소를 조직에 공급하고 노폐물을 심장으로 되돌려 주는 역할을 수행하는 모세혈관을 거쳐 정맥으로 보내지고, 이 같은 순환과정은 각기 특성이 같은 맥관계에 의해 이루어지고 있다.

온 몸을 돌고 우심방으로 들어오는 혈관은 크게 상대, 하대정맥(Superior, Inferior Vena Cava)으로 나뉜다. 그 중 상대정맥은 인체 상반신에서 혈액이 돌아오는 집합관이며, 하대정맥은 복부 내부의 기관과 두 다리에서 심장으로 되돌아가는 주경로를 제공한다. 반면 좌심실에서 시작하여 전신에 혈액과 영양을 공급하는 대동맥은 크게 3가지로 나누어지는데 그 중 상행 대동맥(Ascending Aorta)과 대동맥궁(Arch of Aorta)이 머리, 목부분과 상지에 혈액을 공급하며 흉대동맥(Thoracic Aorta)은 기관지와 식도, 각 늑간 등에 혈액을 공급하고 복대동맥은 복강내 장기와 하지, 장골에 혈액을 공급한다.

인체의 순환 과정

폐동맥과 폐정맥은 심장과 혈액의 정화를 위해 신장으로 드나들 수 있게 한다. 경정맥은 혈액을 머리에서 상대정맥으로 되돌려 보내고 경동맥은 대동맥에서 나누어져 머리에 혈액을 운반하며, 쇄골하동맥과 쇄골하정맥은 두 팔과 뇌의 일부에 혈액을 공급한다.

복강내 내장의 정맥혈이 간문(porta hepatis)을 거쳐 하대정맥으로 주입되는데, 이들 정맥혈이 합류되는 곳을 문정맥이라 하고 간문을 통하여 간장으로 흘러 들어간다. 비동맥과 비정맥은 비장에 혈액을 공급하는 역할을 하고 장간막동맥은 장에 혈액을 공급하며 내장골동맥은 골반 부위에 혈액을 공급한다.

상완동맥과 상완정맥은 양쪽 팔에 혈액을 공급하며 대퇴동맥과 대퇴정맥은 두 다리에 혈액을 공급한다. 이와 같은 혈액순환 경로는 체내에 골고루 분포되어 있는 맥관계에 의해 이루어지고 있다.

6

기초 스포츠 해부 생리

인체의 개요 / 인체의 면 / 피부의 역할 /
피부의 손상과 스포츠상해 / 인체의 골격 /
뼈의 구조 / 관절의 구성과 움직임 /
관절의 운동 / 근조직의 특징 및 특수성 /
근육의 부착 / 근육의 기능 / 골격근의 명칭 /
신경계통 / 각 스포츠종목별 주동작근 /
근육에 미치는 운동의 효과와 피해

6
기초 스포츠 해부 생리

인체의 개요

인체의 주요 계통과 기능

신체조직계통	주요 관련 기관	신체에서 작용하는 대표적인 기능
피부계	피부, 털, 손톱, 발톱	손상과 이물질로부터 체내구조를 보호, 탈수를 막고 체온 조절에 기여한다.
골격계	뼈, 연골, 관절	연조직과 기관을 보호하고 지지작용을 한다.
근육계	골격근, 심장근, 내장근, 근막, 건	인체의 수의적 또는 불수의적 운동작용을 한다.
신경계	뇌, 척수, 신경, 특수 감각기관	신체활동의 조절 및 통합, 여러 가지 다양한 정신적 기능, 내외환경을 지각하고 적응한다.
내분비계	뇌하수체, 갑상선, 부갑상선, 췌장, 부신, 성서	호르몬의 생산과 분비 신체활동의 조절, 통합
순환계	심장, 혈관, 혈액, 임파관 등	가스, 영양물질, 산소, 노폐물 등의 운반. 임파구 및 항체의 생산 등 다양한 활동을 한다.
호흡기계	코, 인두, 후두, 기관, 기관지, 폐	기도를 통한 산소와 이산화탄소의 교환 또는 배출
소화기계	입, 식도, 위, 소장, 대장, 간, 췌장, 담낭, 타액선	음식물의 소화 및 흡수 등을 통하여 인체에 필요한 에너지원을 흡수한다.
비뇨기계	신장, 요관, 방광, 요도	노폐물, 수분의 배설
생식기계	난소, 자궁, 난관, 질, 정소, 정관, 고환, 전립선, 음경	난자 및 정자의 생산과 배출. 수정란의 임신 및 성숙

6 기초 스포츠 해부 생리

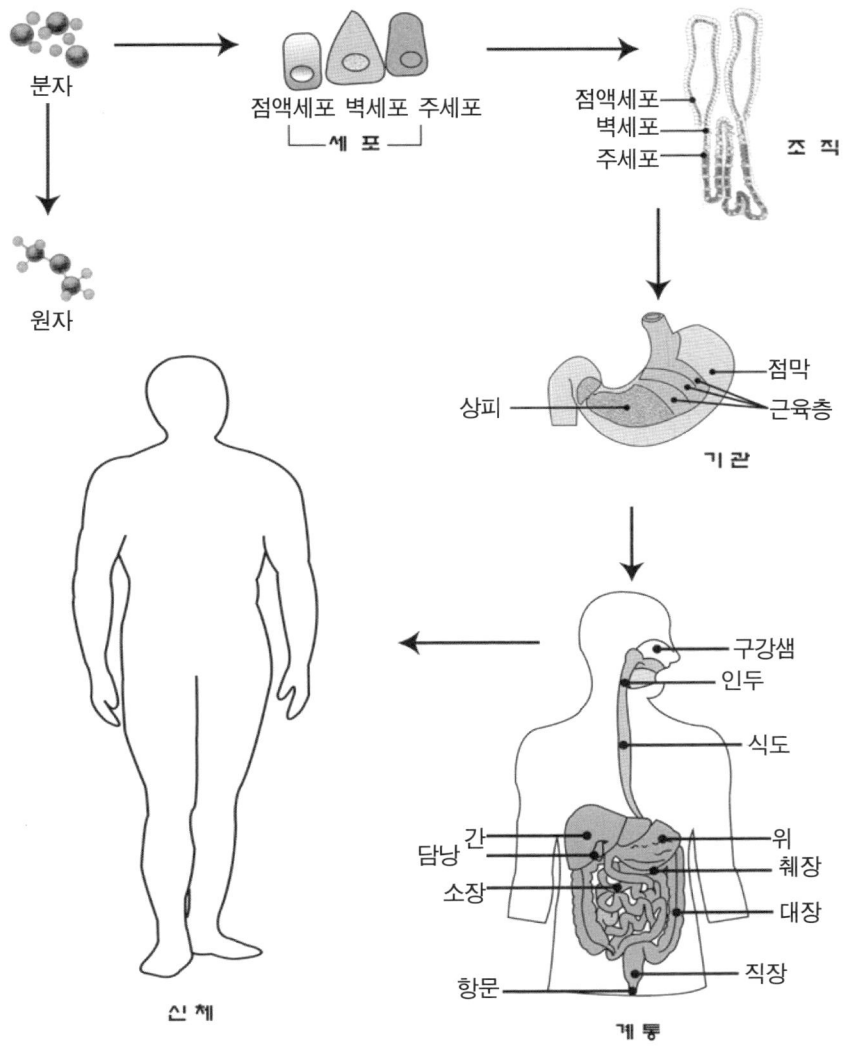

신체구조적 단계

인체의 면

• **인체의 정중면**

우리인체는 척추를 중심으로 좌우가 대칭되며 또한 좌우로 인체를 양분할 수 있다. 이때 나누어지는 면을 정중면이라 한다.

• **인체의 대각선면**

한 쪽 어깨 끝에서 대각선 방향으로 나누는 면을 말한다.

• **인체의 횡단면**

인체를 수평 방향으로 나누는 면을 말한다.

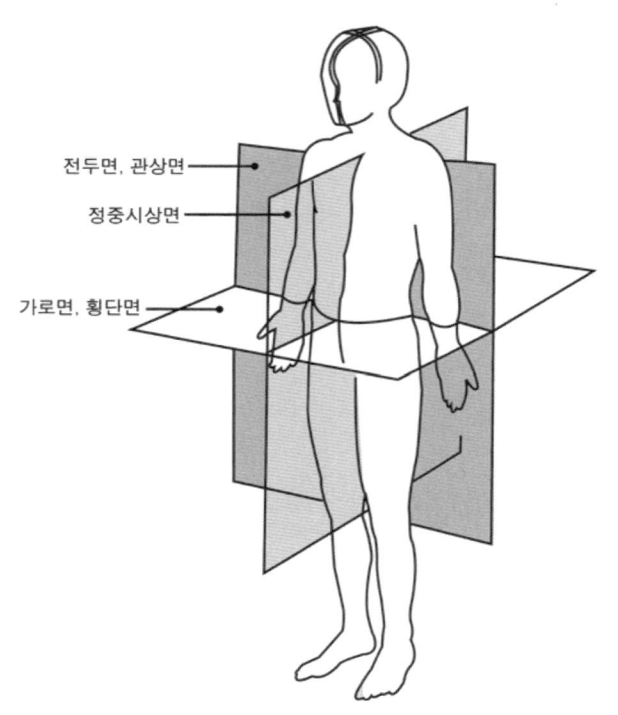

• **인체의 관상면**

견갑대의 중앙선에서 전후로 나누는 면을 말한다.

• **인체의 종단면**

정중면과 평행되는 모든 면으로 좌우가 같지 않게 종단한 면을 말한다.

• **인체의 전면**

척추를 중심으로 복부의 면을 말하며 신체의 앞면을 의미한다.

• **인체의 배면**

척추를 중심으로 등쪽, 즉 신체의 뒷면을 의미한다.

피부의 역할

우리 인체의 피부(skin)는 여러 가지 필수적인 기능을 수행하는 아주 융통성 있는 기관이다. 이와 같은 피부는 진피와 표피 또는 그 부속 기관들을 동원해 다음과 같이 중요한 일들을 수행한다.

① 피부는 신체의 어느 다른 기관보다 더 많은 혈관과 말초신경이 분포되어 있어 인체의 감각기관으로서의 역할을 훌륭하게 수행한다. 특히 촉감, 통감, 온냉감을 느낄 수 있는 예민한 감각 기능을 갖고 있어 인체 주변의 모든 상황 변화에 대한 정보를 뇌에 전달하는 역할을 수행한다.

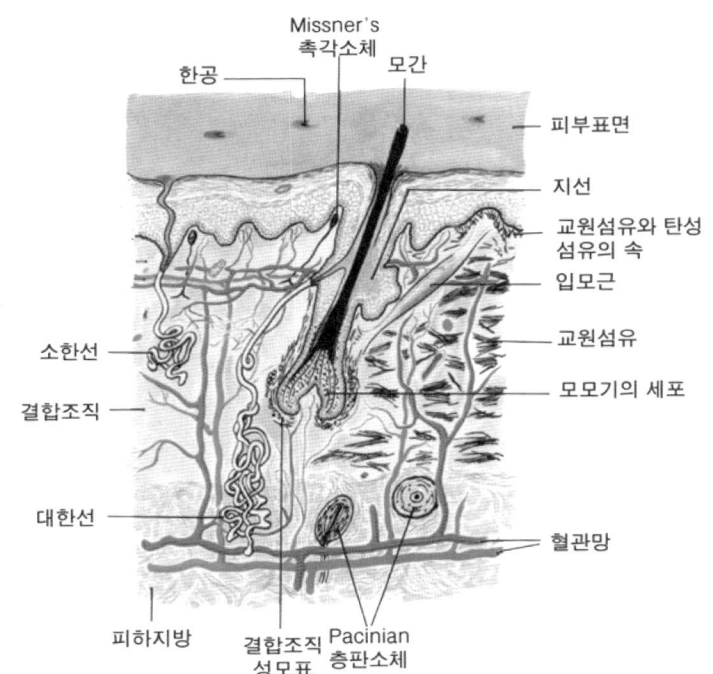

② 신체에서 가장 기본적인 방호벽으로서 체내의 섬세한 조직을 물리적인 충격과 화학적 염증, 태양광선의 피해 등으로부터 보호하는 역할을 수행한다.

③ 체온의 조절에 참가하는데 열 손실의 85%가 피부에서 이루어진다. 피부는 전도, 대류, 복사, 기화 등을 통해서 체열을 방출하며 외부 온도가 낮은 때는 피부를 수축시켜 체표 면적을 줄이고 피부 혈관을 축소시켜 피부에로의 혈액순환을 줄여서 열방출을 제한하는 역할을 수행한다.

④ 피부의 흡수와 분비 작용을 호흡이라고 하는데, 피부 호흡은 피부 낭상구멍을 통해서 수은과 같은 몇몇 물질을 흡수하며, 땀이나 피지 등을 분비한다.

⑤ 피부는 피부가 분비한 물질로서 피부의 건조를 방지하여 피부를 부드럽게 하며 기류에 의한 피해를 줄인다.

⑥ 피부는 태양광선의 자외선으로부터 비타민 D를 합성하며 혹간의 면역체를 형성한다.

피부의 손상과 스포츠상해

• **피부 발적현상**(Redness)

　피부 모세혈관의 확장으로 인해 피부로 지나치게 많은 혈액이 모이는 현상으로 과혈증, 고혈압·피부 감염, 피부 발열·피부 알레르기 등의 증상을 나타낸다.

• **피부 빈혈현상**(Anemia)

　심한 공포 및 고민에 부딪치거나 지나친 추위에 피부가 노출되었을 때 피부 모세 혈관의 수축으로 피부가 창백해지는 현상으로 적혈구의 감소를 초래하게 된다.

• **치아노오제 현상**(Cyanosis)

　피부의 적색증이라고도 불리는 이 증상은 피부혈액의 산소 결핍으로 인해 피부점막이 어두운 자줏빛을 나타내는 상태로서 상당히 위험한 변화를 일으킨다. 증상으로는 폐렴, 질식, 심장마비 등이 수반되기도 한다.

• **황색변화 현상**(Jaundice)

　담즙이 혈액으로 흡수되어 간장에 이상이 생기는 것을 황달(Jaundice)이라 하는데 황달이 생기면 피부가 노랗게 변한다.

　그 외에도 Addison's disease라고 하는 색소 증가, 비타민 결핍이나 일사병에 의한 피부 건조, 과다 갑상선 분비로 인한 피부 과습 등의 내부 이상에 의한 피부 변화가 있다.

• **찰과상**(Scratch)

　찰과상은 상피세포인 피부 표층이 갈라지거나 모세혈관의 출혈 등 표피층의 상처를 말하는데 운동장이나 마루에 넘어졌을 때 바닥과 피부 사이에 생기는 마찰에 의해 일어난다. 상처의 정도는 선수가 넘어질 때의 탄성이나 넘어진 바닥 표면의 성질에 의해 차이가 생긴다.

　반질반질한 바닥에 넘어질 때는 표피 화상과 같은 상처가 생기는데 이런 증상은 "Floor burns"라고 한다. 넘어진 바닥에 쓰레기나 모래가 깔려 있을 때는 그 작은 조각들에 의해서 피부에 다른 상처가 첨가되기도 한다.

 피부의 파손은 감염의 원인이 된다. 찰과상을 입은 즉시 방부액이나 알코올 용액으로 닦아 내는 경우가 많은데, 이는 올바른 처치가 아니다. 이러한 처치는 오히려 상처를 심하게 하여 치유를 지연시키며, 통증만 증가될 뿐이다. 상처를 닦아내고 말려서 딱지가 생기게 하고 그 밑을 아물게 해야 한다.

 피부의 깊은 상처는 바셀린을 묻힌 거즈를 수일 동안 덮어두고 단단하게 붕대로 감아 주며, 딱지 밑이 감염됐을 때는 소금물을 약간 발라 준다. 만일 상처가 악화되면 항생제가 함유된 연고를 바른다.

- **열상**(Laceration)

 피부의 피하조직이 찢어진 상처를 말하며 상해 즉시 지혈제나 항생제가 함유된 약을 상처에 대서는 안 된다. 이런 처치는 상처를 더욱 깊게 하고 치료에 방해가 된다. 지혈은 상처 부위 대동맥 근처에 압력을 가해서 할 수 있다. 상처에는 오염을 방지하기 위해 즉시 살균된 붕대로 압착을 해야 하며 상처가 아물기 전에 모든 불순물을 완전히 제거해야 한다.

- **피부 경결**

 흔히 못이 박힌다고 하는 피부 상태를 의미한다. 피부에 만성적으로 압력이나 마찰을 가할 때 피부의 한 부분이 두꺼워지는 현상이다. 이러한 현상은 역도 선수나 야구의 타자, 테니스 등 기타 도구를 이용해 경기를 행하는 선수나 마라톤 선수 등에서 흔히 발생하는 증상이다. 이것은 손바닥이나 발바닥에 생기는 것이 보통이나 피부 다른 곳에 생길 때도 있다. 그 위치나 성질이 신체의 움직임과 깊은 관계가 있기 때문에 직업의 특성을 나타내기도 하며 누르면 아프고 건조해졌을 때는 갈라지거나 파열이 일어나기도 한다. 이런 증상은 바셀린을 발라 부드럽게 하여 예방할 수 있으며 경결된 부분을 면도날로 조심스럽게 오려 내거나 살질산연고를 발라 얇게 만들 수 있다.

- **피부수포**(Blister)

 피부의 표피와 진피 사이에 액체가 모인 것을 말하는데 연약한 피부에 간헐적으로 마찰이나 압력이 가해져 생긴다. 마찰이나 압력에 노출되는 부분에 접착 테이프를 붙여 두면 예방 및 보호가 된다. 피부 수포는 소독된 바늘로 가장자리 한 곳을 뚫어서 그 안의 액체를 뽑아 낸다. 만일 그 안에 염증이 생기면 껍질을 제거하고 찰과상의 경우와 같이 수포 밑을 치료해야 한다.

• 피부감염(Infection)

피부 감염은 피부상해 뒤에 따른다. 피부에 묻어 있는 박테리아의 수는 피부가 감염되었을 때 증가하게 되며, 피부가 건조해지면 자연적으로 살균이 된다. 그러나 운동을 해서 체온이 상승하거나 습하고 땀이 날 때는 박테리아가 급격히 늘어난다. 따라서 여드름, 소농포진, 파상풍, 종기 등으로 피부가 감염되어 있는 사람은 운동에 의해 더 악화될 수 있으므로 운동을 삼가는 것이 좋다.

인체의 골격

인체의 골격(Skeleton)은 인체를 형성하는데 있어 가장 기본적인 고형 구조를 이루고 있는 부분이다.

또한 골격은 뼈와 연골과 인대로 구성되어 있으며, 그 중 뼈는 인체 내에서 가장 단단한 물질로서 결체 조직 중의 하나이다. 한편 뼈는 전 체중의 15%를 차지하고 있으며, 뼈는 철근이나 플라스틱과 같은 무생명의 지주로서가 아닌 많은 일과 왕성한 활동을 하는 살아 있는 기관으로서 혈관과 임파관, 신경 등이 들어 있어 성장을 하는가하면 조직 내에 이상이 생기면 병이 발생하기도 한다. 우리인체에는 약 206개의 뼈가 있으며, 이들 뼈 사이는 관절로 연결되어 있다.

이와 같이 뼈는 체내에서 다양한 모습으로 형성되어 있으며, 외부 충격에 의해 뼈가 부러지면(골절) 스스로 아물어 가고 필요 없는 부분의 뼈는 자연히 흡수되어 없어지기도 한다.

뼈가 우리 몸안에서 수행하는 기능은 지주(Suporting Franework)의 역할과 보호(Protection) 작용, 운동(Exercise) 기능수행, 조혈(Hematopoiesis) 작용, 무기질(Storage of Minerals) 저장 등의 다양한 기능을 수행한다.

다시 말해서 우리 인체의 고형 구조물로서 기본적인 체격을 이루고 주위의 다른 장기와 조직들을 지지해 주며 단단한 벽을 이룸으로써 그 안에 위치한 다양한 장기들을 외부로부터 보호한다.

또한 뼈는 근육을 부착시키고 부착시킨 근육들에 대해 지렛대로서의 역할, 무기물(세포) 등의 저장 창고 구실도 한다.

뼈의 구조

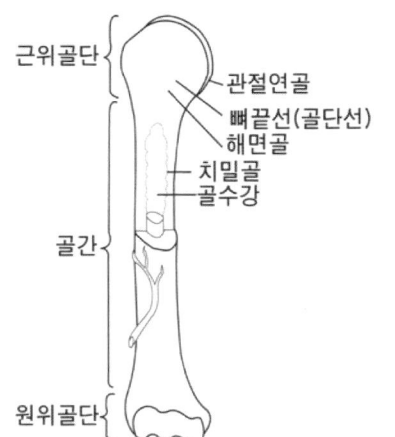

뼈(Bone)는 그 형태를 구성함에 있어서 강동, 공, 돌기, 함몰부 등 그 모양이 들쑥날쑥한 부분들이 많다. 이와 같은 특수한 형태의 모양에는 그 목적과 형태에 따라 명칭이 붙여지는데 해부학에서 자주 사용되는 용어 몇 가지를 소개하면 다음과 같다.

- **공**(Foramen)

신경과 혈관이 통과하기 위해 뼈에 구멍이 뚫려 있는 부분을 말한다.

- **와**(Fossa)

다른 뼈와 연접될 때 다른 뼈의 끝이 들어와 관절하기 위해 얇게 혹은 깊숙이 함몰되어 있는 부분, 크기에 상관없이 관절이 형성될 때는 대부분 와가 형성된다.

- **구**(Groove)

신경이 지나가기 위해 얇게 파진 홈.

- **동**(Sinus)

뼈에 강동이 형성되어 있는 것으로 주로 다른 조직을 담기 위한 공간이다.

- **과상돌기**(Process)

한 뼈가 다른 뼈와 관절할 때, 그 뼈에 마치 주먹을 쥐었을 때 손가락 관절과 같이 둥그렇게 불쑥 튀어나오는 돌기를 말하며 특히 손목, 발목에서 두드러지게 나타난다.

- **결절**(Tubercle)

뼈에 근육을 부착시키기 위한 결절성 돌기가 되어 있는 부분으로 원형을 형성하며 작은 결절은 Tubercle이라 하고 큰 결절은 Tuberosity라 표현한다.

- **전자**(Trochanter)

  뼈에 대단히 큰 돌기가 형성되어 있는 것을 말한다.

- **두**(Head)

  뼈의 끝으로서 목이 형성된 위에 뼈가 둥그렇게 뭉쳐져 있는 부분을 말한다.

- **능**(Crest)

  뼈에 좁은 능선을 형성한 부분을 말한다.

- **극**(Spine)

  뼈에 날카롭고 가늘고 긴 돌기를 형성한 부분을 말한다.

관절의 구성과 움직임

인체 골격계의 모든 뼈는 서로 연결되어 몸을 지지하는 기틀이 되어 있다. 좁은 의미에서의 관절은 무릎이나 팔꿈치에서와 같은 활막관절을 의미하지만 일반적으로 관절(Joint)이라 함은 두 개 혹은 그 이상의 골단이 연결 또는 연접되어 있는 상태를 말한다. 따라서 각 관절들의 움직임은 곧 신체 각 부위의 운동을 의미한다. 이 관절들의 움직임은 관절의 형태나 구조에 따르기 마련인데 신체 내의 관절들은 그 운동 가능 정도에 따라 다음과 같이 분류한다.

관절의 운동

- **굴곡운동**(Flexion)

  굴곡운동은 관절을 이룬 두 뼈의 각이 좁아지는 것이며, 정위치에서 구부린다는 말로서 예를 들면, 팔꿈치 관절에서 굴곡운동이 일어나면 전완이 상완쪽으로 굽는 것처럼 두 뼈 사이의 각도가 줄어든다. 인체에서의 굴곡운동은 그 가동범위가 실제보다 적게 나타나는데 그것은 뼈 위에 붙어 있는 연조직의 두께 때문이다.

- **신전운동**(Extension)

    구부리는 운동을 굴곡이라고 하는 반면 신전운동은 펴는 운동이며 굴곡으로부터 제자리로 돌아가는 운동이다. 다시 말하면 굴곡된 상태에서 해부학적 자세로 돌아가는 운동이다. 신전은 관절을 이룬 두 뼈의 각도가 점점 커지는 운동이다. 신전은 굴곡의 정반대 행위로 대체로 굴곡이 전제된 후에 일어날 수 있는 운동이다. 신전이 계속되는 상태를 과신전이라 하는데 예를 들면 목을 앞으로 굴곡했다가 끝까지 신전하면 뒤로 젖혀지는데 정상 자세 이상으로 뒤로 젖혀진 상태가 과신전이다. 발목 관절에서 발의 신전은 족저의 굴곡을 일으키는데 이것을 배면굴곡이라 한다.

- **외전운동**(Abduction)

    몸의 중간 종단면에서 뼈가 멀어지는 운동으로 해부학적 자세에서 팔을 들어올릴 때 어깨관절에 생기는 운동이 외전운동이다.

- **내전운동**(Adduction)

    외전의 정반대 행위로서 대체로 외전이 전제된 후에 일어날 수 있는 운동이다. 내전은 몸의 중심 종단면을 향해서 움직이는 동작으로 들었던 팔을 몸을 향해 늘어뜨리는 것이다. 손가락의 내전은 손가락들이 셋째 손가락을 향해 모여드는 동작이고 발가락의 내전은 둘째 발가락을 향해서 움직이는 것을 말한다.

- **회전운동**(Rotation)

    축을 중심으로 해서 뼈가 움직이는 것으로 움직이는 면이 축과 수직을 이룬다. 머리가 제1경추의 고리에서 벗어나지 않고 목을 돌리는 동작이 그 예이다. 어떤 경우에는 관절에 붙은 인대와 근육의 제한으로 완전히 돌지 못하는 경우도 있다.

- **회선운동**(Circumduction)

    움직이는 뼈의 안쪽 끝은 축이 되고 밖의 끝은 원을 그리면서 움직이는 것으로 이 움직임은 볼과 소켓형 관절에서 볼 수 있다. 이 운동은 굴곡, 신전, 외전, 내전 등이 합쳐져 이루어지는 운동이다.

- **회내운동**(Pronation)

    요골과 척골이 수평이 되지 않도록 뼈를 움직이는 것, 만약 팔이 신체의 내측에 있다면 손바닥은 안쪽에서 바깥쪽의 위치로 움직여야 한다.

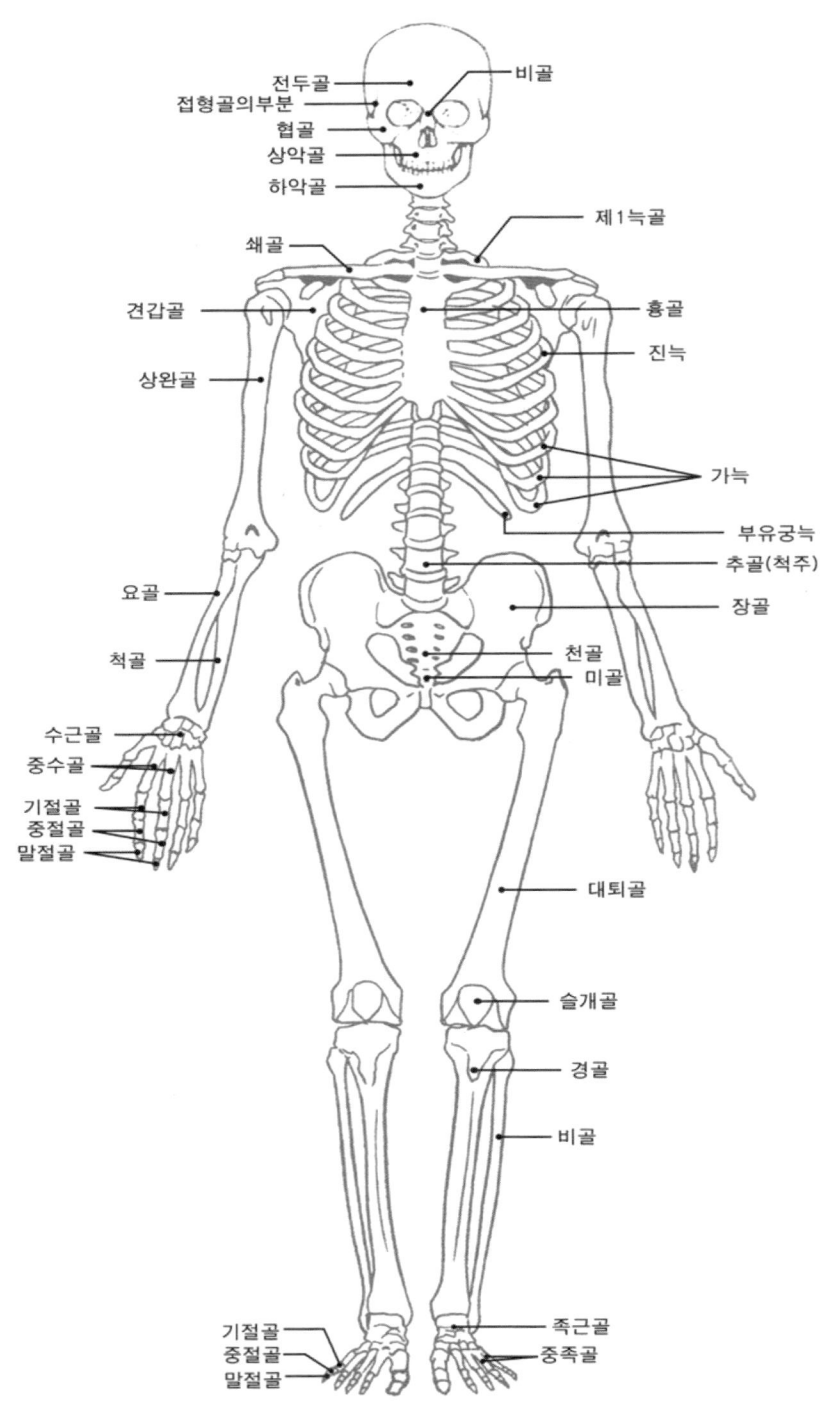

인체의 골격-앞

6 기초 스포츠 해부 생리

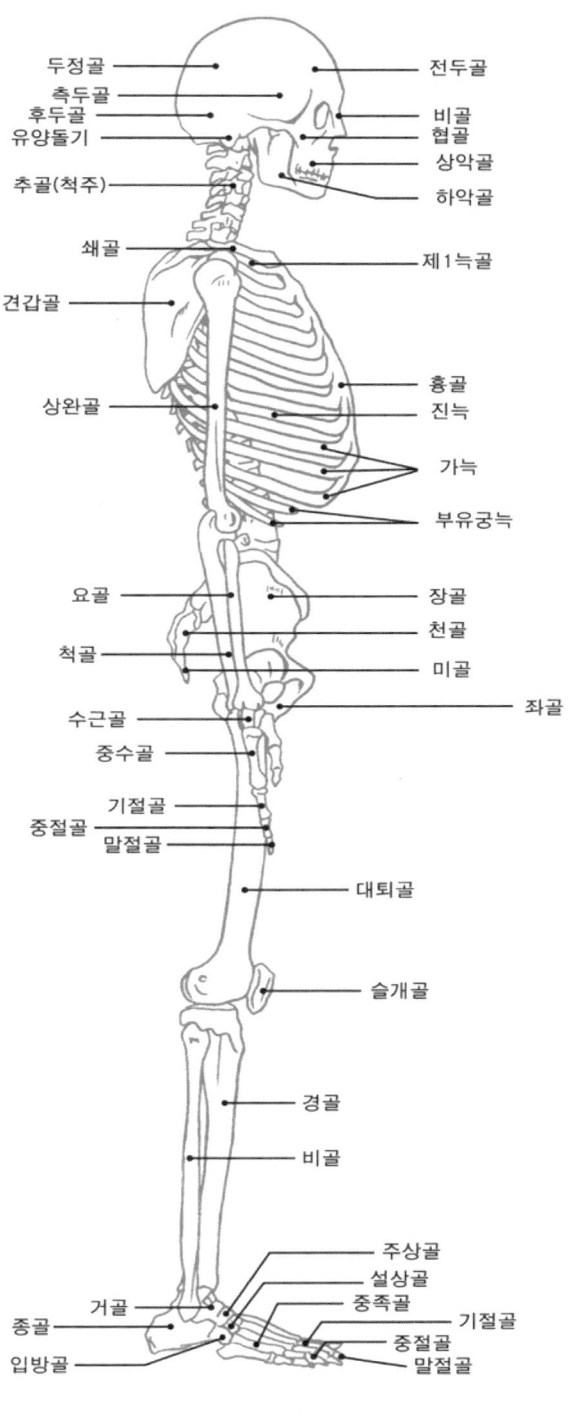

인체의 골격-측면

정통 스포츠마사지 & 체어마사지 교본

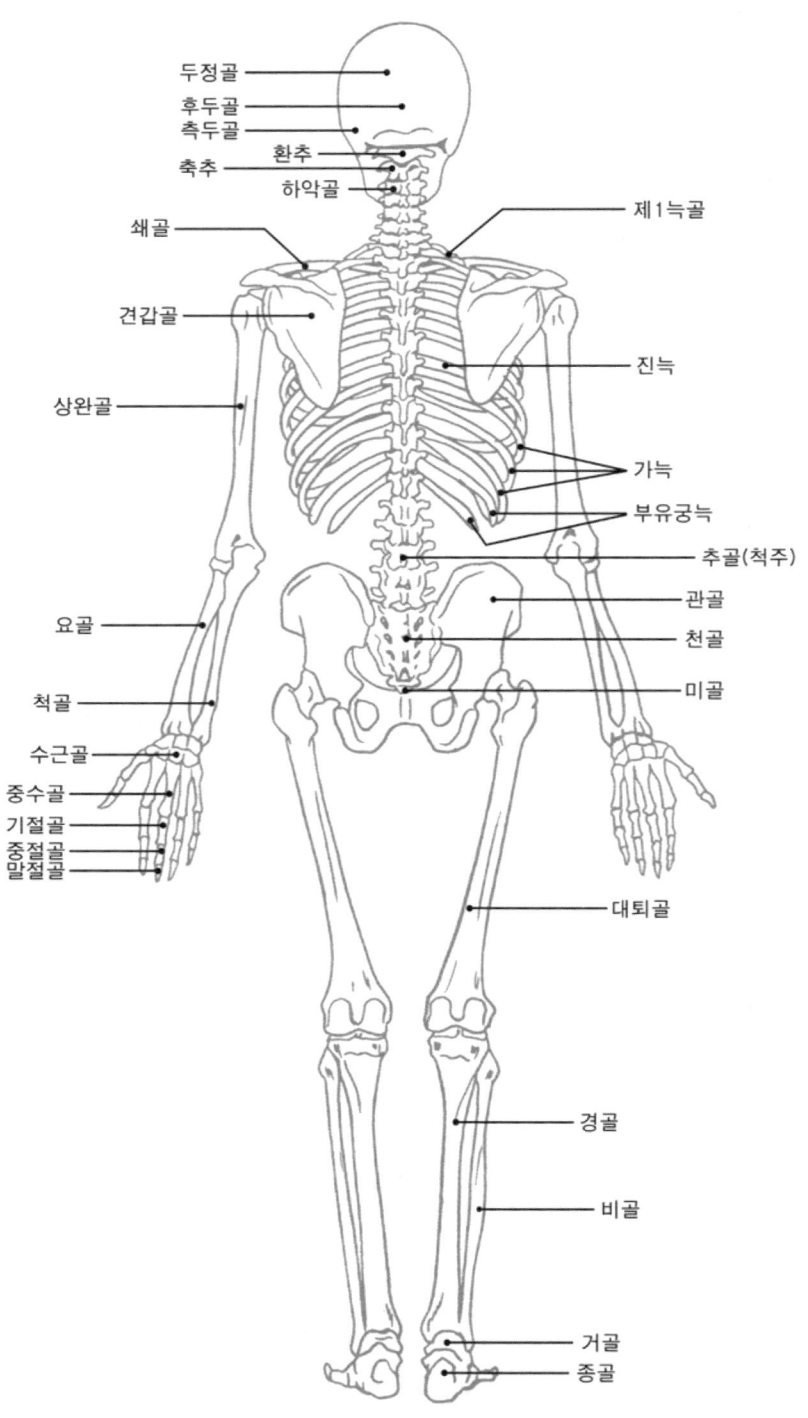

인체의 골격-후면

6 기초 스포츠 해부 생리

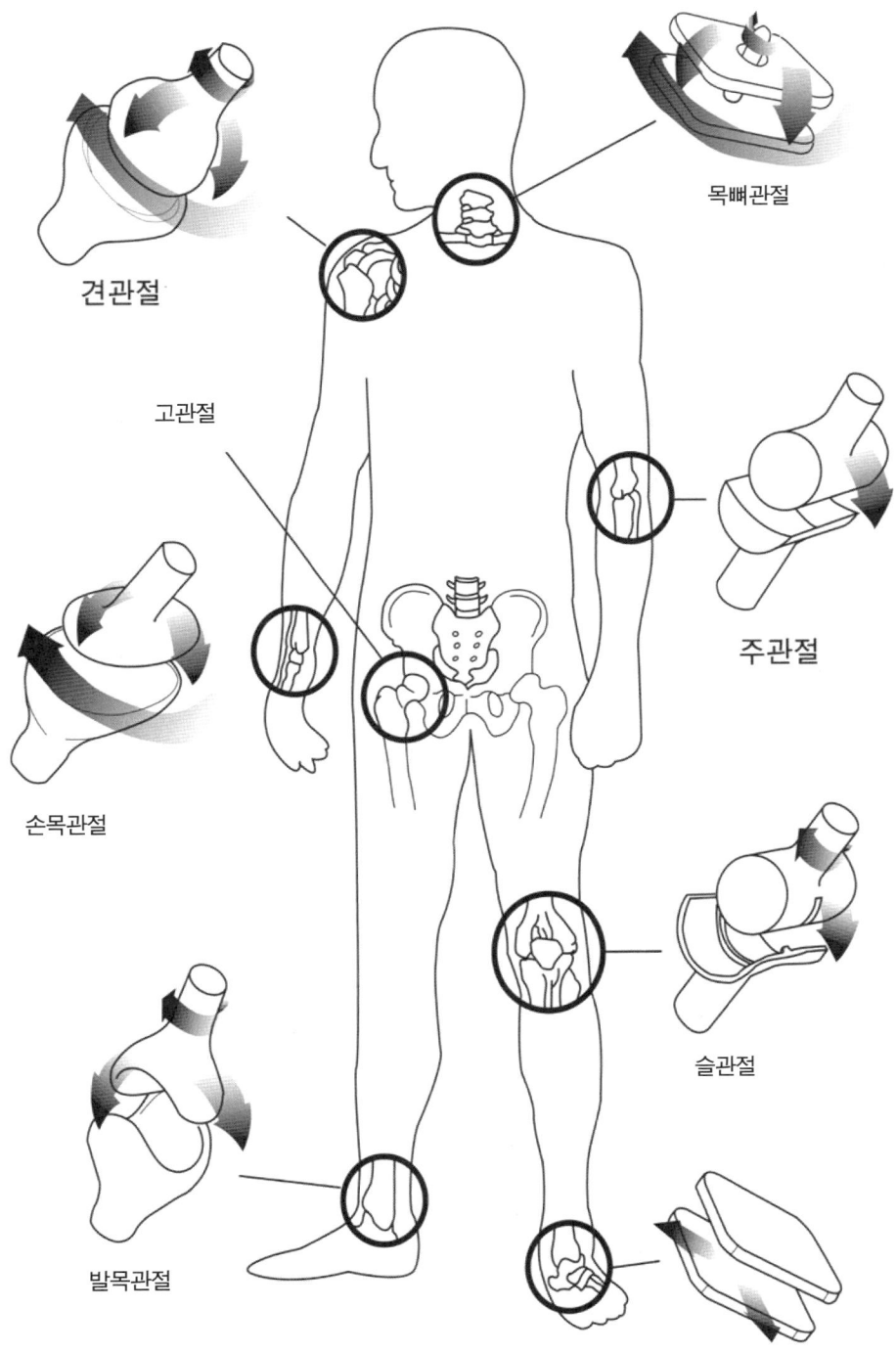

인체의 관절

- **회외운동**(Supination)

요골과 척골이 평행이 되도록 전완을 움직이는 것, 만약 팔이 신체의 내측에 있다면 손바닥은 바깥쪽에서부터 안쪽으로 움직여야 한다.

- **축과 지렛대**

가동 관절에서만 볼 수 있는 것으로 관절을 형성하고 있는 뼈나 그 근처에 붙은 골격근의 수축으로 오는 운동이다.

근조직의 특징 및 특수성

인체 근육의 기본적인 임무는 뼈를 움직여서 인체의 운동을 가능하게 하는 것이고, 부수적으로는 인체의 모양과 윤곽을 형성하는 데 기여한다.

근조직은 체중 전체의 40~50%를 차지하며 여성보다 남성의 경우 그 비율이 더욱 높다.

또한 근육은 신경자극에 의해 수축 또는 이완을 할 수 있는 특수한 성질을 가진 구조물로써 우리 인체의 여러 곳에서 볼 수 있다. 근육의 종류는 팔이나 다리를 움직이는 굵고 긴 근육과 피부 같은 곳에 작은 털 하나를 움직이기 위한 가늘고 짧은 미세한 근육도 있다.

이 같은 근육은 몸의 표면에만 있는 것이 아니라 인체 내장 벽면에도 존재하며, 이는 혈액을 순환시키는 혈관의 벽면에도 존재한다. 근육조직은 세포성분이 많고 세포간질은 비교적 적은 조직이면서도 상피조직과는 달리 세포체가 매우 강한 수축 능력을 가진 것이 근육의 특징이라 할 수 있다.

근육은 특수한 세포로 형성되어 다른 조직과는 다른 독특한 성질을 갖고 있는데, 그 근육의 특수성은 다음의 네 가지로 정리할 수 있다.

첫째, 근육조직은 흥분성을 갖는다. 흥분성은 중추신경으로부터의 자극에 대해서 반응을 일으키는 성질로 근육 운동 기능의 시초이다.

둘째, 근육조직은 수축성을 갖는데 이것은 근육 운동의 기본적인 기능으로서 근조직이 짧고 두꺼워지는 성질이다. 근육의 생명은 바로 이 수축성에 있는 것이다.

셋째, 근육은 신장을 갖는다. 근육의 신장성은 근조직 세 종류가 각기 달리 설명이 되어야겠는데 골격근에서의 신장성은 다음과 같다. 골격근은 기능적인 면에서 볼 때 서로 길항하는 한 쌍으로 정리되는데 그 중에 하나가 운동을 일으키기 위해서 수축하면 다른 하나는 신장을 해서 그 운동을 억제하여 길항하도록 한다.

심장근에서는 심장으로 혈액이 들어오려면 심장의 면적이 넓어야 한다. 그래서 혈액이 심장 내에 충만할 때 심장근은 근육의 신장성에 의해 늘어나 심장을 넓힌다.

내장근의 경우는 위장에 내용물이 들어온다든지 혈관에 혈액이 들어오거나 하면 신장성에 의해 내경이 늘어나도록 되어 있다.

넷째, 근조직은 탄력성을 갖는다. 근육의 탄력성은 운동을 일으키기 위해 수축을 한 근육의 움직임이 끝난 다음 원래의 길이로 돌아가는 성질을 말한다. 이와 같은 근조직의 특수성이 바로 인체에서의 근육의 존재 가치이며 근육이 필요한 기능을 갖도록 해주는 것이다.

근육의 부착

- **기시점**(Origin)

  근육 부착의 두 끝 중에서 움직임이 일어날 때 고정되어 있는 쪽의 부착점을 기시점이라 한다.

- **착시점**(Insertion)

  움직임이 일어날 때 움직이는 쪽, 즉 달려오는 쪽의 부착점을 착시점 이라 한다.

근육의 기능

근육의 기능은 수의근의 기능과 불수의근의 기능 두 가지로 나눌 수 있다. 우리가 흔히 근육의 작용이라 일컫는 것은 수의근의 기능을 의미하며 그 기능은 다음과 같다.

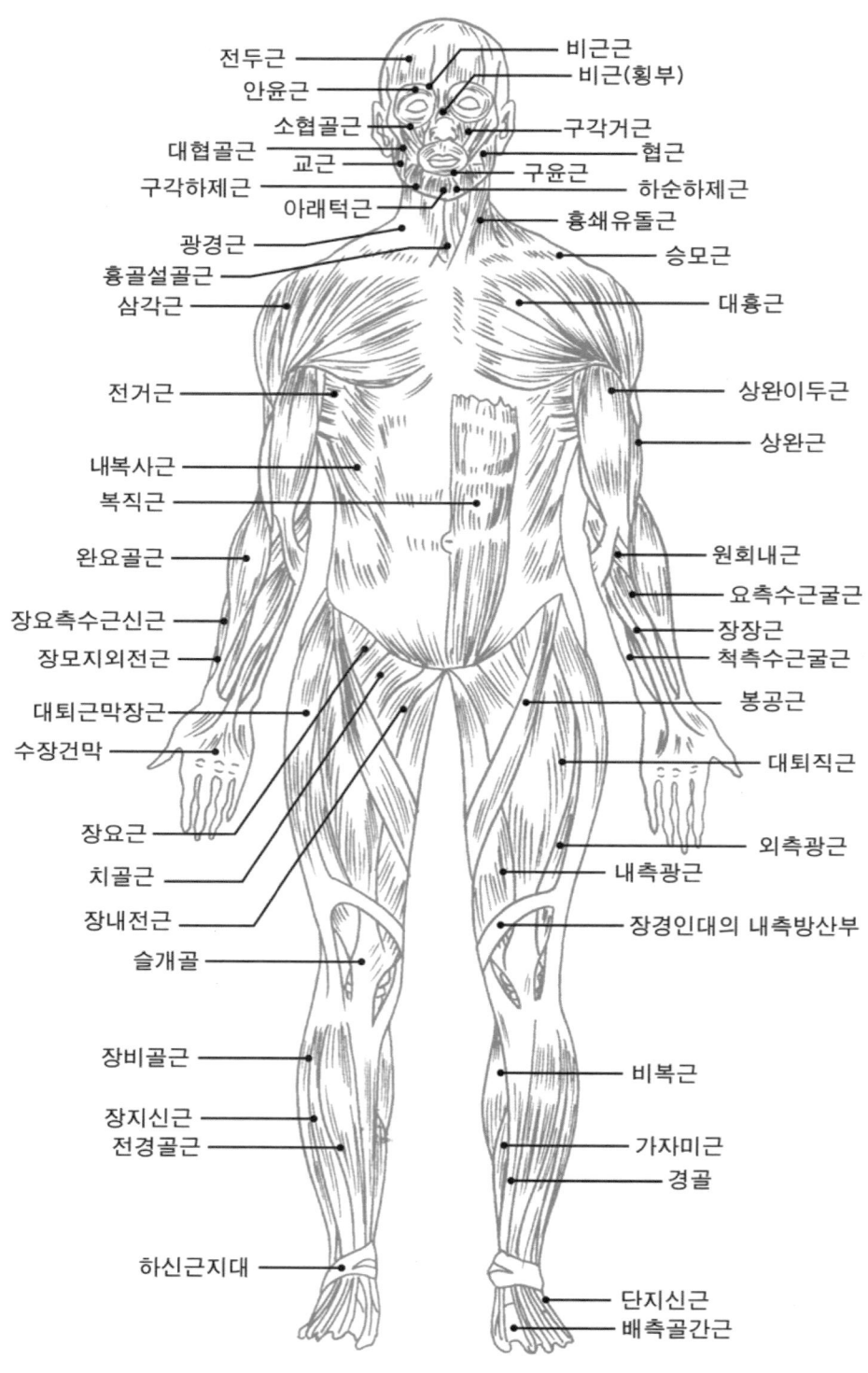

6 기초 스포츠 해부 생리

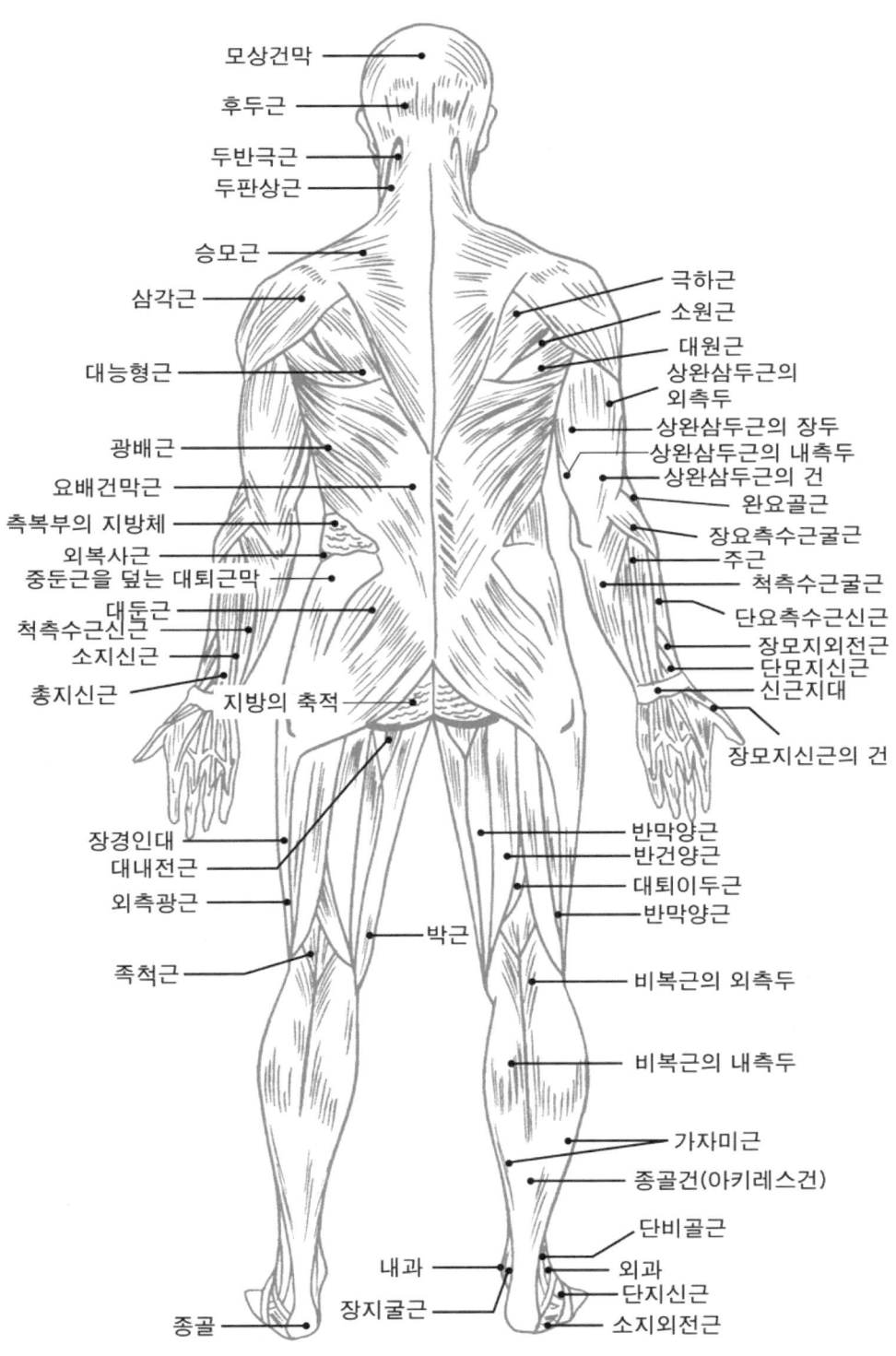

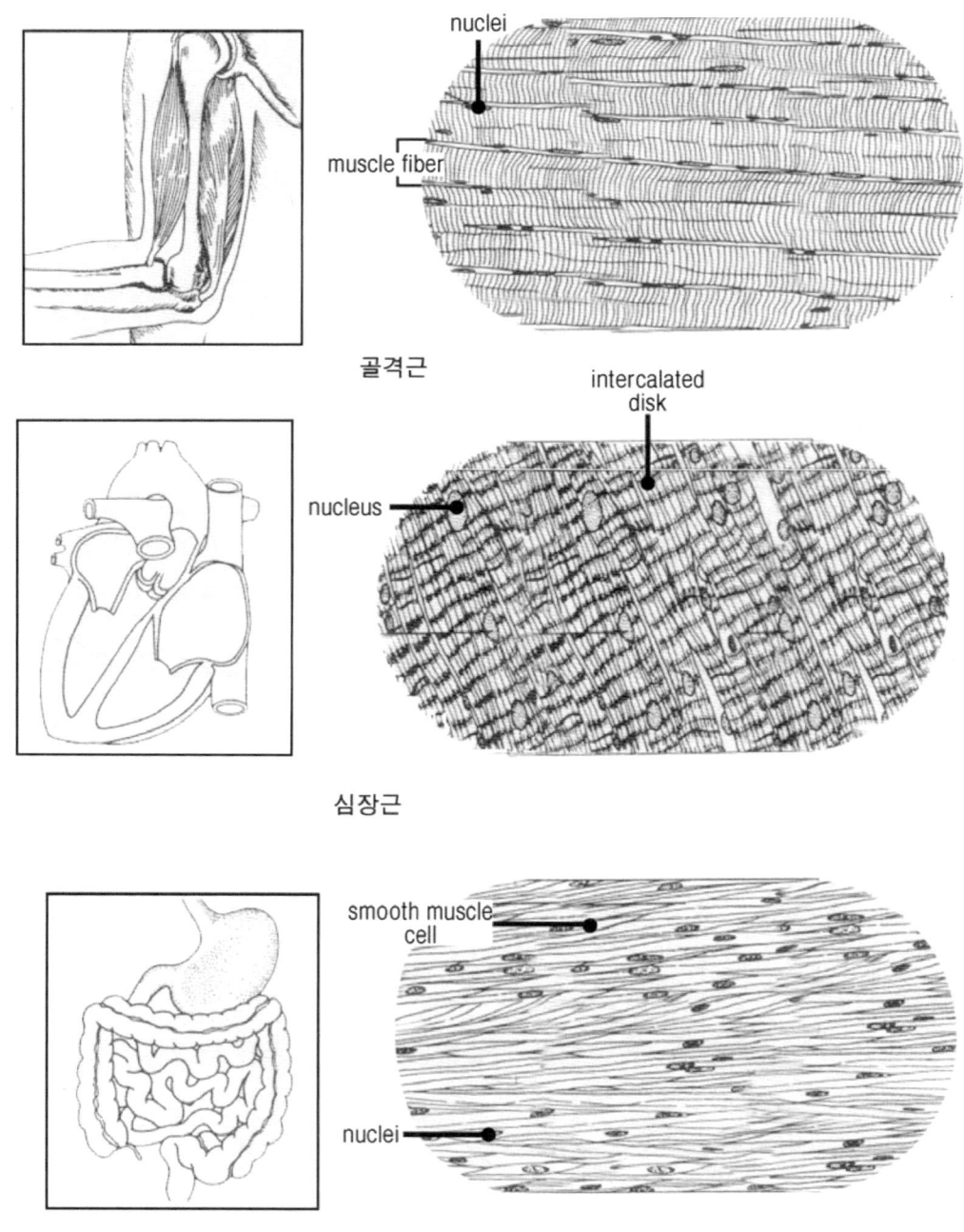

근조직의 종류

6 기초 스포츠 해부 생리

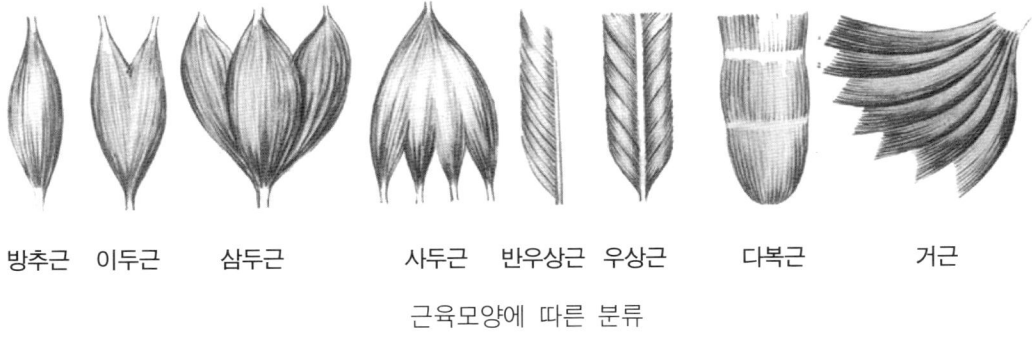

방추근 이두근 삼두근   사두근 반우상근 우상근 다복근   거근

근육모양에 따른 분류

골격근 수축의 원리와 에너지

• 수의근의 기능

수의근의 기능은 자세의 유지, 열생산, 신체의 각종 움직임 등을 들 수 있다.

① 자세의 유지 기능 : 부분적인 근육을 계속 수축시킴으로써 서거나 앉거나 그 이외에 신체의 다양한 자세와 운동의 모형을 형성할 수 있도록 한다.

② 열 생산 기능 : 근육의 세포들은 분해 작용을 통해 열을 생산하게 되며 또한 골격근의 세포들은 높은 활동력을 가지고 있어 체열 생산의 큰 몫을 차지한다.

③ 신체의 운동기능 : 수의근은 근섬유의 수축을 통해 신체의 전반적인 움직임이나 또는 신체의 일부분을 움직이게 하는 기능을 수행하고 호흡 운동을 일으키며, 또한 얼굴의 표정과 같이 감정의 표현을 자유롭게 할 수 있도록 한다.

- **불수의근의 기능**

① 물질의 추진기능 : 우리 인체의 내장근들은 그 기관 속에 물질을 운반하는 기능을 수행한다. 예를 들면 소화관 내의 음식물이 내장근의 수축에 의해 앞으로 밀고 나가는 현상과 혈관 내의 혈액이 흐르는 일 등을 예로 들 수 있다.

② 물질의 배출기능 : 신장이나 방광에서의 배뇨와 직장에서의 배변과 같이 인체 내에서 불필요한 물질을 배설하는 기능을 수행한다.

③ 입구 크기의 조절기능 : 눈의 동공 조절, 방광의 목, 항문의 괄약근과 같이 필요에 따라 능동적으로 출입구의 크기를 조절해서 물질의 출입에 적합하도록 한다.

골격근의 명칭

인체 근육의 명칭은 대체로 위치한 부위와 근육이 일으키는 행위, 근육의 모양 등에 의해서 명명된 것이 많아 근육의 명칭을 기억하기는 어렵지 않다. 근육에 대한 여러 가지 지식을 습득하기 위해서는 가장 기본적으로 근육의 명칭을 알아야 그 기능과 특성을 이해할 수 있다. 또한 전문적인 스포츠마사지사의 자실을 갖추기 위해서도 근육에 대한 이해는 반드시 필요하다. 근육의 명칭을 손쉽게 기억하는 좋은 방법은 근육이 신체에서 발생시키는 행위적인 요인에서 찾아내는 것이다. 예를 들면 다음과 같다.

- **행위에 의한 명칭**

굴근, 신근, 외전근, 내전근, 회전근, 거근, 괄약근, 장근, 내회전근, 외회전근 등이 있다.

- **부위에 따른 명칭**

경골근, 대퇴근, 완요골근, 견갑하근 등이다.

- **섬유의 방향에 따른 명칭**

  직근, 횡근 등이 있다.

- **수축 중 나누어지는 수에 따른 명칭**

  이두근, 삼두근, 사두근 등이 있다.

- **모양에 의한 명칭**

  삼각근, 승모근, 사각근, 광근, 반막양근, 반건양근 등이 있다.

- **부착점에 의한 명칭**

  흉쇄유돌근, 판상포두대 등이 있다

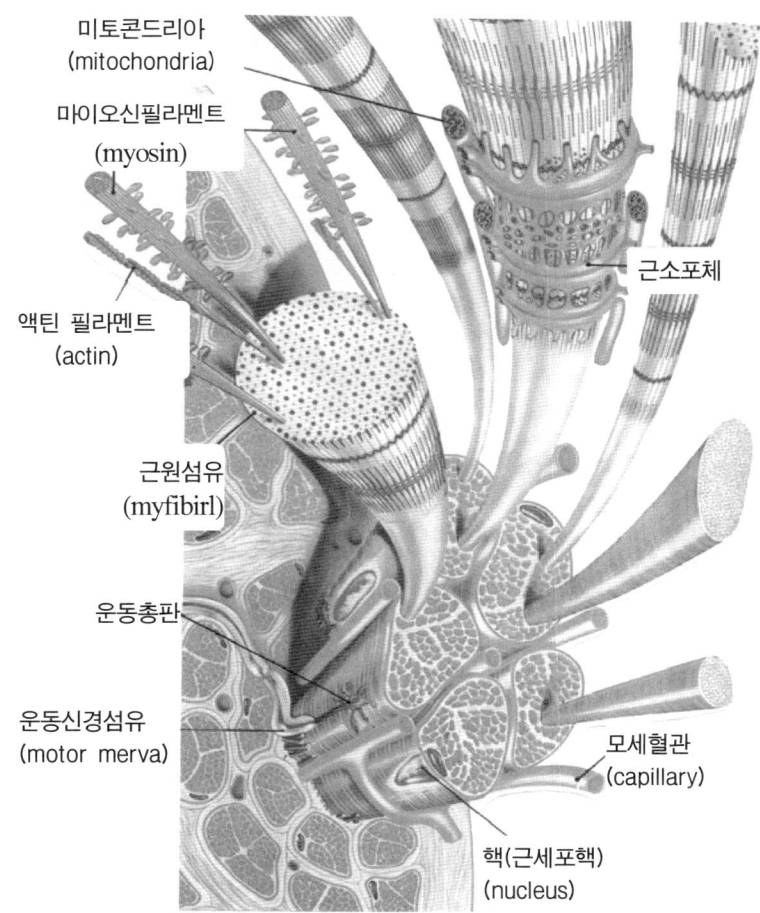

근육구조의 해부

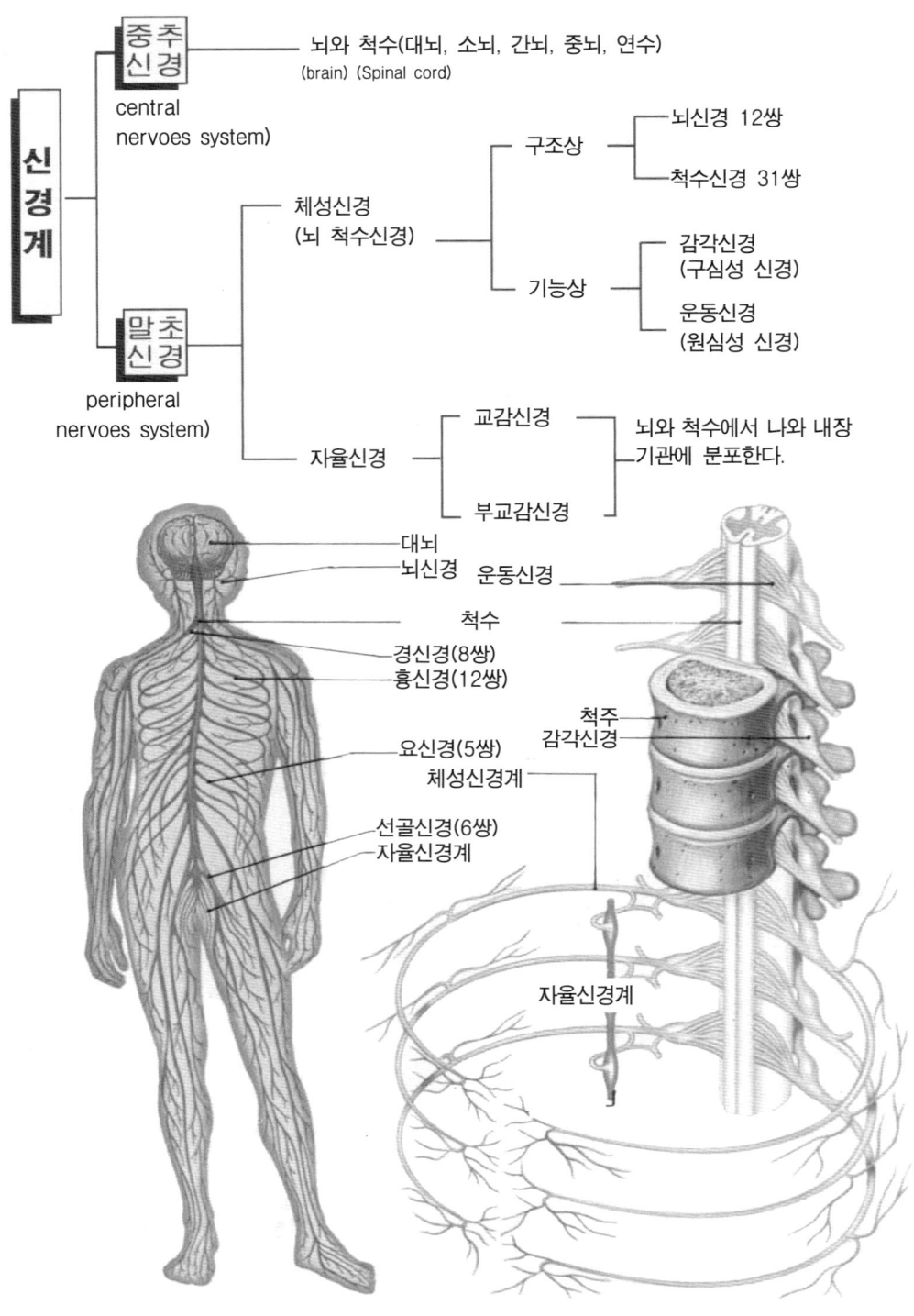

신경계통

- **중추신경계**
  ① 뇌
  ② 척수

- **말초신경계**
  ① 말초신경 : 12쌍의 뇌신경, 31쌍의 척수신경
  ② 자율신경 : 교감신경, 부교감신경, 뇌
  　　　　　· 대뇌 : 중뇌, 간뇌, 종뇌
  　　　　　· 능뇌 : 연수, 뇌교, 소뇌, 말초신경계
  ③ 뇌신경
  　· 후신경 : 대뇌에서 나와 비강의 점막에 분포되어 있는 감각 신경
  　· 시신경 : 눈알의 망막으로부터 뇌로 시각을 전달하는 뇌신경의 하나이다.
  　· 동안신경 : 중뇌에서 나와 안와의 근육에 분포하여 안구를 움직이는 제3의
  　　　　　　뇌신경을 말한다.
  　· 삼차신경 : 뇌신경 중 가장 큰 제 5뇌신경, 크게 안신경, 상악신경, 하악신경으로
  　　　　　　갈라진다.
  　· 안면신경 : 안면근육의 운동 및 침의 분비와 미각 등을 맡아보는 운동 신경으로서
  　　　　　　제7뇌신경이다.
  　· 내이신경 : 고막의 속 부분으로, 고막의 진동을 신경에 전하는 신경으로 평형
  　　　　　　감각을 담당한다.
  　· 설인신경 : 연수의 뒤쪽에서 나와 혀뿌리 및 인두에 퍼져 있는 신경으로서 혀의
  　　　　　　운동과 연하운동 및 지각
  　· 미주신경 : 연수에서 나온 열 번째의 뇌신경으로서 연하운동, 기관지수축,
  　　　　　　연동운동, 위장관의 분비, 지각

・부신경 : 열한 번째의 뇌신경으로서 후두의 고유근의 수축 및 발성에 기여한다.
・설하신경 : 연수에서 나와 혀뿌리에 퍼져 있는 운동성의 신경으로서 혀근육의 수축운동과 발성 및 연하운동 작용 등을 한다.

④ 척수신경
・경신경총 : 제1~4번째의 경신경은 경부의 전방과 감각 및 설골하근을 지배 한다.
・완신경총 : 제5~8번째의 경신경

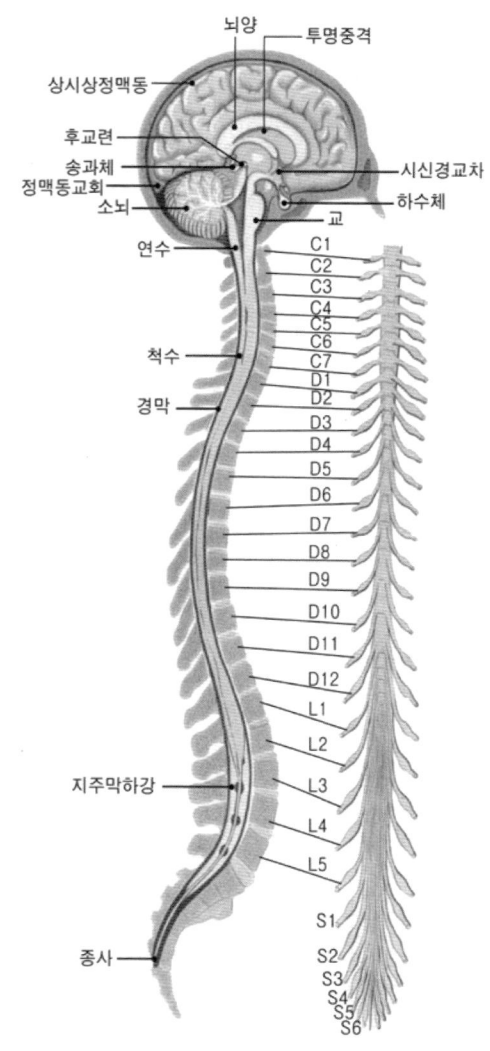

6 기초 스포츠 해부 생리

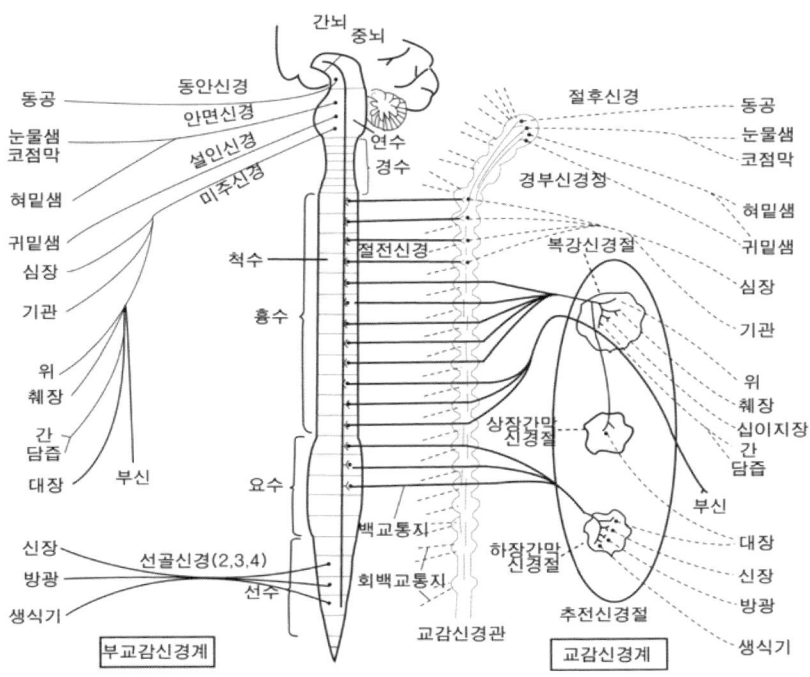

자율신경계

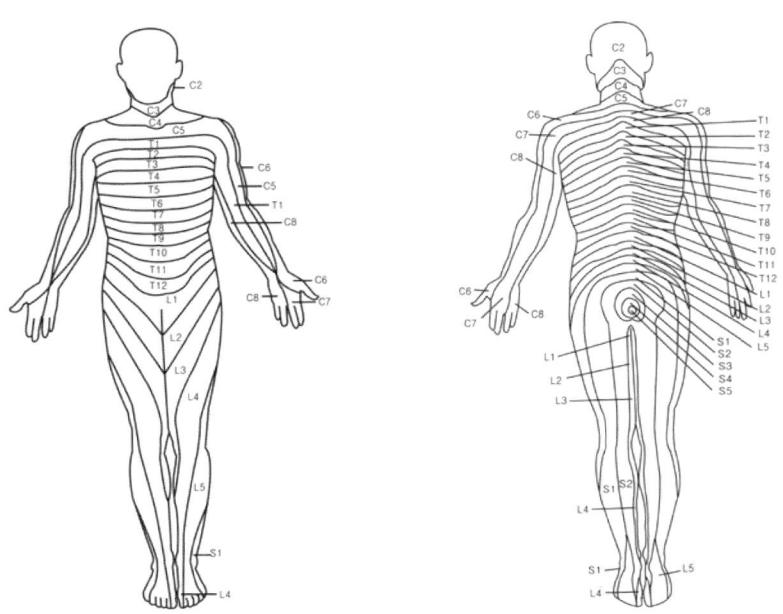

인체 신경 지배 영역도

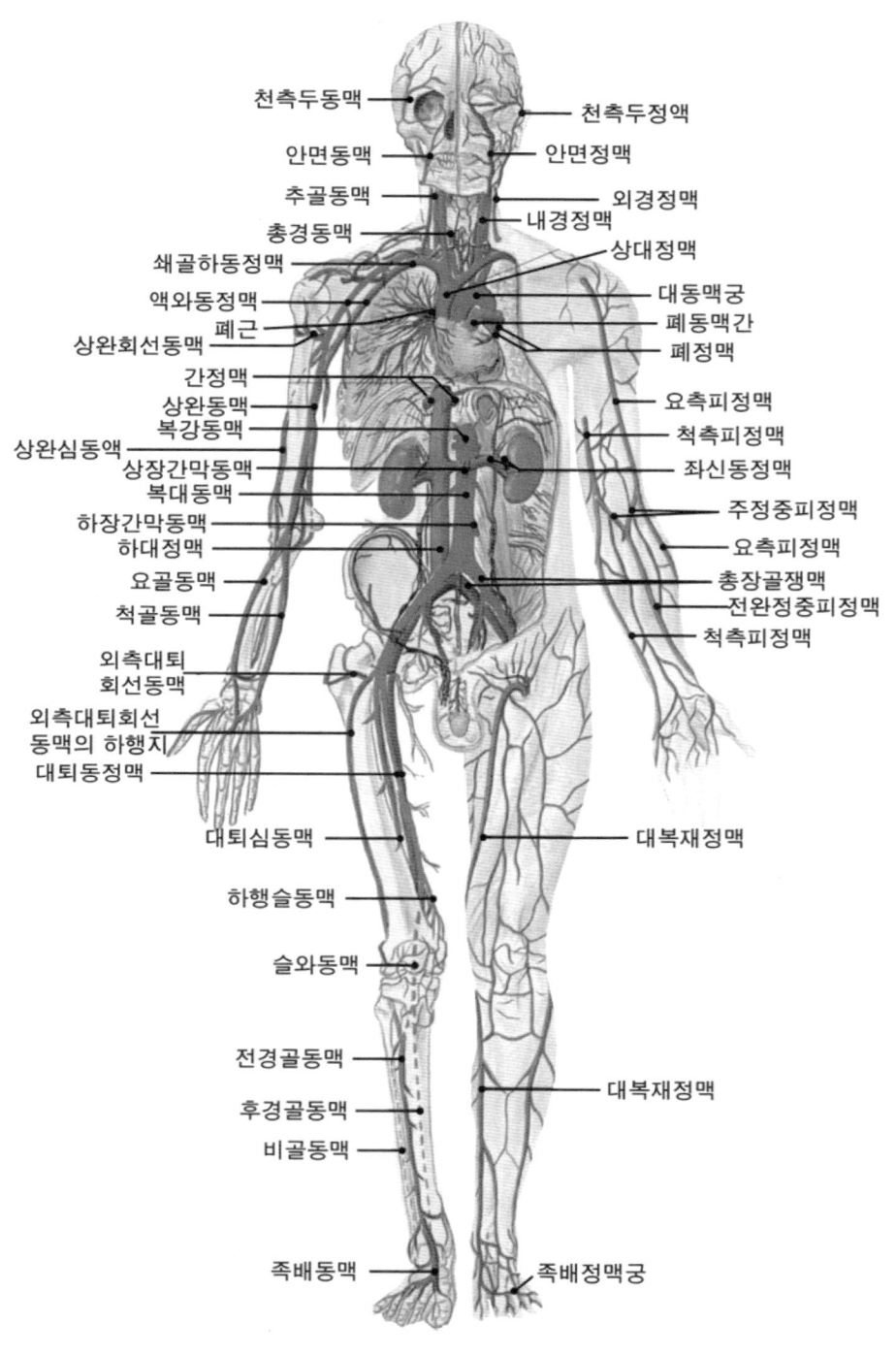

순환계

6 기초 스포츠 해부 생리

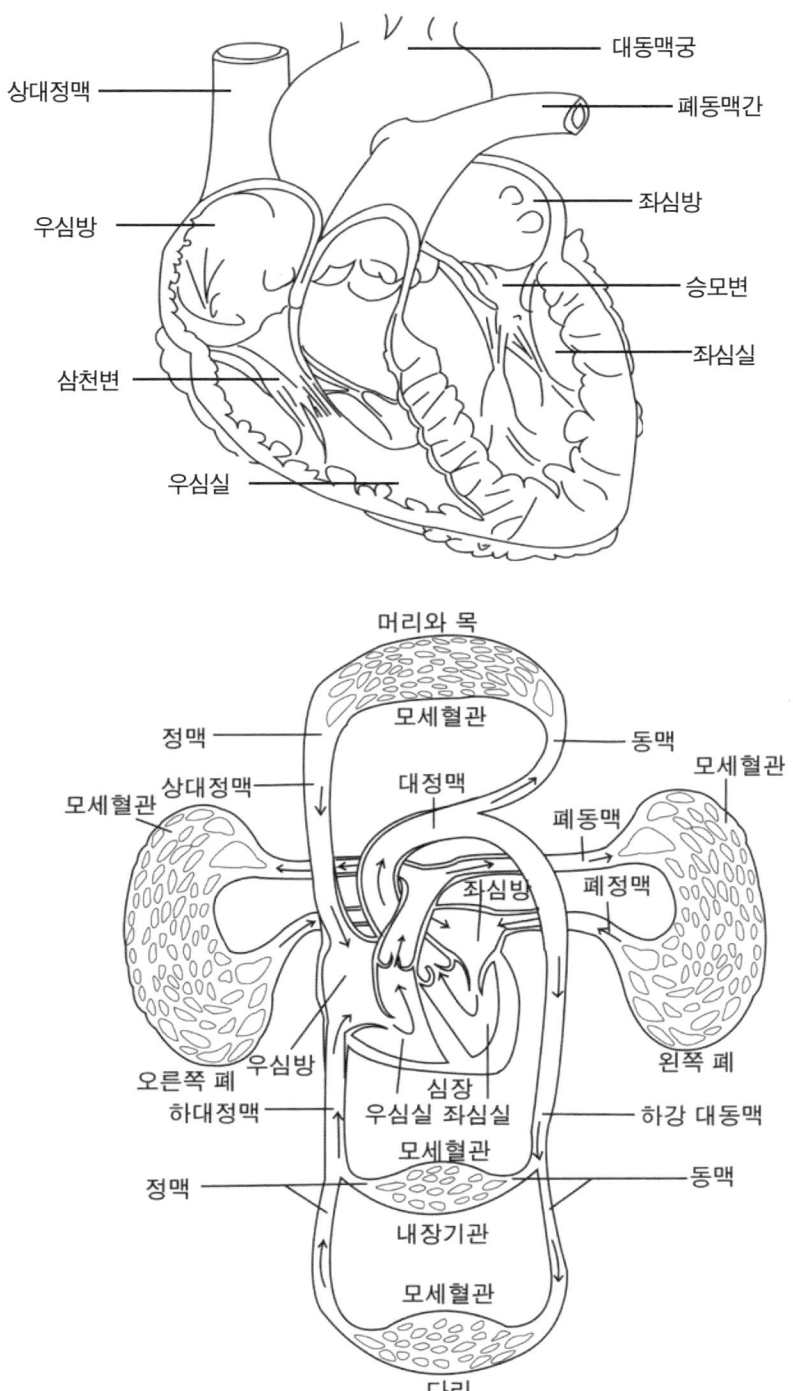

심장의 혈액순환

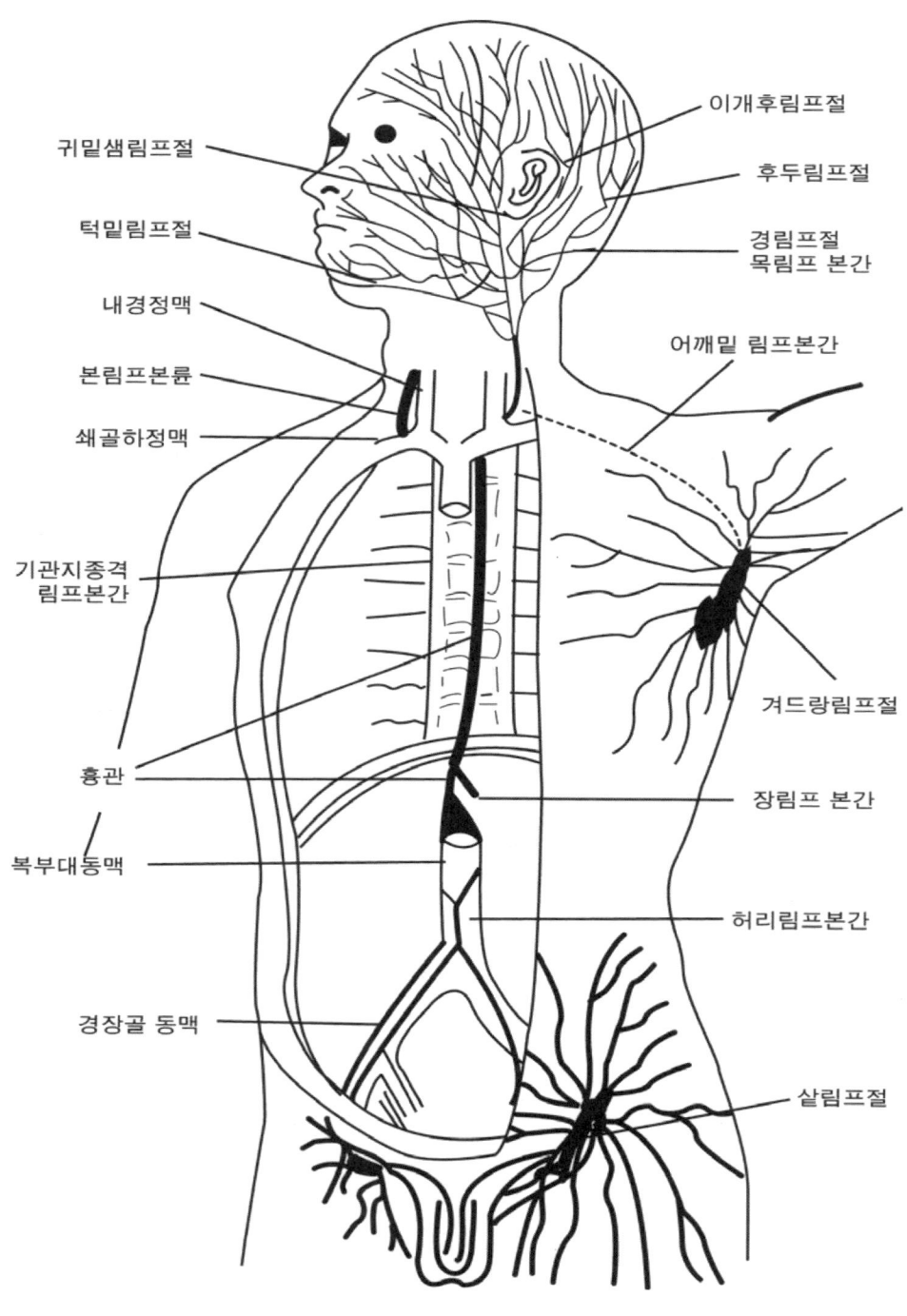

림프계

6 기초 스포츠 해부 생리

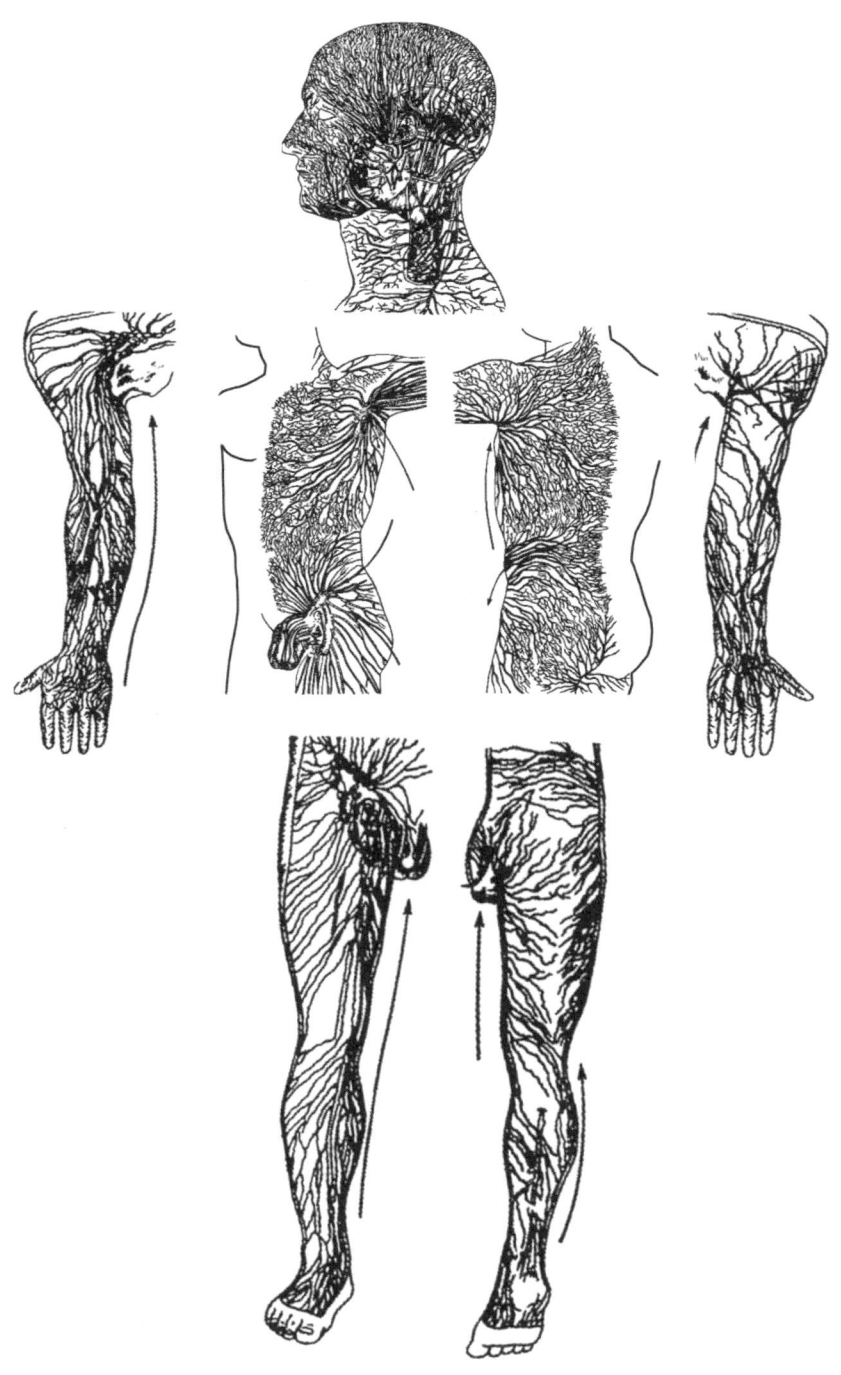

림프의 흐름

각 스포츠 종목별 주동작근

• 보행

고관절 굴근, 장요근, 대퇴근막장근, 고관절을 신전시킬 때 작용하는 대둔근과 슬관절을 신전시켜주는 대퇴사두근 및 족저굴근 즉 하퇴삼두근 등이 결정적인 작용을 한다.

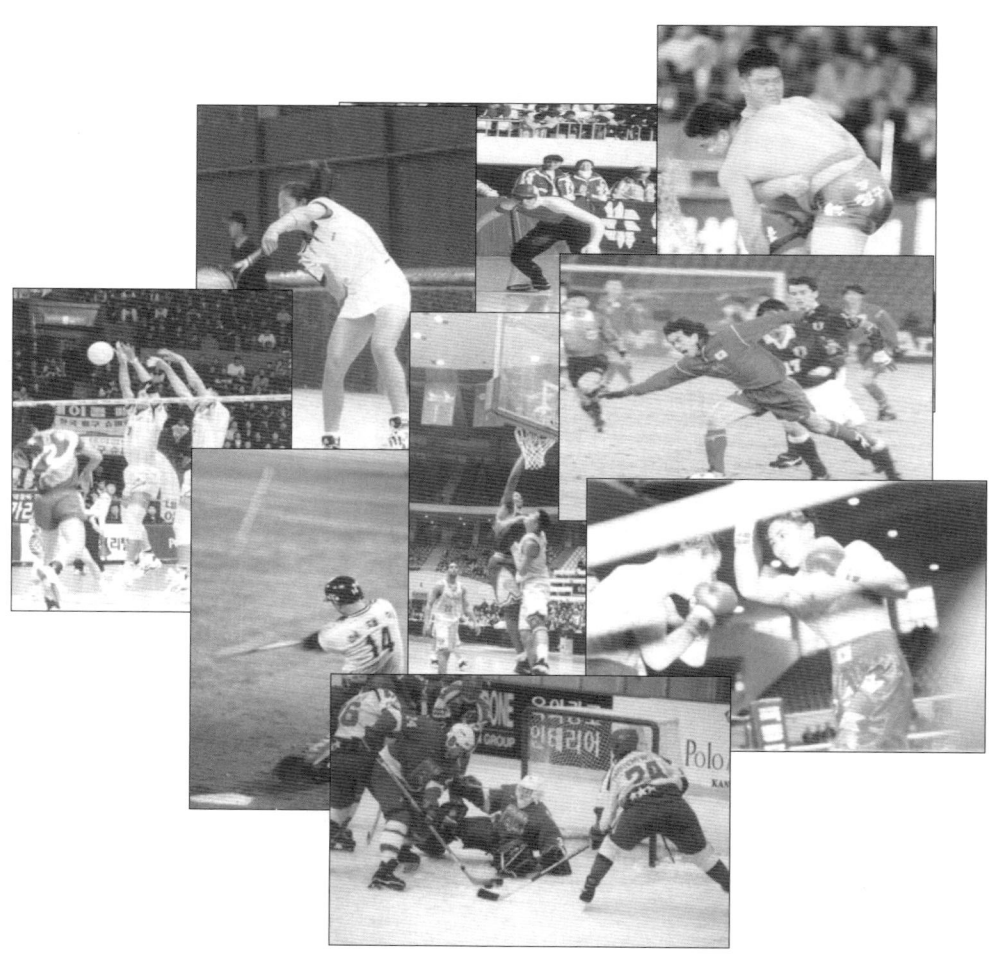

- 넓이뛰기

  고관절굴근 즉 대요근, 장골근, 대퇴직근, 치골근 등은 다리를 높이 올릴 때 작용하고 복근은 골반의 고정 혹은 후방회전에 의해 다리를 들어올리는데 작용한다. 또한 고관절의 굴곡은 특히 2개의 관절근에 의해 신장과 저항을 불러일으킴으로써 경기에 필요한 동작을 가능케 한다.

- 세단뛰기

  세단뛰기에 작용하는 주동작근은 넓이뛰기 종목에서 작용하는 근육과 동일하다. 따라서 고관절굴근과 복근 등의 작용은 필수적이며, 다만 고관절굴근은 스타트와 뛰어오르는 동작에 있어 다리의 중심적 안정을 위해 작용한다.

  따라서 외전근 즉 대퇴직근 및 중둔근과 내전근 다시말해, 치골근과 박근, 장내전근, 단내전근, 대내전근 등의 작용이 두드러진다.

- 높이뛰기

  높이뛰기에 작용하는 주동작근은 기본적으로 스타트할 때와 질주할 때에 작용근은 넓이뛰기와 세단뛰기 종목에서 작용되는 근육을 참조하면 된다.

  다만 경기의 특성상 대요근, 장골근, 대퇴직근, 치골근 및 대둔근, 대퇴이두근, 반건양근, 반막양근이 크게 작용하고 길항근(대퇴이두의 장두, 반건양근, 반막양근, 복근)의 작용이 특별하다.

- 장대 높이뛰기

  장대 높이뛰기에 작용하는 주동작근은 상체의 근육이 주도적인 역할을 담당하고 있으나 도약하는 하체의 근육은 넓이뛰기에서 작용하는 근육을 참조하면 된다.

  특정적인 근육의 작용은 상완삼두근, 대흉근, 상완요골근과 고관절굴근 및 복근과 고관절의 신전작용을 하는 대둔근, 좌골하퇴근 등이 작용하고 동체를 신전시키는데 작용하는 척추기립근과 슬관절을 신전시키는 대퇴사두근 및 상완이두근, 상완근, 상완요골근 등이 주동작근으로 작용한다.

- 창 던지기

  창 던지기 경기종목에는 대둔근, 좌골하퇴근, 대퇴사두근, 하퇴삼두근, 복근(복직근, 내복사근, 외복사근)과 대퇴직근, 장요근, 대퇴근막장근이 중요한 역할을 수행한다.

  또한 창을 투척할 때는 대흉근, 광배근, 상완삼두근이 주요한 작용을 하고 복근, 고관절근 등이 주동작근으로 작용한다.

• **원반 던지기**

　원반 던지기 경기에서 사용되는 주동작근은 창 던지기 종목에서 작용되는 근육과는 본질적으로 다른 양상을 보이고 있다.

　창 던지기 및 포환 던지기 종목에서 주도적인 역할을 담당했던 상완삼두근이 원반 던지기 종목에서는 비교적 작은 역할을 수행한다. 때문에 원반 던지기 종목에서는 팔의 근육보다는 가슴 근육 즉 대흉근의 역할이 지대하다.

　이 밖에 주요한 동작근은 팔의 굴근과 손의 굴근, 요측외전근 등이다.

• **포환 던지기**

　포환 던지기 경기에 작용하는 주동작근은 원반 던지기와 마찬가지로 몸통작용근육과 하체작용근육이며, 핵심적인 역할을 담당하는 주동작근은 대흉근과 상완이두근, 오구완근, 삼각근, 상완삼두근, 손의 굴근 등이다.

• **수영**(평영)

　수영 종목 중 평영에서는 상완이두근, 상완근, 상완요골근이 팔을 내리는데 작용하고 손목의 바깥쪽 회선 운동에 요측외전근 등이 작용한다. 또한 팔의 굴근과 상완내전 및 굴근과 손목을 안쪽으로 회선 운동을 시키는 척측외전근이 작용하고 이 같은 운동 상태를 되돌리는 팔의 신근 및 팔을 올릴 때 작용하는 근육은 다른 수영 종목에서도 작용하지만 견관절 주변의 여러 근육들도 정확하지 못한 동작으로 작용할 수 있다는 점을 참고로 알아둘 필요가 있다.

　하체에서 작용되는 근육은 발의 뒷축을 당길 때 작용하는 고관절굴근과 슬관절을 굴곡시켜주는 좌골하퇴근 및 다리를 벌릴 때 작용하는 대퇴의 내전근과 대퇴이두근, 전경골근, 대둔근, 대퇴사두근, 하퇴삼두근이 주동작근이다.

　몸체에서는 복근과 배근 등이 몸체의 중심을 잡기 위해 작용한다.

• **수영**(자유형)

　수영 종목 중 자유형에서 작용하는 근육은 평영에 비해 단순한 것이 특징이다.

　팔을 끌어내릴 때 작용근육과 신전시킬 때 작용하는 근육, 상완삼두근, 손의 굴근은 되돌리는 운동 상태를 만들어 준다. 이때 중요한 역할을 담당하는 근육이 삼각근이다.

　다리에서 작용되는 근육은 고관절굴근과 고관절 신전 시 작용하는 대둔근, 좌골하퇴근 등이 주동작근이다.

- **수영**(접영)

 접영에서 주동작근은 자유형에서 작용하는 근육들이 대체로 동일하게 적용되지만 자유형의 경우 팔과 다리의 동작이 교대로 이루어지지만 접영의 경우 이와는 달리 몸체(일명 돌고래 운동)를 움직여 추진력을 얻게 되는 특수성 때문에 복근과 배근이 주동작근으로 작용한다.

- **다이빙**

 점프를 할 때 고관절 신전에 작용하는 대둔근과 좌골하퇴근, 슬관절 신전에 필요한 대퇴사두근, 하퇴삼두근, 복근, 고관절굴근, 배부의 여러 근육, 주관절을 신전시키기 위한 상완삼두근 등이 능동적으로 작용한다.

- **수구**

 수구에서 작용되는 주동작근은 기본적으로 수영 종목의 자유형에서 작용되는 근육을 참조하면 되지만 그 밖에도 공을 상대방 골문 안으로 투구하기 위해 작용되는 동작근에 대해 알아둘 필요가 있다. 특히 자유형에서는 엎드려서 헤엄을 치지만 수구에서는 대체로 상대방의 진로를 방해하고 공을 잡아 공격을 해야 하기 때문에 서서 헤엄쳐야 한다. 따라서 내전근과 고관절신근 및 슬관절의 신근이 특별히 작용하게 된다.

- **체조**(철봉)

 철봉이나 링 또는 평행봉에서 경기를 펼치는 종목의 공통된 주동작근은 복근, 고관절굴근, 주관절의 굴근, 주관절신근, 대둔근, 좌골하퇴근 등이다.

- **체조**(평행봉)

 평행봉은 물구나무서기에서 평형을 유지하기 위한 모든 굴근과 신근이 등척성으로 상완을 평행봉 위에 고정할 때 작용하는 근육들이 두드러진다. 또한 상반신의 모든 굴근과 신근의 등척성으로 수축되어 신체전부를 평형으로 유지시키는 근육들이 작용하고 특히 상완삼두근과 견대근, 대둔근, 복근, 대퇴직근 등이 주동작근에 속한다.

- **체조**(안마)

 안마 종목에서 작용하는 주동작근은 팔의 신근 즉 상완삼두근과 손의 굴근 및 다리의 외전근(중둔근) 등이다.

- **체조**(링체조)

    링체조에서 작용하는 주동작근은 손의 굴근을 포함한 상완삼두근과 상완내전근, 특히 대흉근과 광배근 등의 작용이 두드러지고 상완이두근, 척추기립근, 광배근, 대둔근, 좌골하퇴근, 복근 등의 작용근이 있다.

- **체조**(맨손체조)

    맨손체조에서의 주동작근은 상완삼두근과 팔의 표층 및 심층지굴근 등의 작용이 두드러지며, 고관절의 안정화를 위한 외전근, 내전근이 중요한 부분을 차지한다. 하퇴삼두근, 대둔근, 좌골하퇴근, 척추기립근 등이 주동작근으로 작용한다.

- **체조**(뜀틀)

    뜀틀 종목의 주동작근은 맨손체조에서 작용하는 근육을 참조하고, 특징적으로 작용하는 동작근은 팔을 신전시키는 근육과 손의 굴근 및 고관절굴근, 고관절내전근, 고관절외전근 등이다.

- **역도**

    역도에서의 주동작근은 표층의 지굴근, 척측수근굴근과 요측수근굴근, 상완이두근, 상완근, 상완요골근, 삼각근, 극하근, 극상근, 총지신근, 장모지신근, 척측수근신근과 요측수근신근 등이 중요하게 작용하고, 상완삼두근, 척추기립근을 비롯한 복근 및 대둔근, 좌골하퇴근, 대퇴사두근, 하퇴삼두근 등이 역도에서의 주동작근으로 작용한다.

- **권투**

    권투에서 작용되는 주동작근은 상완삼두근, 상완이두근, 상완근, 상완요골근, 대흉근, 삼각근과 팔의 여러 가지 굴근 등이 작용하고 몸통과 하체에서 작용하는 근육들은 배근, 복근, 대둔근, 좌골하퇴근, 대퇴사두근, 하퇴삼두근 등이 중요한 동작근으로 작용한다.

- **레슬링**

    레슬링 종목에서는 상완이두근, 상완근, 상완요골근, 천지굴근, 심지굴근, 대흉근, 상완삼두근, 척추기립근, 고관절신전근, 고관절외전근, 고관절내전근, 대퇴사두근, 하퇴삼두근 등이 주동작근으로 작용한다.

6 기초 스포츠 해부 생리

- **펜싱**

  펜싱에서 사용되는 주동작근은 삼각근, 극하근, 극상근, 상완삼두근, 견갑하근, 대흉근 등이 팔에서 작용되는 근이며 복근, 대퇴직근, 장요근, 대퇴근막장근이 몸통에서 작용한다.

  또한 하체에서 작용되는 주동작근은 고관절굴근과 대퇴외전근 및 대퇴내전근, 고관절신근 다시말해 대둔근, 좌골하퇴근 등이 작용하고 대퇴사두근과 하퇴삼두근 등이 슬관절의 신전과 족관절의 굴곡에 주동작근으로 작용한다.

- **소총사격**(서있는 자세)

  소총사격에서의 서있는 자세는 복근과 척추기립근, 요방형근, 장요근, 대퇴외전근, 대퇴내전근, 고관절굴근, 고관절신근 등이 주동작근으로 작용한다. 또한 팔의 근육들은 상완이두근, 상완삼두근, 상완요골근, 삼각근 등이 주동작근으로 작용한다.

- **양궁**

  양궁에서 작용하는 근육은 상완삼두근, 삼각근과 수관절신근 및 수관절굴근이다. 더불어 극하근, 극상근, 상완이두근, 상완근, 상완요골근, 소원근, 천지굴근, 심지굴근, 척추기립근, 복근 등이 작용하고 또한 하체의 내전근과 외전근이 작용하는데 이들 근육은 충분히 단련되어야만 다리의 안정근의 역할을 충분히 수행할 수 있게 된다.

- **조정**

  조정 경기는 팔과 몸체의 사용이 두드러지는 스포츠로써 상완이두근과 상완근, 완요골근, 대흉근, 상완삼두근, 광배근, 견갑하근과 복근 전체와 척추기립근, 대둔근, 좌골하퇴근, 대퇴사두근, 하퇴삼두근 등이 주동작근으로 작용한다.

- **카약**

  카약 경기에서의 주동근은 팔에서 작용되는 상완이두근, 상완근, 상완요골근, 천지굴근, 심지굴근, 척측수근굴근, 요측수근굴근, 상완삼두근, 삼각근 등이 있으며, 또한 몸체에서 작용되는 복근과 배근 등이 있다. 하체에서는 고관절굴근 즉 대퇴직근과 장요근, 대퇴근막장근 등이 주동작근으로 작용한다.

- **요트**

  요트 경기에서 작용되는 주동근은 상완이두근, 상완근, 상완요골근, 삼각근, 견갑하근, 대원근과 복근, 대퇴직근, 장요근, 대퇴근막장근, 대퇴사두근 등이다.

• 사이클

사이클 경기에서의 주동작근은 상체보다는 하체쪽의 근육 작용이 두드러진다.

고관절신근과 슬관절의 신근의 작용이 강하며 주동작근을 살펴보면 대퇴사두근, 하퇴삼두근, 대퇴직근, 장요근, 대퇴근막장근, 좌골하퇴근, 전경골근, 상완삼두근, 상완이두근, 상완근, 상완요골근 등이 주동작근으로 작용하고 이 밖에 복근과 배근, 척추기립근 등이 함께 작용한다.

• 축구

축구는 순발력있게 다양한 모션을 취해야 하는 변화 무쌍한 스포츠로써 주동작근은 대퇴직근, 장요근, 대퇴근막장근, 복근, 대둔근, 좌골하퇴근, 대퇴사두근, 하퇴삼두근 등이다.

• 핸드볼

핸드볼 경기는 순발력과 지구력을 필요로 하는 스포츠이다. 때문에 움직임이 많고 팔과 몸체, 다리의 근육 등이 다양하게 작용하는 것이 특징이다.

핸드볼 선수에게 있어 작용되는 주동작근은 축구 선수에게 작용되는 근육을 참조하면 된다. 다만 핵심적인 주동작근은 투구 동작에서 작용되는 팔의 전반적인 근육과 특히 상완이두근, 상완근, 상완요골근과 수근굴근 및 지굴근 등이다.

• 하키

하키 경기 역시 핸드볼과 축구종목에서 작용되는 근육을 참조하고 경기의 특징상 중요하게 작용하는 근육은 스틱을 사용하는 강한 슈팅에 작용하는 대흉근과 배신근, 척추기립근, 대퇴직근, 견갑근, 광배근 등이 핵심적인 작용을 하는 주동작근이다.

• 농구

농구 선수에게 작용되는 주동작근은 핸드볼, 하키, 축구 종목의 주동작근을 참조하면 된다. 다만 슛동작에서 작용되는 핵심적인 근육은 고관절굴근, 슬관절굴근, 상완삼두근, 수근굴근, 광배근, 척추기립근 등이 주동작근으로 작용한다.

• 테니스

테니스 선수의 주동작근은 손의 천지굴근, 심지굴근, 수관절굴근 및 척측수근신근, 요측수근신근과 해당굴근 등과 상완삼두근, 대흉근, 삼각근, 상완이두근, 극상근, 소원근,

회외근, 수관절신근 등이다.

- **알파인 스키**

  알파인 스키의 주동작근은 대둔근, 좌골하퇴근, 대퇴사두근, 전경골근, 하퇴삼두근, 대퇴직근, 내측광근, 중간광근, 배근, 척추기립근, 상완삼두근 등이고, 장거리 스키 종목에서는 대둔근, 좌골하퇴근, 대퇴사두근, 하퇴삼두근, 대퇴직근, 장요근, 대퇴근막장근, 상완삼두근, 삼각근, 복근 및 배근 등이 주동작근으로 작용한다.

- **스피드 스케이트**

  스피드 스케이트 경기에서는 고관절내전근과 고관절외전근, 척추기립근, 복근 등이 주동작근으로 작용한다.

- **피겨 스케이트**

  피겨 스케이트 경기에서는 복근, 척추기립근, 삼각근, 상완삼두근 등이 주동작근으로 작용한다.

근육에 미치는 운동의 효과와 피해

골격근에 의한 신체 운동은 신체 각 부위에 다양한 효과를 가져온다. 심장박동수와 강도, 호흡 횟수, 발한의 양, 숨을 매우 가쁘게 쉬는 식식 증가와 골격 구성의 발달 등이 직접 혹은 간접으로 골격근의 움직임에 의해 영향을 받는다. 이와 같은 것들의 효과는 근활동의 강도와 지속 시간에 의해 이루어지고 무엇보다도 중요한 사실은 근의 활동이 근육 자체의 크기와 구조, 근력, 효율 등에 영향을 미친다는 점이다.

- **훈련이 근육의 크기나 구조에 미치는 영향**

 근육은 사용하지 않으면 위축되는 반면 많이 사용하면 비대해진다. 이러한 현상은 근섬유 자체의 근육질이 변화하는 것으로서 섬유의 수가 증가하는 것은 아니다. 또한 근육섬유는 파열되면 제한적이기는 하지만 스스로 재생된다. 광범위

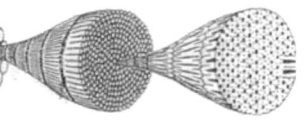

한 근육 상해에서 근조직은 다른 결체조직으로 대치된다. 때문에 근육은 이와 같은 경향을 많이 사용하게 되는데 많은 결체조직 덩어리가 증가된 근섬유 사이에서 그 구조를 튼튼하게 둘러 싸 준다.

- **훈련이 근력에 미치는 영향**

 운동 능력이라 할 수 있는 근력은 훈련에 의해서 증가된다. 훈련은 다음과 같은 요인에 의해 근육의 다양한 운동 수행 능력을 높여 준다.

① 근육을 비대하게 만든다. 근력은 근의 굵기에 비례한다.

② 훈련은 길항근이 적당한 시간에 완전히 이완되도록 해서 근의 협동력을 높이며 주동작근의 기능을 방해하지 않도록 한다.

③ 근 수축을 시작하기 위한 자극을 주는 기관인 대뇌피질의 기능을 증진시킨다.

- **훈련이 근육의 효율적인 능력에 미치는 영향**

 훈련은 다음과 같은 요인들에 의해서 근육의 효율을 높인다.

① 일정한 강도와 적당한 속도로 반복된 훈련을 통해 근육의 효율이 높아진다.

② 근 활동에서 모든 근육의 협력을 증진시킴으로써 근육의 효율이 높아진다.

③ 근 활동이 요구하는 정도로 순환기나 호흡기를 적응시킴으로써 근육의 효율이 높아진다.

④ 신체 활동에 참여하는 관절의 운동을 증진시킴으로써 근육의 효율이 높아진다.

⑤ 신체의 과다한 지방을 제거함으로써 근의 효율을 높인다.

- **근육 작용에 있어 장애 요인**

  근육의 기능을 약화시키는 구조적 문제점 즉 근육의 기능에 악영향을 끼치거나 운동 능률을 떨어뜨리는 구조적인 요인이 몇 가지 있다.

  ① 근육 자체의 문제점 : 근육 자체가 직접적인 문제점을 가지고 있는 요인으로서 근육이 원활하지 못한 발달과 근의 단열이나 기타 부상으로 인한 부적절한 상태이거나 종양(Tumor)과 같은 비정상적인 구조의 출현, 박테리아나 선모충 같은 감염(Cinfection) 조직의 출현, 독소물질의 영향 등을 들 수 있으며 이 같은 문제점은 근육 고유의 기능을 약화시킬 수 있을 뿐 아니라 일반인을 포함한 스포츠맨에게 있어 치명적인 장애 요인이 될 수 있다.

  ② 근육과 신경과의 연결 : 근육과 운동 신경의 연접부에 아세틸콜린(Acetylcholine)의 분비 실패는 근육의 기능장애를 가져오고 이는 근무력증(Myasthenia Gravis)으로 나타난다.

  ③ 근육의 신경분포 : 근육의 정상적인 기능은 정상적인 신경 기능의 유지에 의해서 이루어진다. 때문에 근육에 공급되어 있는 운동신경섬유에 상해를 입으면 근육의 마비(Paralysis)나 위축(Atrophy)이 일어난다.

  ④ 척추의 문제 : 근육이 움직이는 자극은 뇌(Brain)에서 시작해서 척추(Vertebra) 내에 있는 신경관(Neural Tube)을 통해 근육에 전달된다. 그러나 척추의 신경도관에 상해가 발생하거나 또는 척추의 회백질에서 세포가 파괴되는 질병이 발생하면 근육의 기능 장애가 나타난다.

  ⑤ 뇌의 문제 : 근육의 운동을 일으키기 위한 자극은 뇌의 운동중추에서 발생한다. 따라서 뇌의 운동중추 조직에 문제가 발생하면 근육은 비정상적인 기능을 초래하게 된다.

- **근육의 피로를 발생시키는 요인**

  인간의 뇌에서 경험하게 되는 근육 피로의 느낌은 바로 운동 근육으로 전달되며 이것은 근육의 운동 수행 능력을 저하시키고 무기력하게 만든다. 또한 근육을 피로하게 하는 요인으로서 다음과 같은 요인들을 들 수 있다.

① 과중한 운동 작용으로 발생되는 근육피로

운동 작용에 있어 에너지 생산 물질인 글리코겐의 사용 후 발생되는 젖산은 피로를 유발하나 이러한 젖산은 산소와의 재결합으로 인하여 다시 에너지원의 하나로 재생산 된다. 그러나 글리코겐 사용에 있어 발생되는 젖산은 운동 근육에 있어 피로를 가중시키고 지속적인 운동능력을 상실하게 만드는 요인이 되며 이는 사용된 에너지가 재생산되는 것보다 근육조직 내에 누적되는 속도가 **빠르기** 때문이다.

② 부적합한 영양 상태는 근육의 만성적인 근육 피로를 유발시킨다.

부적합한 영양 상태 즉 필수 단백질과 광물질 혹은 비타민(Vitamine)의 부족 등은 근세포에서 수축을 위한 필수 화학 물질을 부족하게 만들고 특히 염분의 부족은 즉각적인 피로를 초래한다.

③ 순환기계의 장애로 인한 근육 피로

순환기계의 장애는 산소와 에너지 생성물질이 근육에 공급되는 것을 방해하고 피로물질의 제거가 늦어져서 쉽게 피곤해진다. 또한 빈혈은 헤모글로빈(Hemoglobin) 재생의 방해로 인해 피로를 유발한다.

④ 호흡기계의 장애로 인한 근육 피로

호흡기계의 질환은 산소 공급과 탄산가스 제거의 기능을 혼란시킨다. 그 대표적인 예가 결핵이다.

⑤ 감염질환으로 인한 근육 피로

감염성 질환, 특히 근육의 감염(Infeetion)은 가장 일반적인 다발성 피로 증상의 요인 중 하나다. 이는 조직에 병균이 침입함으로써 신진대사(Metabolism)에 영향을 끼치고 조직에 독소산물을 만든다. 그러나 근육 피로는 에너지 재생 과정에서 휴식을 취하고 또 처방학적인 스포츠마사지를 시행함으로써 체에너지가 감염을 극복할 수 있게 하는 조직의 방어기전이 될 수도 있다.

⑥ 내분비 장애로 인한 근육 피로

정상적이지 못한 호르몬은 정상적인 신진대사를 혼란시켜 피로를 가져온다. 예를 들면 무월경증, 당뇨질환. 갑상선 장애 등은 피로 상태를 수반한다.

⑦ 정신적 스트레스로 인한 근육 피로

심적인 갈등, 경기 결과에 따른 불만, 욕구 불만, 고민, 근심과 같은 심적인 스트레스는 근육 피로의 요인으로 작용되고 또한 스트레스에 의한 신경쇠약은 근력 부족을 초래하기도 한다.

⑧ 기타 근육 피로를 발생시키는 요인들

좋지 못한 자세나 습관은 신체의 안정적인 지지를 저해함으로써 근육 피로의 원인이 된다. 또한 이는 부정확한 자세를 유지하기 위해 중력에 대항해서 근육 수축을 일으키는데 어려움을 주고 인대(Ligament)와 근육(Muscle)의 피로를 가중시키게 되는 것이다.

• 근육의 운동 상해

근육(Muscle)의 활동 중 제반 범위 이상으로 사용되었을 때 이상을 일으키게 된다. 근육의 상해는 근육 내에 들어 있는 신경 및 혈관 분포나 결체조직층에서 일어난다.

대체로 근육 상해의 증상은 근육마비(Paralysis), 허약증세(Weakness), 근육통증(Pain), 소모증, 근육경련(Spasm) 및 근육경직(Stiffness) 등이다.

계속적인 반복 운동에 의해 근육의 피로가 가중되어 운동을 중지한 후에도 계속해서 근육이 수축 상태에 있는 것을 경직이라고 한다. 이것은 근육의 운동 작용시 수축과 이완 작용이 반복되어야 하는데 수축된 상태에서 이완이 되지 않고 섬유가 뭉쳐 있는 것을 말한다. 이런 경우에는 운동을 계속할 수가 없으며 운동을 재개하기 위해서는 피로를 회복시켜 수축된 근육의 길이가 재조정되도록 해야 한다.

경직된 근육의 처치 방법은 운동을 중지하고 처방학적인 스포츠마사지를 시행하고 서서히 근육반사 운동을 시행해 근육의 길이가 이완되었을 때 본래의 길이로 조정되도록 유도한다. 근육의 경직을 예방하기 위해서는 운동이 끝날 때 격렬한 활동 상태에서 갑자기 끝내지 말고 서서히 근육을 풀면서 끝내고 휴식 시에는 몸을 바르게 하고 부분적인 스포츠마사지를 시행하도록 한다.

근육통은 근육의 심한 통증을 수반하는데 근 조직에 염증이 생기는 근염과 관절 부근의 근육 속에 있는 결체조직에 염증을 일으키는 섬유염에 의해서 발생한다. 또한 근염과 섬유염은 동시에 발생되며 이러한 이상들을 류머티즘(Rheumatism)이라 부른다.

류머티즘의 염증이 발생하는 경우에는 심한 통증에 의해 운동 능력이 상실되고 무리하게 운동을 진행할 경우에는 큰 부상으로 이어질 수 있으므로 되도록 운동을 삼가하고 전문의로부터 외과적인 치료를 받아야 한다.

또한 앞에서 언급한 내용과는 달리 근 활동에 서서히 영향을 미치는 증상으로 근의 영양실조와 근무력 등이 있다. 이와 같은 증상들은 그 원인과 처치 방법이 확실치는 않지만 근의 영양실조는 남성에게서 흔히 일어나며 서서히 이상 상태를 일으킨다. 나중에는 완전한 무기력 상태에 이르게 된다.

근 무력증에 걸리면 근육에 피로가 쉽게 발생하고 이는 평활근의 근신경 합점에서 충격에 의한 손상 때문에 발생된다.

또한 근소모증은 근섬유의 퇴화를 말하며, 근 섬유가 정상적인 길이보다 줄어들게 된다. 이러한 증상이 정상적으로 회복하려면 최소한 6개월 내지 2년 정도 운동을 중지하고 근육에 무리가 가지 않도록 주의해야 한다.

• **건의 운동 상해**

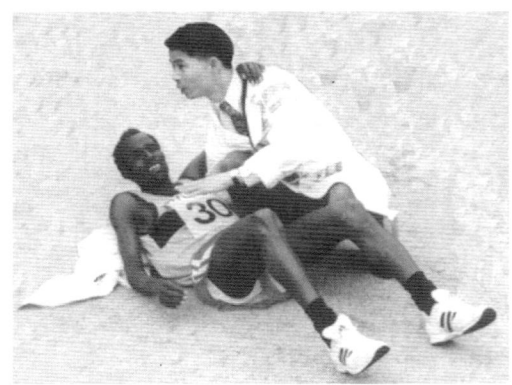

건(Tendon)의 상해는 그리 흔하게 발생하지는 않는다. 그러나 건에 선재 질병이 있거나 기능적인 마모가 많을 때 건이 끊어지거나 단열되고 파열되는 등의 문제가 발생한다. 또 건염 등의 상해를 입게 되는 경우에는 상황에 따라 건의 단절 등이 발생할 수 있는데 이러한 운동 상해는 근육을 허용 범위 이상으로 수축시킬 때 근육과 건의 접합점이나 부착되어 있는 뼈로부터 분리되어 나오는 경우에 나타나게 된다. 또한 건이 단절된 근육은 부분적으로 혹은 전체적으로 그 기능을 상실하게 된다. 예를 들어 야구 선수가 손가락의 말절골에 붙어있는 굴신건이 단절되면 말절골을 펴는 능력을 상실하게 되는 것이 그 예이다.

건의 단절이 심한 경우는 접합 수술을 해야 한다. 부분적인 파열이 되었다면 우선 출혈과 부종을 제한하기 위해 냉찜질을 하고 일반적으로 신축성 있는 붕대나 스포츠테이핑을 통해 압착을 해야 한다. 최소 3-4주간의 치료 기간이 필요하며 이 기간 내에는 건의 수축을 피해야 하므로 부상 주변 근육을 이완된 상태로 두어야 한다.

7

스포츠마사지 시행에 따른 준비 사항

- 스포츠마사지용 침대 및 특수 의자
- 스포츠마사지 침대에 필요한 부가 장비
- 구급 상자 및 소모품 준비
- 스포츠마사지를 행하기 전 준비사항과
- 갖추어야 할 사항들

7
스포츠마사지 시행에 따른 준비 사항

스포츠마사지의 시행을 위한 준비 과정을 간단히 생각하는 것은 금물이다.

그 이유는 스포츠마사지 자체가 전문 운동선수나 스포츠, 또는 체육을 수련하는 사람들의 인체를 다룬다는 점에서 소홀히 할 수 없을 뿐 아니라 여러 가지 주변의 환경과 실기에 사용되는 장비 등에 의해 효과가 크게 달라질 수 있기 때문이다. 따라서 스포츠마사지사는 시행 장소와 스포츠마사지용 침대 및 특수 의자 등 기타 여러 가지 소모품을 비롯한 장비들을 준비하고 또 이에 필요한 지식을 갖추어야 한다.

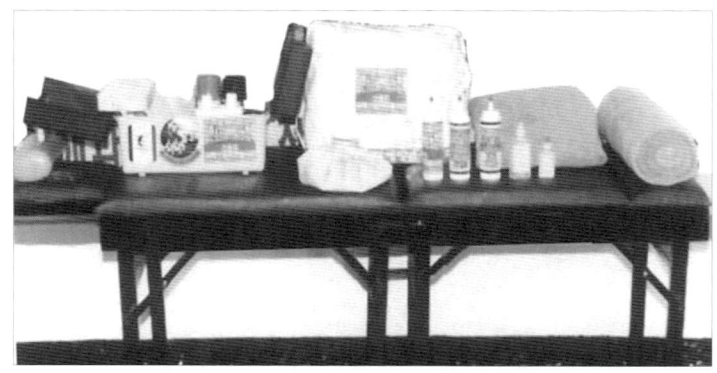

장비 및 소모품

스포츠마사지실은 무엇보다 온도가 제일 중요하다. 전문적인 운동선수가 스포츠마사지를 받을 때는 부분적인 스포츠마사지를 제외하고는 옷을 벗고 스포츠마사지를 받는 경우가 대부분이다. 따라서 스포츠마사지실의 온도는 20도 이상을 유지하는 것이 좋다.

7 스포츠마사지 시행에 따른 준비 사항

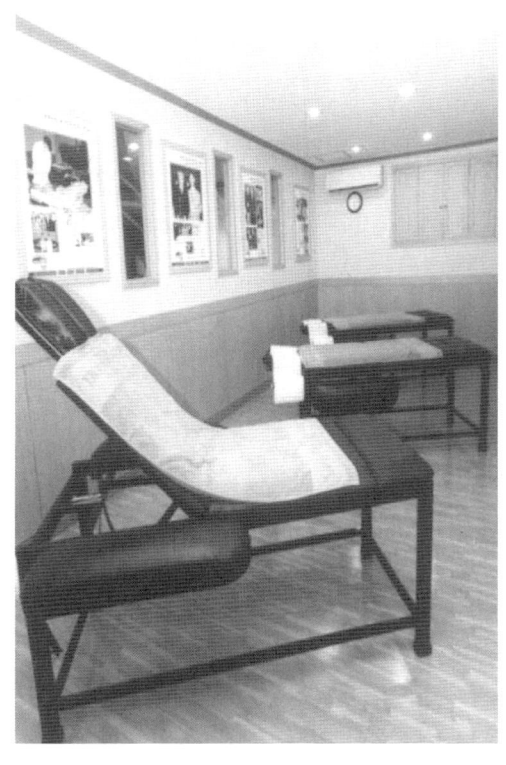

한국스포츠마사지자격협회
부설 스포츠마사지센터 전경

또한 공기청정기 등을 사용하여 내부 공기를 항상 청결하게 유지해야 하며, 가능하면 스포츠맨들의 기호에 맞는 조용한 음악을 선정해 스포츠마사지를 받는 동안 심리적 안정을 취할 수 있도록 하는 것도 스포츠마사지의 효과를 높이는데 도움이 된다.

이 밖에 아로마테라피같은 향기요법을 함께 사용하면 더욱 효과를 높일 수 있다. 스포츠마사지실에는 옷을 갈아입을 수 있는 탈의실과 샤워장을 비롯한 화장실 등에는 차례를 기다리는 동안 쉴 수 있는 소파와 음료대가 설치되어 있어야 한다. 그러나 이와 같은 시설들은 전문 운동선수를 관리하기 위한 시설로서 실내에서나 일정한 공간이 마련되어 있을 때만 가능하며, 스포츠 현장이나 기타 장소에서는 구비하기가 어렵다. 때문에 야외에서는 직사광선과 바람을 피할 수 있는 장소에서 스포츠마사지를 시행하는 것이 좋다.

지난 1999년 9월 12일 서울 잠실운동장에서 펼쳐진 대한육상경기연맹과 중앙일보사가 공동 주최하고 필자(김태영)가 협회장으로 근무하는 한국스포츠마사지자격협회가 공식 지원하는 서울 하프 마라톤 대회에는 스포츠마사지센터가 잠실 주경기장 2층 야외에 설치되었다. 이 곳에는 간이용 천막을 설치했는데 생각보다는 직사광선 차단이 잘되어 스포츠마사지를 하는데 큰 어려움이 없었다.

따라서 스포츠현장이 야외일 경우에는 앞서와 같이 천막을 치고 그 안에 필요한 장비를 설치하고 스포츠마사지를 시행하면 된다.

또한 스포츠마사지사는 항상 자신이 관리하는 선수들의 체력 관리를 위한 만반의 준비를 기울여 나가야 한다는 점을 잊어서는 안 된다.

스포츠마사지용 침대 및 특수 의자

　스포츠마사지용 침대는 길이 180cm 정도, 폭 55~60cm가 적당하며, 높이는 스포츠마사지사가 자신의 신체에 맞게 조정하여 사용할 수 있도록 제작하는 것이 좋다. 다만 이 같은 조건이 충족되지 않을 때에는 자신의 무릎에서 약 10cm정도 높게 제작하면 된다.

　또한 스포츠마사지용 침대 위에는 탄력 있는 5mm정도의 압축 스폰지를 깔고 그 위에 모조 피혁이나 일반 피혁을 덮으면 된다.

　러시아나 일본, 중국 등지에서는 스포츠마사지 침대 내에 한방 약초나 기타 야자수와 같은 식물성 깔개를 사용하는 것이 이상적이나, 현실적으로 이같이 구색을 맞추기는 어렵다. 그러나 앞서와 같은 장비만으로도 스포츠마사지를 행하는 데는 문제가 없으므로 어렵게 생각할 필요는 없을 것으로 생각된다.

　다만 머리 쪽 부분에 있어서 호흡이 불편하지 않도록 상반신이 올라갈 수 있게 제작해야 하고 팔마사지에 용의하도록 팔걸이를 부착하는 것도 스포츠마사지용 침대로서는 훌륭한 장비가 된다.

　스포츠마사지 침대는 장시간 누워 있어도 불편하지 않도록 안락함에 세심한 신경을 써야 할 것이다. 또한 스포츠마사지용 특수 의자는 미국과 영국 등 유럽권에서 전신이 아닌 부분적인 스포츠마사지를 위해 많이 이용되는 특수 의자로서 실용 가치가 뛰어난 제품이다.

스포츠마사지 침대에 필요한 부가 장비

　대형 타월과 소형 타월을 가능한 한 충분하게 준비해 두는 것이 좋다. 그 이유는 위생상 침대의 청결을 위해 스포츠마사지 대상자가 교체될 때마다 대형 타월을 갈아주어야 하기 때문이다. 또한 소형 타월은 오일마사지나 기타 파우더 마사지, 크림 마사지를 마친 다음 샤워나 몸을 닦을 때 사용하게 된다.

구급 상자 및 소모품 준비

　전문 운동선수나 스포츠맨을 관리하는 스포츠마사지사는 기본적인 구급 약품과 스포츠마사지에 필요한 오일, 크림, 파우더, 스킨로션, 소독제와 거즈, 반창고, 일반 붕대, 소염크림 등을 준비해야 한다.

　위와 같은 소모품은 스포츠맨이 훈련이나 경기를 마치게 된 다음 신체에 발생한 여러 가지 가벼운 부상을 처치하기 위해 필요한 것들이다. 오일이나 크림 등은 건성 피부나 강한 자극에 의해 피부가 민감해져 있을 때 사용하게 된다. 따라서 이 같은 소모품을 항상 필요 적절하게 활용하기 위해서는 적절한 태클박스(구급 용구 상자)를 준비해야 한다.

　일반적으로 의료용 구급 상자를 이용하는 경우도 많이 있으나 스포츠마사지사의 기호에 맞게 제작할 수도 있다. 이때 위생처리가 되어있는 구급상자를 구입해 내부 구조를 적절히 변경하는 방법과 낚시 용품점에서 낚시 도구를 넣을 수 있는 박스를 구입해 내부를 개조하면 매우 실용적으로 사용할 수 있다. 그러나 낚시용 박스를 사용할 경우에는 위생 처리가 되어 있지 않기 때문에 오염될 만한 약품을 밀봉해 보관해야 한다.

스포츠마사지를 행하기 전 준비 사항과 갖추어야 할 사항들

　스포츠마사지사는 전문 운동선수에서 일반 스포츠맨에 이르기까지 다양한 사람들의 근육과 체력을 관리하게 된다. 때문에 스포츠마사지사는 관리하는 대상자 뿐만 아니라 자신의 신체 관리에도 많은 신경을 써야 한다. 특히 스포츠마사지를 행하는데 있어 다음과 같은 사전 준비가 필요하다.

　첫째, 스포츠마사지사는 운동선수나 스포츠맨의 근육을 관리하는 만큼 피부에 손상을 입힐 수 있는 반지는 금물이고 손톱을 짧게 자른 뒤 손을 청결하게 해야 한다.

　또한 스포츠마사지사는 장시간 많은 선수를 대상으로 스포츠마사지를 행해야 하는 경우에 직면하게 되므로 기초 체력을 쌓아 둘 필요가 있다. 스포츠마사지사에게 필요한 기초 운동은 하체운동과 각 손가락 관절 강화 운동 및 근력 증진 운동 등이 필요하다.

　또 스포츠맨을 관리하는 데는 적지 않은 인내가 필요한 만큼 평소 마음가짐을 단단히

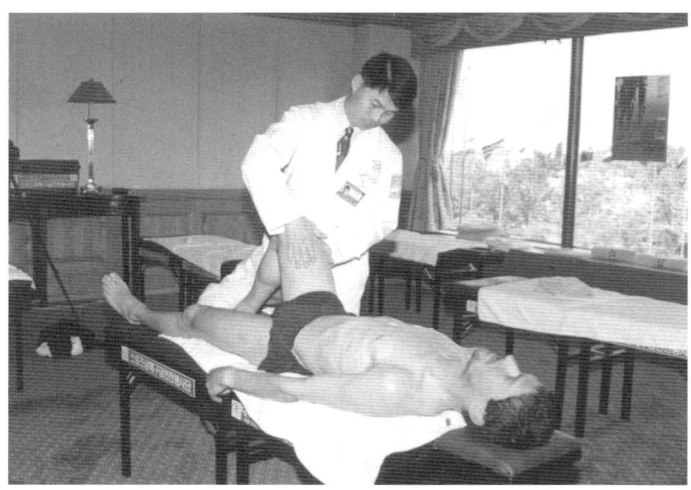

한국스포츠마사지자격협회가 운영하는 스포츠마사지센터에서 '95세계 육상 선수권대회 금메달리스트인 스페인의 마틴피즈 선수에게 스포츠 마사지를 해주고 있는 필자(김태영) 모습.

하고 스포츠마사지사가 흘린 땀과 정성은 곧 경기 결과와 관련이 있다는 사실을 잊어서는 안 될 것이다.

8

스포츠마사지의 분류 및 유의 사항

- 스포츠마사지 형태 분류

- 스포츠마사지 시행에 있어 주의할 점

- 스포츠마사지의 시행 계획표

8
스포츠마사지의 분류 및 유의 사항

스포츠마사지 형태 분류

스포츠마사지의 형태는 크게 두 가지로 나누어진다. 스포츠맨의 온 몸 전체에 대해 시행되는 전반적인 스포츠마사지 형태와 신체 일부분에 대해 시행되는 부분적인 스포츠마사지 형태 등으로 구분한다.

운동선수 또는 스포츠맨이 운동을 마친 후 빠른 회복을 위해 전신에 대해 스포츠마사지를 하는 것을 전신 또는 전반적인 스포츠마사지라 하고, 부분 또는 국소적 스포츠마사지는 훈련 중 또는 경기 중 증상에 따라 부분적으로 행하는 스포츠마사지이다.

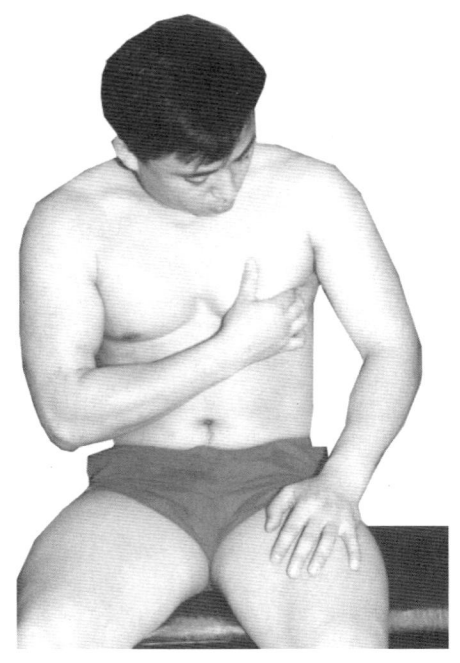

이 밖에 자신이 직접 행하는 스포츠마사지를 일명 셀프 스포츠마사지라 하는데 유럽과 특히 구소련에서 성행해 왔던 스포츠마사지로써 지금까지도 많은 스포츠맨들의 인기를 얻고 있다.

또한 일반인을 위한 스포츠마사지 형태는 앞에서도 언급한 바와 같이 운동선수를 대상으로 하듯이 스포츠마사지를 시행하면 좋은 효과를 얻을 수 없다. 따라서 스포츠마사지를 응용한 특수한 스포츠마사지법, 일명 필자가 개발한 스포츠마사지테라피를 이용하는 것이 가장 적절한 방법이다. 그 이유는 운동선수의 경우 스포츠 종목에 따라 근육이 발달한 반면, 일반인의 경우 직업별로 근육이 발달하는 경우가 많을 뿐 아니라 움직임이 적은 사람의 경우 근육의 발달이 미약하거나 지방층이 많은 상태인 경우가 많다. 이런 사람에게 전문 스포츠맨을 마사지하듯이 자극을 주게 되면 통증이 발생하거나 몸에 힘이 빠지는 결과로 나타날 수도 있기 때문이다.

따라서 스포츠마사지를 응용한 일반인을 위한 스포츠마사지법은 시술대상에 따른 시술시간과 압력정도 및 테크닉 적용속도 등을 적절히 조절하는 것이 중요하고 이는 한국스포츠마사지자격협회에서 실시하는 스포츠마사지자격연수과정에서 담당교수의 지도에 따라 일반인을 위한 스포츠마사지테라피를 배울 수 있고 일반적으로 전문스포츠맨에게 실시하는 스포츠마사지법과 일반인에게 시행하는 스포츠마사지기법이 상대적으로 차이가 있는 것은 시술에 따른 위험성은 없으나 전문스포츠맨과 일반인들의 근육발달정도와 근육의 생리학적특성이 다른 관계로 스포츠맨에게 적용하는 스포츠마사지는 기술적으로 매우 빠른 동작에 의한 테크닉을 적용하고 일반인은 상대적으로 느린 속도로 테크닉을 적용하는 것이 효과적이고 노약자나 근육 및 기타 의학적으로 병증이 있는 환자의 경우 전문의와 상담하는 한편, 기술적 특성에 따라 해당마사지테크닉을 적절히 적용해야한다.

스포츠마사지 시행에 있어 주의할 점

스포츠마사지는 주로 근육을 다루는 수기요법으로서 부작용이나 위험이 거의 없는 것이 특징이라 할 수 있다. 그러나 스포츠마사지를 받는 사람의 신체에 몇 가지 질병이나 병리학적 증후군이 있다면 미연에 예방하는 차원에서 또한 질병의 합병증으로부터 보호한다는 차원에서 세심한 주의해야 한다. 기본적으로 스포츠마사지를 시행하는데 있어 시행 대상자에 대한 신체적 특성과 생리학적 지식을 동원해 계획성 있는 스포츠마사지를 시행하는 것이 좋을 것으로 생각된다.

특히 스포츠마사지를 처음 경험하는 사람의 경우 대부분 신체에서 좋은 반응을 일으키지만 지극히 적은 숫자의 사람에게서 일시적으로 전신에 힘이 빠지는 듯한 증세가 동반하는 경우가 있다.

이러한 증세는 스포츠마사지를 받는 사람의 체질과 체격, 나이 등을 고려하지 않은 결과라고 볼 수 있다.

따라서 스포츠 종목과 연령, 그리고 신체 컨디션 상태에 따라 스포츠마사지의 강약을 조절한다면 이 같은 증세는 사전에 예방할 수 있을 것이다.

또한 필자에 의한 스포츠마사지테라피를 일반인에게 시행할 때에도 최소한 4단계(젊은 사람에 대한 테크닉과 지속시간, 여성에 대한 테크닉과 지속시간, 노인들에 대한 테크닉과 지속시간, 어린이들에 대한 테크닉과 지속시간, 스포츠맨들에 대한 테크닉과 지속시간)로 구분하여 시행하는 것이 바람직하며, 이렇게 할 때 스포츠마사지테라피에 의한 효과를 극대화 할 수 있다.

스포츠마사지시 주의사항

1. 각종 암 환자의 경우 의사의 처방 없이 스포츠마사지를 실시해서는 안 된다.
2. 각종 피부 질환이 있는 경우 스포츠마사지는 물론 기타 마사지를 삼가야 한다.
3. 스포츠마사지 또는 피부 자극에 의해 알레르기가 발생할 수 있는 사람은 의사와의 상담 후 처방에 의한 스포츠마사지를 행하는 것이 좋다.
4. 신체가 허약하거나 신체 자극에 의해 정신적 쇼크를 일으킬 수 있는 사람은 세심한 주의를 기울여야 한다.
5. 임산부인 경우 태아에게 자극적 영향을 줄 수 있는 스포츠마사지 동작은 삼가고 생리 중일 때는 스포츠마사지를 시행하지 않는 것이 좋다.
6. 스포츠마사지를 해야 할 부위에 찰과상과 같은 상처가 있다면 우선 치료를 받게 한 다음, 환부에 자극이 가해지지 않도록 주의를 기울여 시행한다.
7. 스포츠마사지를 받을 때 피부에 통증을 느낀다거나 몸에 열이 있을 때에는 스포츠마사지를 삼가 한다.
8. 담석증이 있거나 혈우병 및 정맥에 이상이 있는 사람은 스포츠마사지를 삼가 한다.
9. 운동 종목별로 스포츠마사지를 시행하고자 할 때 운동 종목에 맞는 스포츠마사지 테크닉을 구사해야 한다.
10. 경기 전에 스포츠마사지를 시행할 때에는 최대한 가볍게 스포츠마사지를 하고 선수의 심리적 안정을 위해 적절한 테크닉을 구사해야 좋은 결과를 얻을 수 있다.

스포츠마사지의 시행 계획표

전문 운동선수나 일반 스포츠맨을 관리하는데 있어 보다 체계적이고 효과적인 관리를 위해서는 체력 관리 계획표가 필수적이다. 이는 선수 또는 일반스포츠맨의 체력 상태를 한 눈에 파악할 수 있을 뿐 아니라 언제 어디서나 신속 정확하게 스포츠마사지의 시행 시기와 지속시간, 시행 정도를 체계적으로 구분하여 시행할 수 있는 일종의 마사지 처방전이 되는 것이다.

표1 스포츠마사지사가 관리하는 선수 또는 스포츠맨에 대한 신상 정보와 체력 관리에 대한 정보를 확보함으로써 보다 효과적인 체력 관리를 할 수 있는 정보카드가 된다.

스포츠마사지사 체력 관리 카드							
월/일	성명	나이	운동종목	최초 관리일자	관리횟수 소모품	SM구분	효과여부
2000 3.11	홍길동	만26세	축구	2000 2.20	20회 마사지크림 외 5회	전신35분 10회 부분10분 5회 처방SM20분 5회	상 중 하
담당SMEUR :김 태 영 서명 선수명: 홍 길 동 서명							

표2 전신 스포츠마사지 시행 대상과 체중별 스포츠마사지 지속 시간을 도표화한 것으로서 신체 근육 발달에 따라 또는 컨디션 상태에 따라 약간의 차이가 있다.

대 상	대상자체중(kg)	전신마사지(분)	여(분)	목욕 사우나 직후(분)	여(분)
스포츠맨	~58	25~30		10	
스포츠맨	59~69	40	-5	15	-5
스포츠맨	70~80	40~45	-5	20	-5
스포츠맨	81~91	45~50		25	-5
스포츠맨	92~102	50~70		30	

표3 스포츠 마사지 실소요 시간

자세 \ 기법	상체 (엎드린 자세)	하체 (엎드린 자세)	상체 (바로 누운 자세)	하체 (바로 누운 자세)	TOTAL
가볍게 쓰다듬기	1분22초	39초	46초	30초	3분17초
강하게 쓰다듬기	2분36초	15초	26초		3분17초
비벼주기	8분5초	3분56초	4분98초	2분12초	19분51초
흔들어주기	2분6초	30초	42초	52초	4분10초
두드려주기	15초	59초			1분14초
눌러주기	30초	45초	1분12초		2분27초
늘려주기	32초	49초	1분1초	20초	2분42초
손가락 관절운동	50초				
손목 관절운동	18초				
견관절운동	1분24초				
허리롤링	14초				
발목 관절운동	9초				
고관절 회전운동	40초				
TOTAL	40분33초				

9

각 스포츠 종목별 스포츠마사지

체조 / 격투기 / 권투 / 레슬링 / 펜싱 /
역도 / 스케이트 / 스키 / 농구 / 테니스 /
하키 / 핸드볼 / 축구 / 육상 / 3단 도약 /
장대 높이뛰기 / 해머 던지기 / 포환 던지기 /
사이클 / 수영 / 다이빙 / 보트

9
각 스포츠 종목별 스포츠마사지

    전문 스포츠맨 및 일반 스포츠맨들의 운동 종목에 따른 주동작근을 중심으로 기능학적 측면에서 분석해 보면 일반적인 결론에 도달하게 된다. 축구 선수는 축구에 필요한 근육이, 마라톤 선수는 마라톤에 필요한 근육이 발달했다는 것을 쉽게 알 수 있다. 따라서 종목별 스포츠마사지는 각종 운동 종목에 부합되는 기술만을 엄선해 스포츠맨에게 적용해야만 특별한 효과를 얻을 수 있다. 만일 축구 선수를 대상으로 하는 스포츠마사지를 마라톤 선수에게 적용한다면 좋은 효과를 얻을 수 없을 뿐 아니라 자칫 경기력에 좋지 못한 영향을 미칠 수 있기 때문이다. 근육은 운동선수에게 있어 우승 여부를 좌우하는 매우 중요한 조직이다.

    때문에 스포츠마사지사는 각 운동 종목에 따라 근육 발달 상태를 파악하고 그에 따른 주동작근을 분석, 필요한 테크닉을 선정해 스포츠맨에게 적용시켜야 한다. 이와 같은 준비는 스포츠맨의 근육의 컨디션과 근육의 힘을 증진시키고 근력 감소를 최소화 할 수 있도록 도와주는 주요한 역할을 수행하게 된다. 따라서 운동 종목에 알맞은 스포츠마사지 기술을 미리 습득해 필요할 때 즉각적으로 활용할 수 있도록 준비해 두어야 한다.

    또한 경기가 집중되는 시즌에는 부상이 속출하게 되고, 늘 스포츠 상해의 위험에 노출되어 있다. 따라서 스포츠마사지사는 경기 전의 스포츠마사지도 중요하지만 경기를 마친 후 회복 마사지 또한 중요하다는 사실을 잊어서는 안 될 것이다.

9 각 스포츠 종목별 스포츠마사지

체조

체조는 대개 맨손체조와 기구를 이용해 행해지는 체조 등 크게 두 가지의 형태가 있다. 따라서 스포츠마사지의 형태도 역시 체조 형태에 따라 달라지게 된다. 체조는 다른 종목에 비해 근육 긴장이 많고 신체 조직에 부상 위험이 많은 운동 종목이다.

맨손체조의 경우 그다지 위험 요소가 높다고 할 수는 없지만 철봉, 평행봉, 링, 평균대, 도마 종목과 같은 기구 운동의 경우 근육의 스트레스가 많고 순간적으로 근육에 가해지는 힘이 크다.

체조 선수를 스포츠마사지하기 위해서는 종목별 근육 발달 상태를 정확히 파악해 처방적 스포츠마사지를 행하는 것이 효과적이다. 또한 훈련 양에 따라 스포츠마사지 지속 시간이 조절되어야 하며, 보통 30분에서 40분 정도가 적당하다.

체조 선수의 스포츠마사지 포인트는 몸통과 경기종목에 따라 달라진다. 따라서 종목에 따른 주동작근 위주로 스포츠마사지를 시행해야 한다.

철봉이나 링, 평행봉에서 행해지는 경기에 참가하는 선수의 주동작근에 대해서 사전지식이 필요하다.

체조는 각기 다른 기계에 대해 적응하기 위해 여러 가지 훈련이 이루어진다. 때문에 지주적 동과 현가 운동 또는 도약 운동의 계통적인 구성이 필요하게 되고 이와 같이 복잡 다양한 훈련 때문에 체조 선수의 신체는 많은 스트레스에 직면하게 하게 된다.

또한 체조 선수는 다른 운동종목에 비해 몸통과 팔의 근육이 잘 발달되어 있는 것을 특징이다.

그만큼 체조 선수는 몸통과 팔, 쇄골을 포함한 견갑골 주변의 근육을 많이 사용하고 있으므로, 스포츠마사지 역시 이러한 근육들을 중심으로 시행된다.

체조 선수에게 적용되는 핵심적인 스포츠마사지 포인트는 앞에서 기술한 것 외에 경기 또는 훈련 중 골반의 위치를 안정시켜 주는 복근과 고관절굴근 및 대둔근, 좌골하퇴근 등에 역점을 두고 전진형 압박법을 병행한 모지 및 수장 비벼주기 방법을 시행한 다음 팔의 신근 및 상완삼두근, 상완내전근과 특히 대흉근, 광배근 등에 세심한 주의를 기울여 스포츠마사지를 시행하고 견관절 운동과 손목 관절운동을 병행하는 것이 좋다.

체조 선수에게 적용되는 스포츠마사지법은 대체적으로 10대 7정도의 압력을 주어 스포츠마사지를 시행하고 체조 종목은 근육 수축이 많은 운동이기 때문에 늘려주기 방법을 적절히 병행하면 보다 좋은 효과를 얻을 수 있다.

격투기

격투기에 포함되는 종목에는 권투, 유도, 레슬링, 태권도, 킥복싱과 복잡한 기술을 요하는 호신술(합기도 외) 등이 있다.

격투기는 일정한 방향에서 반복되는 동작을 취하기보다는 상황에 따라 변칙적으로 움직이게 되므로 신체에 많은 피로가 쌓이게 된다. 특히 연속적인 긴장으로 근육은 물론 각 관절의 기능성 장애가 자주 발생하고, 심리적인 부담이 타 종목에 비해 큰 것이 특징이다.

또한 격투기 종목은 힘과 민첩성 그리고 인내력이 혼합된 다기능성 운동 종목이다. 필자도 태권도를 비롯한 킥복싱, 합기도, 유도 등 다양한 격투기 종목을 수련한 바 있다. 때문에 격투기 종목이 신체 근육 조직에 미치는 영향에 대해 누구보다 잘 알고 있다.

권투

권투는 과다한 움직임이 적은 반면 허리와 상체의 움직임이 크고 특히 손과 발이 하나가 되어 움직여야만 중심을 유지할 수 있는 민첩성을 요구하는 운동이다.

권투 종목에 대한 스포츠마사지의 포인트는 상대방을 공격(타격)할 때 작용하는 상완삼두근과 상완이두근, 상완근, 상완요골근, 대흉근, 삼각근 등에 대해서 중점적으로 엄지의 지문 부위를 접촉한 비벼주기 방법과 전진형 압박법을 동시에 병행하여 시행한 다음 상대방으로부터 공격을 피하기 위해 상체를 좌우 또는 전후로 움직일 때 작용하는 배근과 복근에 대하여 3지(인지, 중지, 약지)를 이용한 비벼주기 방법과 손바닥을 이용한 나선형 비벼주기 방법을 시행한다.

또한 후퇴할 때 작용하는 하체의 대둔근, 좌골하퇴근, 무릎의 신근 즉 대퇴사두근과 발목관절굴근 다시말해 비복근과 가자미근에 대해 모지부 접촉 비벼주기 방법과 흔들어주기 방법을 시행하고 전진형 압박법을 시행한다.

이 밖에 권투 선수에게 시행되는 스포츠마사지 테크닉은 기본적으로 쓰다듬기 방법으로 전신을 행하고 모지부 비벼주기 방법으로 가슴(대흉근)과 머리, 어깨, 팔, 복부, 허리, 등 근육, 하체 순으로 단계별로 스포츠마사지를 행하면 된다. 다만 경기 직전이나 경기 중에는 쓰다듬기 방법을 주로 시행하면 된다.

권투 종목에 대한 스포츠마사지 지속 시간은 체중에 따라 차이는 있지만 일반적으로 약 40분에서 60분 정도가 적당하다.

레슬링

레슬링 종목에 대한 스포츠마사지 포인트는 상완이두근, 상완근, 상완요골근과 손바닥의 심지굴근, 팔의 내전시 작용하는 대흉근과 상완삼두근에 대해서 손바닥 전체를 접촉한 가볍게 쓰다듬기 방법을 시행한 다음 모지 지문부를 접촉한 비벼주기 방법을 시행한다.

또한 척추기립근에 대해서는 먼저 손바닥을 접촉한 나선형 비벼주기 방법과 모지 지문부를 접촉해 적당한 압력으로 비벼주기 방법을 시행한다.

다리쪽 근육에 대해서는 고관절신전과 고관절외전 및 고관절내전시 작용하는 대퇴사두근과 족관절굴근 즉 비복근과 가자미근에 역점을 두고 손바닥을 접촉한 쓰다듬기 방법과 강하게 마찰주기 및 흔들어주기 방법을 병행하여 시행한 다음 모지 지문부를 접촉해 나선형으로 비벼주기 방법을 시행한다.

또한 아킬레스건에 대해서도 비벼주기 방법으로 스포츠마사지를 시행한다. 이 밖에 유도 등의 격투기 종목에 대한 스포츠마사지의 포인트는 신체 전반을 대상으로 행해지게 된다.

먼저 사지를 제외한 목과 몸통 전체를 시행하고 사지(양팔과 양다리)를 풀어 준 다음 상황에 따라 두피 마사지를 병행하면 효과를 더욱 높일 수 있다.

스포츠마사지 지속 시간은 평균적으로 40분에서 80분 내외에서 시행하고 신체 부위별 할당은 전신이 골고루 적용될 수 있도록 스포츠마사지를 시행하면 된다.

특히 대회를 앞두고 강도 높은 훈련을 할 때에는 주당 2회 정도 사우나 등지에서 체온을 높여 목욕을 한 다음 스포츠마사지를 행하면 더욱 좋은 효과를 얻을 수 있다.

참고로 레슬링 선수에 대한 스포츠마사지 포인트는 종목의 특성에 맞게 시행하면 된다. 예를 들어 상체만 사용하는 그레코로만형 선수의 경우 팔과 목, 가슴, 허리 등을 주로 사용하게 되므로 이 부위가 스포츠마사지 포인트가 된다.

따라서 다른 종목들도 운동의 특징을 살펴보고 스포츠마사지 기술을 습득하면 쉽게 종목별 스포츠마사지 테크닉을 습득할 수 있다.

또한 각 관절을 공격하는 스포츠 종목의 경우 관절을 중심으로 스포츠마사지를 행하는 것도 좋은 스포츠마사지 방법이 된다.

펜싱

펜싱은 우리 나라의 검도와 같이 오래 전부터 유럽에서 자신의 신변을 보호하기 위한 무예로 전해져 오면서 현재의 스포츠로 발전하게 되었다. 펜싱은 순발력을 필요로 하기 때문에 특히 신경반사 작용을 높이는데 도움이 되는 운동이며, 3종류의 경기로 분류된다.

펜싱 선수에 대한 스포츠마사지는 신체 전반에 걸쳐 시행한다.

펜싱은 기본적으로 체간근육(몸체)과 팔·다리 등에 역점을 두고 시행하되 그 포인트는 수관절의 안정화를 위한 손의 굴근, 신근과 칼을 찌르는 동작을 취할 때 작용하는 팔의 외전근(삼각근, 극하근, 극상근)과 상호간 협동하여 작용하는 상완삼두근과 공격과 방어에 작용하는 근육(견갑하근, 대흉근)외에도 하체에 작용하는 고관절굴근, 대퇴외전근, 내전근, 둔부, 무릎 주변 근육, 대퇴사두근 등이다.

또한 하체에 대한 스포츠마사지를 행할 때에는 특히 주의를 기울여 시행하고 비복근과 아킬레스건 등에 대한 스포츠마사지는 정성을 들여 시행하도록 한다. 처음에는 가볍게 쓰다듬기 방법을 시행하고 이어 엄지 지문 부위를 이용한 비벼주기 방법을 시행한다. 이때 누르기 방법을 병행하면 효과를 더욱 높일 수 있다.

펜싱 선수에 대한 스포츠마사지 지속 시간은 약 50분에서 60분 사이가 적당하다.

역도

역도는 상대방과의 신체 접촉을 통해 경기가 이루어지는 다른 스포츠 종목과는 달리 자신의 기량과 상대의 기량을 객관적으로 비교해 승패를 결정하는 경기다.

또한 자신의 체중의 몇 배를 들어 올려야 하는 힘겨운 운동이다. 때문에 파워 있는 근육을 필요로 하며, 신경의 긴장 또한 최고를 요한다.

역도 선수의 근육은 다른 스포츠 종목에 비해 수축력이 강하고 딱딱한 편이다. 따라서 스포츠마사지를 시행할 때에는 기본적인 쓰다듬기(경찰법) 방법 이외는 비벼주기 방법이 가장 효과적이다.

다만 미세한 근육을 풀기 위한 모지부 비벼주기 방법보다는 수장이나 양주먹 또는 양손을 겹쳐 근육에 접촉하고 크게 비벼주는 방법이 좀더 좋은 효과를 나타낼 수 있다.

역도 선수의 스포츠마사지 포인트는 종목에 따라 조금은 다르지만 목과 어깨, 팔, 다리, 손바닥, 손가락을 중심으로 이루어진다. 특히 중량의 물체를 들어올리는 운동으로서 무릎 관절과 손목 관절, 손가락 관절 등에 대해 강한 자극의 비벼주기 방법과 강한 마찰의 관절 마사지를 시행하는 것도 효과를 극대화 할 수 있다.

세부적인 주동작근에 대한 포인트는 손가락의 표층 지굴근과 척측 및 요측수근굴근 및 상완이두근, 상완근, 상완요골근, 삼각근, 극하근과 극상근에 대해 세심하게 신경을 써서 스포츠마사지를 실시해야 한다.

또한 척추기립근과 복근에 대해서도 세심한 주의를 기울려 스포츠마사지를 시행한다. 하체 근육에 대해서는 고관절을 지지해주는 대둔근과 비복근 및 가자미근, 대퇴사두근, 하퇴삼두근 등에 대해 모지 지문 부위를 접촉해 나선 형태를 그리며 정성을 다하여 스포츠마사지를 실시하고 중량을 들어올릴 때 많은 스트레스가 걸리는 무릎 관절에 대해서도 세심한 스포츠마사지가 필요하다.

역도 선수에게 적용되는 스포츠마사지 지속 시간은 보통 45~80분 정도로 시행하면 된다. 또한 역도 선수의 근육은 다른 종목에 비해 근육이 큰 편에 속한다. 근육 하나 하나에 정성을 기울여 스포츠마사지를 시행하는 것이 중요하다.

스케이트

스케이트 종목은 하체에 체중을 싣고 중심에 역점을 두고 경기를 해야 하는 특수한 스포츠다.

때문에 하중을 지탱하고 있는 정강이 근육과 대퇴전면의 근육에 스트레스가 많이 걸리고 주변 관절(무릎, 복사뼈인 결삭 기관) 등에 적지 않은 하중이 가해져 단 한번의 경기에도 하체의 피로가 빨리 느껴지게 된다.

또한 장거리 선수에 비해 단거리 선수는 순간적인 스피드를 내야 하는 특징이 있어 몸통과 팔 근육의 운동량이 많다. 때문에 스포츠마사지를 시행하는데 있어 이와 같은 특성을 잘 검토한 후 스포츠마사지를 시행해야 좋은 효과를 얻을 수 있다.

스포츠마사지의 포인트는 몸통과 팔, 다리, 각 관절의 순으로 쓰다듬기 방법과 비벼주기 방법을 병행하면서 양방향 유념법과 신전법 등을 동시에 시행하고 허리 부위는 짜주기 방법으로 시행하고 엉덩이(대둔근, 중둔근)근육부터 대퇴이두근과 사두근, 비복근과 가자미근, 경골근 순으로 스포츠마사지를 시행한다.

스포츠마사지 지속 시간은 선수에 따라 조금 차이는 있지만 보통 30~50분 정도가 적당하다.

참고로 스케이트 선수에 대한 스포츠마사지 시간의 약 30% 정도는 몸통과 팔 근육에 할당해야 한다.

경기 전 대퇴근육과 팔근육에 대한 진동법은 선수의 심리적인 안정을 주고 근육의 활력소를 한층 더 높일 수 있다.

스키

스키는 대개 높은 곳에서 낮은 곳으로 빠른 스피드를 동반해 내려오는 스포츠다. 따라서 어떤 종목보다도 부상의 위험이 높고 대개 큰 부상으로 이어지는 경우가 적지 않다.

때문에 평소 훈련 때는 물론 경기에 임할 때도 근육의 컨디션 관리가 중요하다. 또한 경기의 기술이 다양하고 때로는 스피드로 롱 레이스를 해야 하는 등 신체적으로 무리가 많은 종목에 속한다.

따라서 스키는 많은 에너지가 소모되고 신체에 극심한 피로가 쌓이게 된다.

스키 선수의 전신 근육은 그야말로 어느 한곳 쉴 틈 없이 전체적으로 스트레스를 받기 마련이다. 이러한 스키 선수에게 스포츠마사지는 없어서는 안 될 중요한 체력관리 수단이며, 스포츠 상해 예방과 경기력 향상의 원동력이 된다.

스포츠마사지 시행기술과 근육 부위별 포인트는 온몸 전체를 쓰다듬기 방법으로 시행하고 양손 수장을 이용 척주를 중심으로 안쪽에서 천천히 바깥쪽으로 압박법을 시행한 다음, 허리근육은 엄지손가락 지문 부위를 이용해 바둑판 모양을 그리며, 비벼주기 방법을 시행하고 양팔은 짜주기(강찰법)방법으로 시행한다. 이때 스키 선수의 경우 허리와 다리 근육에 많은 부담을 느끼게 되므로 정성을 다하는 스포츠마사지가 필요하다.

스키 운동에 작용하는 근육들에 대한 스포츠마사지의 지속 시간은 부분적으로 또는 전반적으로 약 40~50분 사이가 적당하다.

농구

우리 나라도 프로시대가 활짝 열리면서 프로야구, 프로축구에 이어 남자 프로농구가 창설되어 국민들의 관심도가 날로 높아져 가고 있는 시점에 여자 프로농구단이 때맞추어 발족됨으로써 프로 스포츠로서의 자리매김을 확고히 하고 있다.

농구는 상대 선수로부터 공을 뺏기지 않기 위해서 분주하게 몸을 움직여야 하며 격렬하게 몸싸움을 해야 하는 신체적인 스트레스가 많이 쌓이는 스포츠다.

시즌 중에는 하루 걸러 경기를 해야 하는 상황이 늘 반복되기도 한다.

농구 선수는 주로 팔을 많이 사용한다. 때문에 어깨 주변 근육들이 쉽게 피로해지는데, 특히 삼각근의 긴장도가 높고 순간적인 긴장도의 변화가 많은 부위다.

또한 플레이 도중 신체를 급정지하거나 지그재그 형태의 움직임, 슛 동작에서의 점프 등 다양한 동작에 의해 다리의 결삭 기관에 힘의 가중이 가해지면서 농구 선수들 대부분이 무릎 부상에 시달리게 된다.

따라서 스포츠마사지사는 농구 선수들의 무릎 주변 근육과 허벅지 근육, 둔부 및 치골부위, 허리의 선골부위에 역점을 두고 보다 많은 시간과 세심한 주의를 기울여 시행해야 한다.

또 경기 중 바닥에 넘어지거나 상대 선수와 신체적 접촉에 의해 부상을 입는 경우도 적지 않은 것이 사실이다.

농구 선수에 대한 스포츠마사지 포인트는 어깨 부위 특히 삼각근과 어깨 관절, 팔꿈치 관절, 손목 관절 및 손목 주변 근육, 손가락 관절, 무릎 관절을 중심으로 시행하고 이어 등근육과 허리, 골반, 둔부 등으로 연계하여 시행하면 된다.

농구 선수에게 필요한 스포츠마사지 지속 시간은 전반적인 스포츠마사지의 경우 약 50분에서 60분 정도이며, 증상에 따라 부분적인 국부 스포츠마사지는 10분에서 30분 사이에 끝마치도록 한다.

테니스

테니스의 시발은 기원전 500년경 이집트와 페르시아에서 상대방과 마주보고 서서 손으로 공을 치는 놀이를 즐겼는데 이것이 테니스의 시초가 되었다고 한다.

우리 나라에 테니스가 처음 선보인 것은 정확히 알 수는 없으나 1828년경 당시 미국인 선교사 뱅커라는 사람이 재중원(전 연세대학교 의과대학, 지금의 명동 대사관)에 마련된 테니스 코트에서 앤더슨 박사와 테니스를 했는데 이때 특별히 초대된 고종황제가 말하기를 '염천에 땀을 흘리면서 저런 일을 어찌 귀빈에게 시키는고. 빨리 하인들을 시켜 쉬시게 하라' 고 호통을 쳤다는 에피소드가 있었다고 한다. 이때가 우리 나라에 테니스가 첫 선을 보인 때라고 하는 설도 있다.

테니스는 일반적으로 격렬한 몸 동작으로 장시간 근육의 피로가 누적되면서 근육이 수축되어 근육통이 발생하는 경우가 많은데 경우에 따라 근섬유 조직의 염증으로 이어지는 경우도 있다.

이런 경우 긴장된 근육이 급격한 몸 동작에 의해 근육에 충격이 가해지면서 발생하게 된다. 특히 발목 관절, 아킬레스건, 팔꿈치 부위에 스포츠 상해가 많이 발생한다.

스포츠마사지사는 이와 같은 신체 조직에 대한 세심한 관리가 필요하며, 스포츠마사지를 시행할 때 정성스럽게 하는 것이 무엇보다 중요하다.

테니스 선수에 대한 스포츠마사지 포인트는 어깨 주변 근육을 중심으로 팔 전완부, 손목, 손가락, 등과 허리, 대퇴, 아킬레스건 등이 포인트가 된다.

먼저 기본적인 쓰다듬기 방법을 시행하고 어깨 주변 근육에 대해서는 엄지손가락 지문부와 인지, 중지, 약지를 이용한 원형으로 비벼주기 방법을 시행한다.

삼각근과 승모근, 상완이두근, 상완삼두근, 전완근에 대해서는 엄지손가락 지문부와 3지 유념법을 이용해 정성스럽게 마사지하고 손바닥과 손가락에 대해서도 비벼주기 방법을 시행한다. 이어 경기 후 팔꿈치에 통증(테니스엘보 증후군)이 발생하면 우선적으로 아이스 마사지를 시행한다.

등 근육에 대해서는 손바닥 나선형 비벼주기 방법과 진동법을 병행한 3지 비벼주기 방법을 시행한다. 아킬레스건에 대해서는 엄지와 인지, 중지를 이용한 원형 회전 비벼주기 방법을 시행한다.

또한 테니스 선수에 행하는 스포츠마사지는 일반적인 기법을 그대로 적용해도 무방하다. 테니스 선수에 대한 스포츠마사지 지속 시간은 약 40분에서 50분 정도가 적당하며, 경기 전에 행해지는 스포츠마사지는 최대한 가볍게 테니스에서 사용되는 주동작근을 위주로 시행하도록 한다.

하키

하키는 기원전 541년 전에 그리스와 로마, 페르시아 사람들이 하키를 즐겼다는 기록이 전해져 오고 있다. 우리 나라에서도 세계대회에서 메달을 많이 획득하고 있는 효자 종목으로 잘 알려진 스포츠이다.

하키경기의 특징은 신속하면서도 파워가 있어야 하며, 강력한 타구력이 필요하다는 점이다.

하키는 팔의 상완외전근과 내전근의 파워가 중요한 스포츠다. 또한 강한 슛을 날리기 위해서는 가슴 근육(대흉근)의 작용이 중요한 역할을 담당하며, 공을 압도하면서 상대편 골문을 향해 질주하기 위해서는 단련된 척추기립근의 원활한 작용이 필요하다.

때문에 하키 선수에 대한 스포츠마사지의 포인트는 등 근육 전체를 대상으로 전반적인 마사지를 시행하되 특히 승모근에서 척추기립근을 중심으로 허리에 이르기까지 정성을 다해 시행하고 둔부와 대퇴사두근의 측면 근육과 팔의 삼각근을 비롯한 팔의 굴근, 손목 주변 근육, 손가락 전체 등에 대하여 주의를 기울여 시행하고, 어깨 관절과 팔꿈치 관절 주변 근육, 무릎, 발목 등에 대해서도 주의를 기울여 시행한다.

하키 선수에게 필요한 스포츠마사지 지속 시간은 약 40분에서 50분 정도가 적당하며, 따뜻한 물에 목욕을 한 다음에 시행하는 전반적인 스포츠마사지는 회복마사지의 효과를 극대화 할 수 있다. 다만 이 같이 체온을 높인 상태에서 행해지는 스포츠마사지는 주당 1~2회가 적당하다.

핸드볼

핸드볼경기는 스피드와 힘, 민첩성이 요구되는 스포츠다. 또한 신체 접촉이 많아 경기 중 스포츠 상해도 자주 발생하며 근육의 피로도 또한 적지 않은 스포츠로서 어깨를 비롯한 사지근의 피로도가 특히 높다.

팔의 상완이두근과 상완근, 상완요골근 및 수근굴근이 경기 중 투구 동작에 의해 심한 스트레스가 걸리게 된다.

따라서 이와 같은 근육들에 대해 스포츠마사지를 시행하고 처음에는 가볍게 쓰다듬기 방법으로 근육에 안정을 준 다음 손바닥 및 엄지 또는 3지(인지, 중지, 약지)의 지문 부위를 접촉한 전진형 눌러주기 방법을 시행한다. 이어 모지부 나선형 비벼주기 방법을 시행하면서 가볍게 흔들어주기 방법을 시행한다.

핸드볼 선수에 대한 스포츠마사지의 지속 시간은 약 40분에서 50분 정도가 적당하나 목욕 후에 시행되는 전반적인 스포츠마사지는 약 25분 정도만 시행한다.

축구

우리 나라도 월드컵을 유치하면서 축구에 대한 국민들의 관심이 고조되고 있다. 생활 체육의 일환으로서 조기축구회나 학교축구가 활발히 이루어지고 있어 축구의 앞날이 밝을 전망이다.

축구 경기는 다른 스포츠 종목에 비해 몸싸움이 많은 스포츠 중 하나다.

따라서 스피드와 파워, 순간적인 힘이 상대 선수를 압도하기 위한 가장 중요한 수단으로 작용한다.

때문에 축구 선수들은 많은 훈련에 시달리고 이로 인하여 근육 조직에 많은 피로가 쌓일 뿐 아니라 근육 부상도 적지 않은 것이 사실이다.

스포츠마사지는 축구 선수의 근육 부상 방지와 경기력 향상에 탁월한 효과가 있다.

축구 선수의 스포츠마사지 포인트는 등 전체의 근육과 특히 승모근, 목주변 근육, 다리 근육, 골반 주변의 근육, 무릎 및 발목 관절 등이 주된 포인트가 된다.

축구 경기는 잦은 태클로 인해 무릎의 손상이 많은데 이와 같은 현상은 상대 선수의 태클 등을 피하기 위해 옆으로 한 발짝 비키기 즉 사이드 스텝의 기능학적 축이 되는 다리의 내측 인대에 심한 스트레스가 걸리기 쉽고 또한 동작을 교차함으로써 외측 인대가 스트레스를 많이 받는다. 또 지지하는 중심의 다리 쪽의 골반회전과 체간의 회전은 앞서와 같은 스포츠 상해의 원인이 될 수 있으나 이 같은 동작들은 축구 경기에서 기본적인 기술인 만큼 결코 피해갈 수 없는 동작이다.

따라서 축구 선수를 위한 기본적인 스포츠마사지 테크닉은 앞에서와 같이 목, 등, 골반, 무릎, 다리 근육, 발목을 중심으로 시행하되 특히 골반과 무릎에 집중적인 관리가 필요하다.

기본적인 테크닉은 먼저 가볍게 쓰다듬기 방법을 이용해 승모근과 등 근육 전체 또는 부분적으로 스포츠마사지를 시행한 다음 누르기 방법(압박법)을 시행하고 등 근육 같은 넓은 근육은 손바닥을 이용해 강하게 문지르는 방법(강찰법)을 시행한 다음, 중간 정도의 압력을 가한 손바닥 문지르기 방법을 시행한다. 이러한 방법은 등 전체의 근육과 대둔근, 대퇴근, 비복근을 대상으로 시행하고 손가락 지문부를 이용해 시행하는 비벼주기 방법은 무릎관절이나 발목관절, 목 근육 등에 적용하면 된다.

또한 기본적인 스포츠마사지가 끝난 후 등 근육과 대퇴사두근에 대해 늘려주기 방법(신전법)을 시행한다.

이 밖에 축구 선수에 대한 주된 스포츠마사지 포인트 이외에도 기본적인 스포츠마사지 방법을 경기 후에 상황에 따라 시행하는 것도 좋은 방법이 될 수 있다.

축구 선수에게 시행하는 스포츠마사지의 지속 시간은 기본적으로 50분에서 60분 정도가 적당하다. 또한 한 주에 2번 정도가 좋으며, 쓰다듬기 방법을 병행한 부분적 스포츠마사지는 상황에 따라 자주 시행해도 관계없다.

시즌 중에는 특히 경기를 마치고 사우나 후에 스포츠마사지를 시행하는 것도 빠른 회복에 도움이 된다. 또한 경기 특성에 맞게 스포츠마사지 적용 프로그램을 작성해 시행하면 효과를 더욱 높일 수 있다.

예를 들어서 공격진은 목과 등, 다리 근육, 무릎 등을 중심으로 스포츠마사지를 시행하고 후방에의 방어진은 다리와 가슴, 발목, 발가락을 중심으로, 골키퍼의 경우 팔과 허리, 골반부를 중심으로 시행하고 삼각근, 광배근, 손목 및 손가락, 대퇴사두근, 비복근 순으로 시행한다. 지속 시간은 약 30~40분 가량이 적당하다.

육상

 육상 경기는 종목이 다양하기 때문에 각 선수들의 근육 발달 상태 또한 다르게 나타난다. 때문에 이들 선수들을 대상으로 행해지는 스포츠마사지 방법도 다양하게 이루어지는 것이 원칙이다.

 단거리 선수 특히 100m 선수의 경우 순간적인 힘을 사용하기 때문에 많은 에너지를 소모하게 된다. 따라서 다리 근육과 인대가 심한 수축을 일으키고 삼각근과 가슴 근육, 팔 근육에 많은 힘이 걸린다.

 단거리 선수에게 적용되는 스포츠마사지는 다리 근육을 중심으로 대둔근, 대퇴(특히 안쪽 표면), 비복근, 아킬레스건 등에 집중적으로 쓰다듬기, 가볍게 비벼주기, 수장, 손가락 전체를 사용 비벼주기 방식 이외에도 손바닥 강찰법, 원형 비벼주기 방법의 스포츠마사지를 시행한다. 다만 이 스포츠마사지 포인트들은 단거리 선수에게 있어 경기의 승패를 좌우하는 중요한 신체 부위가 되므로 스포츠마사지사는 세심한 주의를 기울여 시행하도록 한다. 또한 무릎 관절(슬관절)과 복사뼈에서부터 발가락 부위까지 골고루 스포츠마사지를 시행하고 팔 부위를 가볍게 쓰다듬기 방법과 엄지의 지문 부위를 피부에 접촉하여 가볍게 비벼주는 유념법을 시행한다.

 또한 골반 주변은 3지의 손끝 지문 부위를 접촉해 나선형으로 비벼 준 다음 손바닥을 이용하여 강하게 압을 주어 쓰다듬기(강찰법) 방법과 이어 중간 정도의 압력을 가하여 누르기(압박법) 방법을 시행한다.

 선골 부위는 강하게 손바닥으로 쓰다듬기 방법을 시행하고 모지부 압박법을 시행해도 무방하다. 다만 육상 선수의 경우 일반적인 경기 선수보다 근육이 예민한 만큼 조심스럽게 스포츠마사지를 시행하는 것이 바람직하다. 스포츠마사지 지속 시간은 선수에 따라 조금의 차이는 있으나 대체적으로 25분에서 40분 사이가 적당하다.

 중거리 선수의 스포츠마사지 지속 시간 역시 단거리 선수와 동일하게 시행하면 되고 중거리 선수의 스포츠마사지는 팔과, 가슴, 복부, 허리, 골반 주변, 다리 등을 중심으로 시행하되 다만 다리와 골반 주변, 허리, 흉부 및 복부 등에 대한 스포츠마사지는 특히 주의를 기울여야 한다.

 마라톤 선수에 대한 스포츠마사지는 훈련 전에는 대둔근과 골반, 대퇴근을 중심으로 최대한 가볍게 하되 쓰다듬기 방법을 주로 시행하면 된다.

이어 대퇴근 전체에 마사지 로션을 조금 바른 다음 양 손바닥을 이용해 양손을 교차하면서 쓰다듬기 방법을 시행한다. 이때 3번 이상만 가볍게 쓰다듬으면 된다. 다만 증세에 따라 처방학적 스포츠마사지는 경기 전이라 할지라도 무방하다.

또한 경기를 마친 후에 시행하는 응급 처치 형태의 가벼운 스포츠마사지는 선수에게 신체적으로 부담을 주지 않지만 곧바로 전반적인 스포츠마사지를 시행하는 것은 적절치 않다는 사실을 알아두는 것이 좋다.

때문에 마라톤 선수나 경보 선수에게 시행되는 스포츠마사지는 경기가 끝난 후 약 2시간 이후에 전반적인 스포츠마사지를 시행해야 한다.

마라톤 선수에게 시행되는 스포츠마사지의 지속 시간은 30분에서 50분 사이가 가장 적당하고 주된 포인트는 등 부위와 둔부, 대퇴근 전면 및 안쪽 근육과 무릎 관절 주변의 근육, 경골과 비골 사이, 승모근, 흉부, 복직근, 골반 주변 등을 대상으로 주의를 기울여 시행하고 가볍게 쓰다듬기 방법을 시행한 후 강한 압력을 주어 쓰다듬기와 문질러 주기에 이어 비벼주기 방법을 시행한다. 이때 약 75% 정도를 비벼주기 방법(유념법)으로 시행한다. 또한 마라톤 선수에게서 흔히 나타나는 증세로 허리의 통증을 들 수 있다. 이 같은 증세는 아마도 코스에 따라 골반의 균형이 깨지면서 통증이 발생하는 것으로 생각된다.

따라서 마라톤 선수에게 적용되는 스포츠마사지는 기본적인 형태보다는 여러 가지 정황과 훈련 코스의 분석, 선수의 신체 발달 상태를 객관적으로 파악하여 처방학적인 스포츠마사지를 시행하는 것이 효과적이다.

3단 도약

보통의 운동 경기가 그러하듯이 도약 경기 역시 근육의 유연성과 탄력을 잘 이용해야만 좋은 성적을 거둘 수 있다.

따라서 스포츠마사지사는 주된 근육의 움직임을 잘 파악해 처방학적 측면에서 스포츠마사지를 시행해야만 보다 좋은 효과를 얻을 수 있다.

특히 다리 근육과 결삭 기관, 골반, 요추 부위에 많은 부하가 걸려 스포츠 상해의 발생 빈도가 높고 피로에 의해 운동 기능이 저하되는 경우가 많다.

스포츠마사지사는 이러한 부위에 대해 세심한 주의를 기울여 스포츠마사지의 지속 시간과 방법 등을 결정해야 한다.

도약 경기의 스포츠마사지 포인트는 허리와 골반, 고관절과 슬관절 부위, 발목 관절 부위이다.

근육에 대해서는 손바닥이나 손등, 주먹을 쥔 상태에서 손가락의 중간 마디 부위를 이용 스포츠마사지 포인트에 접촉하고 기본적인 쓰다듬기 방법을 시행한 후 점차 강도를 높여 문지르기 방법(강찰법)을 시행한 다음 손바닥을 이용한 원형으로 비벼주기 방법과 인지와 중지 약지의 지문 부위를 이용한 나선형 비벼주기 방법을 병행하되 강도는 일괄적으로 균등하게 적용해야 한다.

허벅지 안쪽 근육은 될 수 있는 한 동작을 크게 하지 말고 미세한 동작으로 근육을 풀어 주는 것이 좋다. 3단 도약과 높이뛰기, 넓이뛰기 종목들은 순간적인 견인력을 가진 운동으로서 근육이 예민하고 부상의 우려가 많은 만큼 스포츠마사지사의 세심한 관리가 요구된다.

스포츠마사지 지속 시간은 경기 중에는 간단한 처치 차원에서 행하는 스포츠마사지 시스템을 채택해야 하며, 경기 후에는 다른 운동 종목 선수보다 속도를 낮추어 약 30~40분 정도로 실시한다.

장대 높이뛰기

장대 높이뛰기 경기는 하체의 하단부 즉 비복근과 발목 주변 근육, 발끝 부위가 경기에 중요한 역할을 담당한다. 따라서 이 근육에 대해 스포츠마사지를 시행할 때에는 좀더 세심한 주의가 필요하다. 또한 경기에서 먼저 들어 올려지는 다리와 그로 인해 작용되는 복직근, 긴 장대를 다루는 팔 근육에 대해서는 정성을 다해 시행해야 한다.

장대 높이뛰기 선수에 대한 스포츠마사지 지속 시간은 약 40분에서 50분 정도가 적당하며, 될 수 있는 한 균등한 비율을 적용하고 기본적인 쓰다듬기 방법과 손바닥을 이용한 비벼주기와 압박법을 이용하고 모지와 3지(인지, 중지, 약지)를 이용한 비벼주기 방법을 시행한다.

다만 경기 중에는 본인이 직접 시행하는 셀프 스포츠마사지도 근육 컨디션 관리에 큰 도움이 된다.

무릎이나 발목 관절에 스트레스가 걸릴 경우 얼음주머니를 만들어 관절 주변을 반복해서 문질러 주는 형태의 아이스마사지를 해주면 인대의 온도가 낮아지고 통증이 있을 경우 완화되기도 한다.

해머 던지기

해머 던지기 경기는 일반 선수의 경우 보편적으로 7.26kg, 고교 선수의 경우 5.44kg의 무게를 원심력을 이용해 던지는 경기다.

따라서 해머를 던질 때 회전을 지탱할 수 있는 체력이 필요하며, 따라서 대개 해머 던지기 선수들은 하체가 강하고 몸무게 역시 웬만한 선수들보다 월등하게 많이 나갈 뿐 아니라 체격 역시 건장하다.

이들 해머 선수에게 적용되는 스포츠마사지는 기본적으로 가볍게 쓰다듬기 방법을 시행하고 전반적으로 부드럽게 시행한다. 스포츠마사지를 할 때 포인트가 되는 부분은 무릎 관절(슬관절) 주변 근육과 어깨 관절(견관절), 발꿈치 관절(주관절) 주변이며, 특히 주된 동작이 이루어지는 팔 쪽을 중심으로 스포츠마사지를 해준다.

해머 던지기 선수의 스포츠마사지 지속 시간은 약 60분에서 70분 정도가 적당하며 신체에 전반적으로 균등하게 시간을 분배하도록 한다.

해머 선수의 스포츠마사지 테크닉은 약간 강하게 시행하고 등 근육 전체에 대해서는 주먹을 쥔 상태에서 손가락의 중간 관절 부위로 강하게 비벼주고 문질러(강찰법) 준다. 이어 승모근과 늑간쪽 근육에 대해서는 모지 지문부 원형 비벼주기 방법과 3지 나선형 비벼주기, 손바닥 원형 강찰법을 시행한다. 이때 승모근의 경우 강하게 압력을 가하면 통증이 발생될 수 있으므로 주의를 한다.

또한 늑간 주변 근육은 중간정도의 압력을 가하여 스포츠마사지를 시행한다.

광배근에 대한 처방적 스포츠마사지를 시행할 때에는 손바닥을 이용한 양방향 또는 원형, 나선형 비벼주기(유념법) 방법을 적용한다.

특히 해머 선수에게 있어 어깨와 팔은, 골반, 다리 등이 중요한 기능을 수행하는 부위인 만큼 정성과 주의를 기울여 스포츠마사지를 시행한다.

해머 선수에게 시행하는 스포츠마사지 지속 시간은 약 30분에서 40분 사이가 적당하나, 기술적 방법의 차이에 의해 시간이 단축되거나 길어질 수도 있다.

또한 훈련이나 경기를 마친 뒤 사우나 후에 강하게 비벼주기 방법과, 눌러주기, 늘려주기 방법들을 조합하여 시행하면 효과를 더욱 높일 수 있다.

포환 던지기

포환 던지기 선수에게 시행되는 스포츠마사지법은 해머 던지기 선수와 마찬가지로 되도록 가볍고 부드러운 테크닉을 적용하는 것이 효과적이다.

먼저 가볍게 쓰다듬기 방법을 시행하고 어깨 주변 근육에서 시작해 팔, 팔꿈치 주변 근육과 손목, 손바닥과 손등, 손가락 및 허리 주변 근육 등 주로 포환을 던지기 위해 작용되는 부위를 위주로 시행한다. 남자 선수들에게 적용되는 신체 전반적인 스포츠마사지 지속 시간은 약 40분에서 50분 정도가 적당하며, 테크닉 속도에 따라 조절될 수 있다. 다만 여자 선수의 경우 남자보다 약 10분 정도를 적게 적용하도록 한다.

원반 던지기 선수 역시 포환 던지기 선수에게 적용되는 테크닉을 시행하되, 특히 허리 부위와 손가락 부위에 주의를 기울여 시행하도록 한다.

사이클

사이클 경기란 자전거로 할 수 있는 모든 스포츠를 말한다.

사이클 선수는 대체적으로 다리 근육이 많이 발달되어 있으며, 자전거를 움직일 때 이러한 근육 조직들이 주동작근으로 작동하면서 속도를 내게 된다.

사이클은 상대적으로 다른 근조직에 비해 하체 근육에 피로도가 높고 페달을 밟는데 작용하는 대퇴사두근과 하퇴삼두근, 대퇴직근, 장요근, 대퇴근막장근 등이 많은 스트레스를 받는다.

사이클 선수에게 적용되는 스포츠마사지 테크닉과 스포츠마사지 포인트는 허리와 골반을 중심으로 대퇴근과 무릎관절 및 장딴지 부위를 비롯한 가자미근, 아킬레스건 등을 중심으로 시행하고 등 부위, 특히 척추 부위와 승모근, 둔부에 대해서도 반복적인 스포츠마사지가 필요하다.

팔꿈치와 무릎 관절 및 주변 근육에 대해서는 세심한 주의와 심혈을 기울여 시행하도록 한다.

대퇴부에 대해서는 양손으로 근육을 잡고 흔들어주기 방법을 시행하고 기타 근육에 대해서는 손바닥 나선형 비벼주기 방법과 양방향 비벼주기 방법, 손가락을 이용한 비벼주기 방법을 이용한다.

사이클 선수에 대한 스포츠마사지 지속 시간은 체중과 주행 거리에 따라 달라지지만 대체로 약 30분에서 40분 사이에서 시행하도록 하고 훈련이나 경기가 끝난 후 아이스마사지를 병행하면 더욱 효과적이다.

수영

우리 인간이 언제부터 수영을 했을까 라고 질문한다면 어리석은 질문이라고 생각하는 사람이 많을 것이다.

수영은 그만큼 오랜 역사를 갖고 있기 때문이다.

수영은 육상에서 행해지는 스포츠 이상으로 많은 에너지를 필요로 한다. 수백 미터가 넘는 거리를 물의 저항을 이겨내며 목표 지점을 최우선적으로 골인해야 승리할 수 있는 신체적인 파워게임이기 때문이다.

또한 수영은 인체 여러 근육들이 작용하는 운동이지만, 경기 종목에 따라 특정한 근육이 집중적으로 작용한다. 공통적으로 작용하는 근육은 가슴 근육과 팔의 근육이다. 이는 물을 가르며 앞으로 전진을 해야 하기 때문이다.

따라서 수영 선수를 위한 스포츠마사지는 팔과 다리를 중점적으로 시행하고 경기 종목에 따라 특징적인 스포츠마사지법을 시행한다.

평영에서의 스포츠마사지 포인트는 먼저 상체 근육 팔의 상완이두근, 상완근, 상완요골근과 가슴의 대흉근, 광배근 및 어깨관절 근육, 손의 굴근 등이며, 하체에서는 고관절 부위 근육과 무릎(좌골하퇴근) 부위와 대퇴이두근, 전경골근, 대둔근 등을 가볍게 쓰다듬기 방법으로 피부에 자극을 주고 손바닥 부위를 이용한 가벼운 비벼주기 방법과 엄지, 인지, 중지를 이용한 비벼주기 방법으로 시행한다.

또한 자유형에 대한 전반적인 스포츠마사지 포인트는 팔을 끌어내릴 때 작용하는 굴근과 손의 굴근 및 팔의 신전시 작용하는 상완삼두근이다. 특히 삼각근에 대해서는 세심한 주의를 기울여 쓰다듬기와 비벼주기 방법과 압박 전진법을 병행하고 하체 근육은 고관절 굴근과 대둔근 및 장딴지부위(비복근, 가자미근) 근육, 아킬레스건에 주의를 기울여 시행한다. 기타 근육에 대해서는 일반적인 스포츠마사지를 시행하되 적당한 압력을 주어야 하며, 특히 흉강과 복부 등 경기 중 호흡을 할 때 작용하는 외부 근육들에 대해 세심한 주의가 필요하다.

또한 수영 선수에 행해지는 스포츠마사지 테크닉은 일반적인 방법을 많이 사용하지만 달리기 선수같이 근육이 예민한 만큼 표면 쪽 근육 이외에는 강한 자극을 피하는 것이 좋다. 경우에 따라서는 강한 자극이 필요할 때가 있으나 대체적으로 딱딱한 근육과 커다란 근육 이외에는 주의를 기울여야 한다.

수영 선수에게 필요한 스포츠마사지 지속 시간은 약 40분에서 50분 정도가 적당하다.

다이빙

예전에만 해도 다이빙하면 높은 곳에서 물로 뛰어내리는 스포츠라고 인식되어 왔던 것이 사실이다.

그러나 '88 서울 올림픽에서 미국의 한 선수가 다이빙 종목에서만 여러 개의 메달을 획득하는 모습을 본 많은 사람들이 다이빙 종목에 대한 많은 관심을 보이고 있다. 현재 유럽을 제외하고 아시아권에서는 중국이 단연 최고의 실력을 자랑하고 있다. 우리 나라도 머지않아 다이빙 종목에서도 올림픽 메달이 나올 것으로 생각된다.

다이빙은 무엇보다도 심리적 안정을 필요로 하는 스포츠다.

때문에 선수들이 경기에 앞서 심호흡을 가다듬고 있는 모습을 TV중계 등을 통해 본적이 있을 것이다.

높은 곳에서 아래로 뛰어 내린다는 것이 쉽지는 않다.

다만 어느 정도 훈련을 통해 고공 공포증은 없앨 수 있으나 경기에 대한 심적인 부담은 경기력에 악영향을 미칠 수 있다.

따라서 경기에 앞서 시행되는 스포츠마사지는 선수의 심적인 안정과 긴장된 근육을 진정시켜 줌으로써 선수가 경기에 임할 때 안정된 컨디션을 유지, 자신의 기량을 최대한 발휘 할 수 있도록 보조적 역할을 수행할 수 있다.

특히 경기 전이나 경기 직후에 시행되는 경부(목주변 근육, 후두부 주변, 승모근 주변)에 대한 가벼운 스포츠마사지는 예상외의 좋은 효과를 얻을 수 있다.

되도록 시작은 가볍게 압박을 주어 전진형 스포츠마사지법을 시행하고, 이어 중간 정도의 압력을 주어 손바닥을 이용한 나선형으로 비벼주기 방법을 시행하고 모지 나선형 비벼주기를 통해 미세한 근육들을 전반적으로 풀어 주면 된다.

다이빙 선수에 대한 스포츠마사지 지속 시간은 약 30분에서 50분 정도가 적당하다. 그러나 경기 직전에 시행되는 스포츠마사지는 최대한 가볍게 시행하고 지속 시간 역시 짧게 잡는 것이 원칙이다. 다이빙 종목에 대한 스포츠마사지 포인트는 하체보다는 상체 쪽에 역점을 두고 시행한다.

등근육에 대해 전반적인 스포츠마사지가 필요하고 이어 높은 곳에서 다이빙할 때 물의 저항으로 발생되는 근육의 긴장을 풀어주는 쪽의 테크닉이 필요하며, 팔(삼각근, 상완삼두근, 상완이두근, 전완근)과 다리(대퇴사두근, 대퇴이두근, 비복근, 가자미근, 아킬레스건) 순으로 스포츠마사지를 시행하면 된다.

또한 어깨관절과 무릎관절에 대해서도 모지 비벼주기 방법을 시행한다. 이때 너무 강한 힘을 주어서는 안 된다. 특히 점프를 하기 위해 작동되는 근육 대둔근과 좌골하퇴근, 대퇴사두근 및 하퇴삼두근에 대해서는 한쪽부위에 집중하여 압력을 주지 말고 골고루 분산시켜 압력을 가하도록 한다. 또한 복직근에 대한 스포츠마사지는 짜주기 방법을 시행하고 고관절신근 및 배신근과 손목 관절 주변에 대해서는 손바닥 눌러주기 방법과 모지 비벼주기 방법을 시행한다.

보트

우리 나라에서는 보트 경기가 보편화된 스포츠는 아니지만 유럽권에서는 매우 높은 인기를 얻고 있는 스포츠이다.

보트 경기는 고도의 신체적 운동 능력을 요구하는 스포츠로서 최소 2시간에서 많게는 4시간 가량을 지속해서 체력을 소모해야 하는 힘겨운 종목이다. 때문에 경기에 참가하는 선수들은 평소 체력 보강에 많은 시간을 보내고, 스포츠마사지 등을 이용한 체력관리에 만전을 기하고 있다.

개인 또는 단체경기에 따라 조금의 차이가 있으나 대체로 노를 젓는 동작에서 어깨와 팔에 많은 부하가 걸려 근육이 뭉치고 피로가 가중된다.

특히 상완이두근과 상완근, 상완요골근, 상완의 후방전위근 등에 많은 피로가 쌓이게 되므로 이곳을 중점적으로 스포츠마사지를 시행하고 이어 삼각근과 견갑하근, 대원근 순으로 처음에는 가볍게 쓰다듬기를 시행하고 곧이어 비벼주기 방법과 전진형 압박법을 시행한다.

또한 허리 주변 근육과 복직근, 고관절굴근 및 골반 주변 근육과 대퇴직근, 장요근, 대퇴근막장근 등에 대하여 중점적으로 스포츠마사지를 시행한다. 특히 협소한 보트 위에서 경기가 행해지기 때문에 오금과 무릎 주변 근육에 통증이나 근육 경련을 일으키는 경우도 발생한다. 때문에 이들 주변 근육과 관절에 대한 스포츠마사지와 대퇴사두근에 대해 좀더 세심한 주의를 기울여 스포츠마사지를 시행하는 것이 좋다. 보트 선수에게 적절한 스포츠마사지 지속 시간은 약 40분에서 50분 가량이 적당하며 태양 빛에 의해 피부가 화상을 입는 경우가 많으므로 피부의 손상 여부를 확인한 후 스포츠마사지를 시행하되 마사지용 크림이나 오일을 사용하는 것도 효과를 높일 수 있는 방법이다.

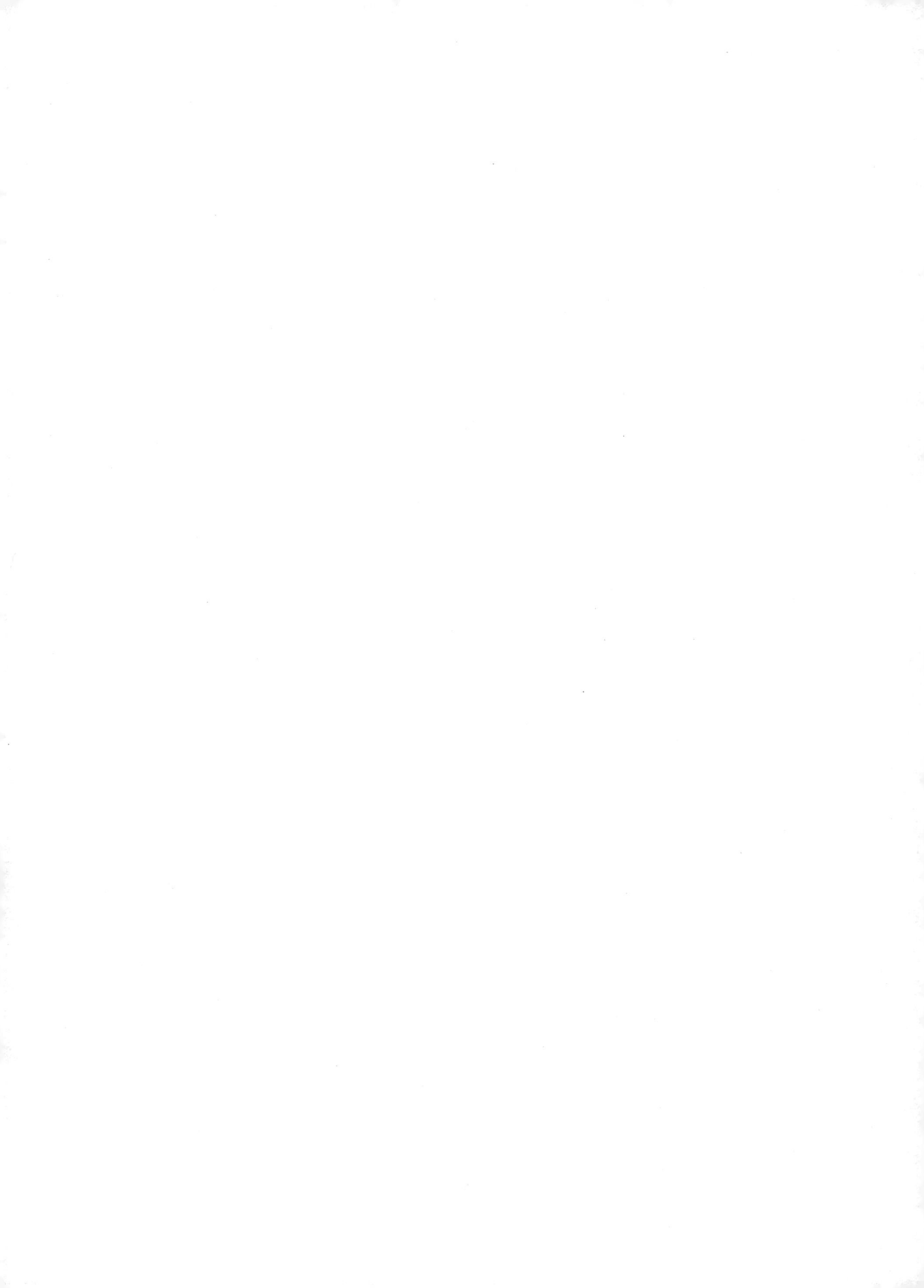

10

스포츠마사지의 기본동작별 시행 전 주의 사항 및 알아 두어야 할 점

가볍게 쓰다듬기(경찰법) / 비벼주기(유념법) /

강하게 쓰다듬기 및 짜주기(강찰법) /

누르기 및 눌러 전진하기(압박법, 압박전진법) /

두드려주기(고타법) / 흔들어주기(진동법) /

늘려주기(신전법) /

스포츠마사지와 병행되는 관절 운동 /

냉각에 의한 스포츠마사지(아이스마사지)

10

스포츠마사지의 기본 동작별 시행 전 주의 사항 및 알아 두어야 할 점

스포츠마사지가 우리 인체에 미치는 생리학적 효과에 대해서는 앞에서도 상세히 기술한 바가 있다.

그러나 이 같은 효과는 스포츠마사지사의 기술적 능력과 시행 방법에 따라 각기 달라질 수 있으므로 스포츠마사지사는 되도록 많은 기술 습득과 연습을 통해 자신의 기술을 향상시켜야 할 것이다. 또한 스포츠마사지를 받는 사람의 체중, 근육발달 정도에 따라 지속 시간과 테크닉 측면에서의 압력을 조절해야 하며, 이것은 곧 마사지의 효과와 직결된다는 점을 잊지 않도록 해야 한다.

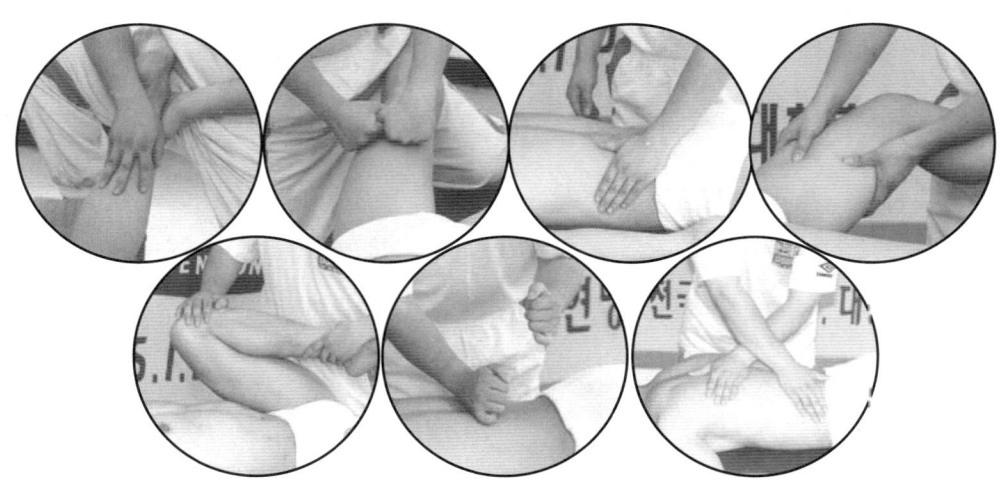

가볍게 쓰다듬기(경찰법)

우리 인체의 피부 조직은 사람이 사물을 보고 느끼는 것과 같이 예민한 감각 기관을 가지고 있다. 따라서 스포츠마사지를 시행하기에 앞서 가볍게 쓰다듬기 방법은 근육에 강한 자극을 주기 전의 준비 테크닉으로서 한약방의 감초와 같이 없어서는 안 될 중요한 기술이다.

쓰다듬기 방법에 있어 주의할 점은 스포츠마사지를 적용할 부위에 상처나 피부 질환이 있는지를 꼭 확인해야 한다는 점이다.

만일 피부에 상처 또는 피부질환이 있는 경우 환부에는 스포츠마사지를 시행하지 않는 것이 좋다. 또한 피부가 건성인 경우 반복되는 쓰다듬기는 피부 표면에 상처를 입힐 수 있는 만큼 주의를 기울여야 하며, 손에 반지나 기타 피부에 손상을 입힐 수 있는 물건들은 미리 제거한다.

비벼주기(유념법)

비벼주기 방법은 근육에 적당한 압력을 주어 비벼주는 방법으로서 근육의 여러 가지 상해를 파악해 정성스럽게 스포츠마사지를 시행해야 한다. 또한 스포츠마사지를 받는 근육 부위에 힘이 들어가지 않도록 해야 한다.

따라서 스포츠마사지사는 받는 사람의 자세가 올바른지 여부와 시행할 부위가 완전히 이완되어 있는지 여부를 확인하고 되도록 스포츠마사지 부위가 움직이지 않게 한 후 시행하되 약하게 시작해서 점차 중간 압력으로 진행한다. 이때 통증이 없어야 하며, 근육이 뒤틀리게 해서는 안 된다. 또 기술상의 주의할 점은 작은 근육은 모지 또는 기타 손가락 지문 부위를 이용해 동작을 되도록 작게 하고 큰 근육은 손바닥이나 손등, 팔꿈치 등을 이용해 좀더 크게 동작을 취하는 것이 효과적이며, 주변 다른 근육에 영향을 주지 않도록 해야 한다. 또한 비벼주기 방법을 시행할 때에는 기본적으로 임파관의 주행 방향으로 실시하고 근육의 결에 따른 스포츠 해부학적 또는 운동 기능학적 이해가 필요하다.

강하게 쓰다듬기 및 짜주기(강찰법)

강하게 쓰다듬기 방법은 손바닥이나 팔꿈치부터 손목의 상단부까지 일명 전완부를 피부에 접촉하거나 또는 미세한 부분의 근육에 대해서는 엄지손가락 지문 부위 및 기타 3지(인지, 중지, 약지) 지문 부위를 피부에 접촉하여 스포츠마사지사의 체중을 실어 밀어내듯이, 또는 압력을 주어 강하게 쓰다듬듯이 마찰을 가하거나 피부를 잡아 짜주듯이 혹은 손바닥 전체를 피부에 접촉하고 나선형이나 원형으로 돌리며 짜주는 방법이며, 이러한 방법은 피부내의 노폐물을 분해하는 효과와 대사 촉진을 일으켜 혈액순환과 림파액의 빠른 순환을 유도하게 되고 근육조직 내의 영양소의 공급을 원활하게 하는데 기여한다.

또한 테크닉을 시행하는데 있어 주의할 점은 피부에 너무 강하게 압박하여 쓰다듬거나 짜주게 되면 강한 마찰에 의한 피부에 손상을 입히거나 피부에 물집이 생길 수 있음으로 주의를 기울려야 한다. 테크닉 적용 부위는 대체로 등 근육과 같이 편편하고 넓은 근육이나 또는 대퇴근 등에 많이 적용되나 각 관절 부위와 건 등에도 적용할 수 있다.

누르기 및 눌러 전진하기(압박법, 압박전진법)

스포츠마사지에서의 누르기 방법은 일반적인 지압과는 다르다. 지압의 경우 예전에 중국이나 일본에서 대체적으로 많이 성행하던 수기 요법으로 엄지손가락을 이용해 경락과 같은 신체 지압점을 누르는 것을 말한다. 그러나 스포츠마사지에서 누르기 방법은 핀란드식 스포츠마사지에서 유래되어 러시아, 독일, 기타 유럽에서 많이 사용하는 수기법이다.

특징적으로는 손가락을 이용하는 것보다는 손바닥과 같은 넓은 부위나 엄지 지문부, 기타 손가락 지문부위를 신체에 접촉해 단계적으로 누르거나 아니면 적당한 압력을 가하여 밀어내듯이 전진하는 방법을 많이 사용한다. 그러나 미세한 근육이 분포된 부위에 대해서는 엄지를 비롯한 기타 손가락 부위를 이용해 압박을 주는 방법을 이용한다.

이와 같이 누르기 방법을 시행할 때에는 피부 표면에서부터 서서히 압력을 주어 누르고 임파관을 따라 직선 방향으로 진행하면서 스포츠마사지를 시행한다. 이때 근육이 완전히 이완된 상태에서 시행해야 한다. 그렇지 않고 근육이 수축된 상태에서 압박을 가하면

10 스포츠마사지의 기본 동작별 시행 전 주의 사항 및 알아 두어야 할 점

통증이 발생하고 근육에 문제가 발생할 수 있다. 또한 스포츠마사지사는 대상자의 신체 조건에 알맞은 압력으로 신체 부위에 적절히 적용해야 효과적이다. 특히 요통이 있는 사람에게는 척추(요부)부위에 세심한 주의를 기울여 시행한다.

두드려주기(고타법)

한 손 또는 양손의 손가락과 손바닥 등을 이용해 신체 부위를 두드리는 방법이다. 손날이나 두 손을 모아 손가락 부위로 두드리는 방법은 주로 등 부위의 견갑골 주변과 같이 편편하면서 넓고 딱딱한 부위에 시행하고 손가락 부위로 두드리는 방법은 허리(복사근) 주변 근육과 같이 부드러운 근육에 적용한다.

또한 둔부와 같이 근육이 많은 부위에는 손바닥을 오목하게 만들어 두드려 준다. 이때 스포츠마사지사는 받는 사람이 통증이 없는지를 점검하고 이어 정확한 동작을 취해 리듬감 있고 경쾌한 소리가 나도록 스포츠마사지를 시행한다.

또한 손가락과 손가락 사이를 될 수 있는 한 넓게 벌려 시행하되 손가락에 힘을 많이 주게 되면 스포츠마사지를 받는 사람이 통증을 느낄 우려가 있으므로 주의해야 한다.

타수는 1분에 약 70회 정도를 약3-4회 반복해 주며, 보다 많은 자극을 필요로 할 때에는 분당 약 250회에서 300회 정도를 시행하고 간격은 3cm에서 5cm정도면 된다.

흔들어주기(진동법)

흔들어주기 방법은 말 그대로 근육에 진동을 주는 것으로, 조직간의 영양소를 원활히 배분하고 근육의 수축력을 강화시키는 작용을 하게 된다.

우리는 주변 체육관이나 가정에서 벨트 마사지기나 진동형 마사지기를 본적이 있을 것이다.

그러나 이와 같은 기계식은 근육의 형태에 맞추어 시행하기가 어려우며, 부분적인 마사지와 미세한 조직에 대해 적용하기가 불가능 할 뿐 아니라 스포츠맨의 상태에 따라 적절하게 적용하기가 어렵다. 때문에 스포츠마사지사는 필요할 때에는 언제든 흔들어주기 방법을 실시해야 하며 평소 많은 연습을 해 두어야 한다.

흔들어주기 방법은 등 부위 수장 진동법과 상완이두근, 상완삼두근, 허리, 대퇴근, 장딴지 부위에 주로 이용되며, 되도록 속도를 빠르게 하는 것이 효과적이다.

또한 진동법을 시행하는데 있어 근육의 움직임을 따라 리듬감 있게 시행하고 과도한 진동 반경은 근육에 통증을 일으킬 수 있는 만큼 주의를 기울여야 한다. 특히 허리 근육에 진동법을 시행할 때에는 요통이 없는 사람만 가능하다는 점을 잊어서는 안 되며, 스포츠마사지를 시행할 부위가 수축되어 있는지 확인하고 스포츠마사지 진동법을 시행한다.

늘려주기(신전법)

늘려주기 방법 즉 피로에 의해 짧아진 근육을 늘려 줌으로써 근육의 스트레스를 해소시켜주는 스포츠마사지법으로서 주로 등 근육 전체와 대퇴사두근 목 부위 근육 등에 적용한다.

늘려주기 방법을 시행할 때는 특히 근육에 부상이 있는지 여부를 꼭 확인 한 다음 시행하고 만일 근육 부상(근육파열, 중앙의 파열, 말초파열, 전체파열)이 있다면 이 같은 스포츠마사지 방법을 시행해서는 안 된다.

근육은 우리 인체가 운동을 시행하는데 있어 힘을 내도록 준비를 하고 실제적 효과를 주는 뼈의 움직임으로 나타낸다.

대체적으로 근육이 파열되는 경우는 스포츠 활동 중 직접적인 타격에 의해 발생되는 타박이나 근섬유의 약간의 분열, 과도한 움직임과 누적된 피로 등으로 짧아진 상태에서의 신전에서 발생할 수 있다.

또한 근육의 완전한 파열은 팔의 이두근과 허벅지근 등에서 자주 발생한다. 스포츠마사지에서의 늘려주기 방법은 근육의 움직임을 좋게 만들어 주지만 자칫 부상으로 이어질 수 있는 만큼 스포츠마사지사는 사전에 근육상태를 세밀히 파악한 후 스포츠마사지를 시행하도록 하고 부상이 있는 경우 전문의와 상담하여 스포츠마사지 시행 여부를 결정한다.

스포츠마사지와 병행되는 관절 운동

스포츠마사지는 운동선수의 전반적인 체력 관리를 담당하는 주목적으로 필요에 따라 관절 운동을 병행할 필요가 있다. 이는 운동선수의 컨디션 조절뿐 아니라 근육과 연계되어 각 관절 조직의 원활한 가동범위를 제공함으로써 훈련 또는 경기 중 스포츠 상해 예방과 경기력 향상에 크게 기여된다. 특히 근육의 경직을 예방하는데 효과적이며, 익숙하지 않은 동작을 취한다 하더라도 이를 효과적으로 예방할 수 있는 역할이 가능하다.

인대와 관절낭 등 운동 작용계 내의 다른 연합 조직과 함께 훈련되지 않은 근육들에 대해 일부 보호 작용을 할 수 있는 만큼 스포츠마사지에서의 관절 운동은 중요한 역할을 담당한다.

스포츠마사지사는 먼저 스포츠마사지를 받는 사람의 관절에 부상이 있는지 여부를 확인하고 이어 문제가 없다고 판단될 경우 관절의 기능학적 원리를 이용, 각 관절의 고유적인 기능을 참조(관절의 가동 각도, 방향, 최대가동점 등)하여 처음에는 작은 동작으로 관절 운동을 시행하고 점차 가동 범위를 늘려 가는 방법으로 관절에 대한 스포츠마사지를 시행한다.

이때 관절에 통증이 없다는 것이 전제되어야 한다.

냉각에 의한 스포츠마사지(아이스마사지)

아이스마사지는 훈련 또는 경기를 마친 후 증세에 따라 통증 완화 효과와 조직 내의 열을 식혀 주는 효과가 있다. 아이스마사지는 축구 선수를 비롯한, 럭비 선수와 마라톤 등 다양한 종목의 선수에게 적용 할 수 있으며 그 효과 또한 탁월하다.

과도한 움직임으로 인한 신체 조직의 통증을 완화시키고, 조직 내의 안정과 빠른 회복을 위해 병행되는 냉각에 의한 스포츠마사지는 얼음주머니를 만들거나 원형의 얼음조각을 만들어 마사지를 시행할 신체 부위에 거즈나 수건을 덮은 다음, 적절한 온도를 맞추어 수 차례 반복하며 쓰다듬기를 하면 된다.

이때 얼음이 피부에 직접적으로 접촉되는 일이 없도록 주의한다. 그 이유는 급격한 온도 변화로 인한 신체 내 조직에 문제가 발생할 수 있을 뿐 아니라 동상 내지는 대사 기관에 좋지 못한 영향을 줄 수 있기 때문이다.

11

스포츠마사지 기본 동작별 인체 생리학적 작용

- 쓰다듬기 방법과 인체 생리학적 작용
- 비벼주기 방법과 인체 생리학적 작용
- 두드려주기 방법과 인체 생리학적 작용
- 눌러주기 방법과 인체 생리학적 작용
- 흔들어주기 방법과 인체 생리학적 작용

11
스포츠마사지 기본 동작별 인체 생리학적 작용

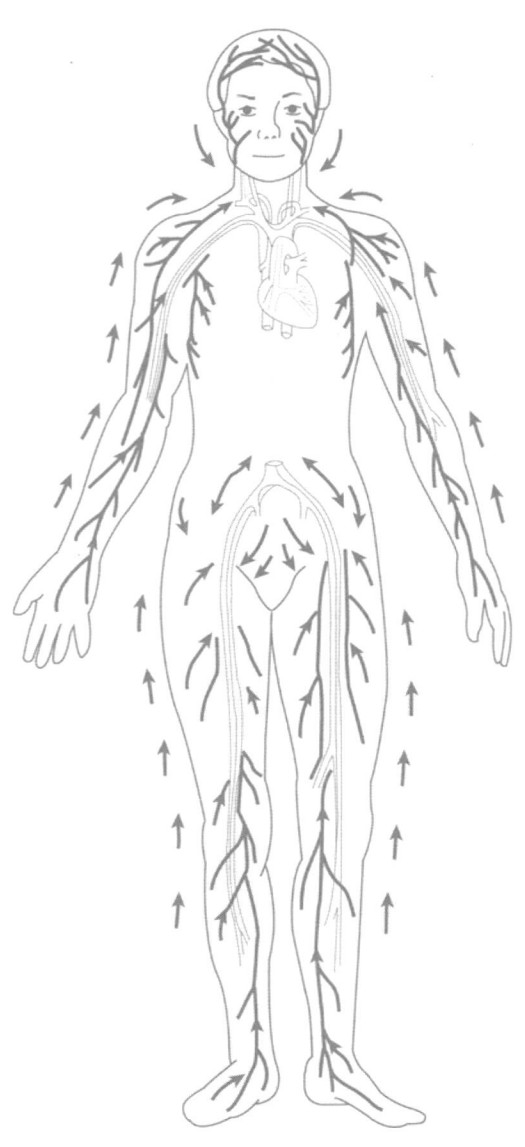

순환계통의 생리학적 작용

쓰다듬기 방법과 인체 생리학적 작용

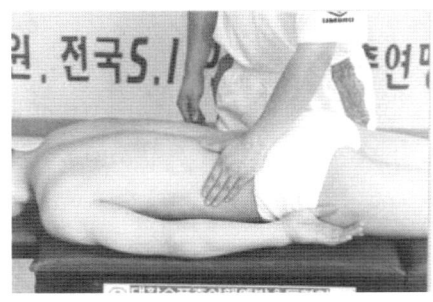

쓰다듬기 방법은 기본적으로 신체 대사의 촉진을 일으킨다. 또한 각 인체 조직의 안정 작용과 스포츠마사지를 시행 하는데 있어 여러 가지 다양한 자극을 받아들일 수 있는 환경을 만들어 줌으로써 스포츠마사지의 효과를 극대화 할 수 있는 여건을 마련한다. 또한 쓰다듬기 방향에 따라 임파액 또는 혈액 유통을 촉진시키는 작용을 한다.

다만 심장을 향해 쓰다듬기를 실시할 경우 혈액 순환의 작용이 우선되며, 임파절쪽으로의 쓰다듬기 방법은 임파액의 유통을 촉진시키는 작용에 기여하게 될 것이다.

비벼주기 방법과 인체 생리학적 작용

비벼주기 방법은 스포츠마사지를 시행하는데 있어 약 60%정도를 차지한다.

신체 전반적으로 다양하게 시행되는 비벼주기 테크닉은 근육의 수축력을 약화시켜 긴장된 근육 조직을 안정시키는 작용을 한다. 또한 피부와 피부 아래의 깊은 곳까지 자극이 가해지면서 신진대사가 활발해지고 피로물질 제거에 크게 작용한다.

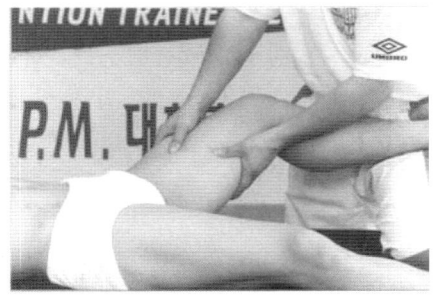

다만 비벼주기 방법은 그 기술이 다양하고 숙련된 스포츠마사지사가 아니면 기대이상의 효과를 얻을 수 없으므로 스포츠마사지사의 보다 많은 훈련이 요구되며, 각 스포츠 종목별로 정확히 근육 발달 상태를 파악하여 처방학적 스포츠마사지를 시행하도록 해야 한다.

작은 근육은 엄지손가락이나 3지(인지, 중지, 검지)를 이용해 테크닉을 구사하고 큰 근육에 대해서는 손바닥이나 팔꿈치 등을 이용해 근육을 마사지해 준다. 이러한 비벼주기 방법은 운동 신경뿐만 아니라 근육의 수축 및 긴장을 해소하는 작용에 기여한다.

두드려주기 방법과 인체 생리학적 작용

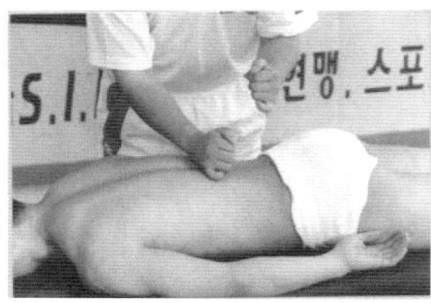

두드려주기 방법(고타법)은 인체 중 주로 뼈와 근육층이 얇은 부위나 아니면 근육이 많은 부위를 손바닥 또는 손가락으로 두드려주는 방법(절타)을 말한다.

이때 자극을 받은 체내 조직은 두드리는 속도와 강도에 따라 각기 다른 생리학적 작용이 일어난다.

빠른 속도와 강한 자극, 장시간에 걸쳐 시행되는 두드리기는 혈관을 확장시켜 혈액순환과 조직 내의 영양소 공급을 원활하게 해준다. 또한 이와 같은 스포츠마사지 테크닉은 반사 신경을 자극시켜 운동 능력을 향상시키는 작용도 하게 된다.

한편 속도는 느리면서 짧은 시간 내에 끝마치는 테크닉은 혈관을 협착시키는 작용을 한다.

따라서 혈액순환과 대사 촉진을 위해 시행되는 스포츠마사지에서의 두드겨주기 방법은 되도록 빠른 템포와 리듬감 있게 시행하는 것이 체내 생리학적 작용에 도움이 된다.

다만 미세한 근육이 주로 분포하고 있는 얼굴 부위의 두드려 주기 방법은 최대한 가볍게 시행해야만 피부의 탄력을 유지해 주는 효과를 얻을 수 있다.

눌러주기 방법과 인체 생리학적 작용

눌러주기 방법은 손바닥이나 엄지 또는 각 손가락 지문 부위 및 주먹을 쥔 상태에서 근육의 깊은 곳을 압박 자극하여 여러 가지 생리학적 효과를 얻는 방법으로써 핀란드와 구소련에서 널리 보급된 스포츠마사지 기본 동작 중 하나이다.

이러한 눌러주기 방법은 근육의 깊은 곳을 자극할 수 있어 매우 큰 효과를 기대할 수 있는 장점이 있다.

11 스포츠마사지 기본 동작별 인체 생리학적 작용

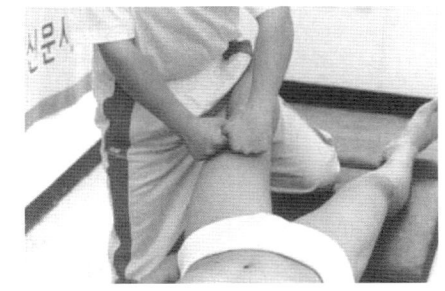

　눌러주기 방법은 체온 상승 작용과 피부 및 근육에 긴장력을 높여 줌으로써 경기 전 근육 파워를 증가시키는 작용을 하며, 모지부 국소 압박법은 경기 직후 흥분된 근육의 진정 작용을 한다.

　또한 각 조직 내의 영양소의 공급을 촉진시키고 전신형 압박법은 혈액 및 임파액의 유통을 촉진시키는 작용도 함께 한다. 다만 신체 특성에 맞는 압력을 주도록 해야 한다.

흔들어주기 방법과 인체 생리학적 작용

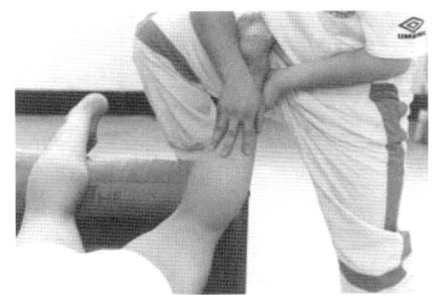

　흔들어주기 방법은 근육에 진동을 주는 스포츠마사지방법으로서 일반적으로 맨손으로 하는 경우도 있으나 벨트 마사지기를 사용하는 경우도 있다. 그러나 기계식의 경우 근육 상태에 따라 조정이 어렵고 강도가 일정한 관계로 훈련 또는 경기 직후 행하는 것은 긴장된 근육에 좋지 않은 영향을 줄 수 있다. 따라서 스포츠마사지사는 기계가 아닌 순수 맨손에 의한 흔들어주기(진동법) 방법을 채택하는 것이 바람직할 것이다.

　흔들어주기 방법이 인체에 미치는 생리학적 작용은 훈련 중이나 경기로 인한 근육 긴장을 해소하고 조직간의 신경 전달을 원활히 하는 작용을 한다. 또한 근육의 가벼운 통증을 억제하고 조직 내의 영양소 공급을 쉽게 할 뿐 아니라 경기 중 근육 경련으로 발생되는 운동 장애를 예방하는데 기여한다.

　또한 땀샘 조직을 비롯한 기타 샘 조직에서의 분비 기능을 강화시키고 심장 기능에도 영향을 미쳐 분당 맥박수를 감소시키는 작용도 가능하게 한다.

　이 밖에 체내 피로 물질을 체외로 내보내는 작용을 하고, 이는 진동 마사지의 지속 시간에 따라 그 효과가 달라진다. 따라서 근육의 피로를 풀기 위한 생리학적 작용은 1분에서 5분 정도면 가능 하지만 장기를 비롯한 샘 조직의 분비 작용을 활성화하기 위해서는 약 10분 이상을 시행해야만 효과를 볼 수 있다.

12

스포츠마사지 시행 방향

- 스포츠마사지 실기 동작에 따른 시행 방향

12
스포츠마사지 시행 방향

스포츠마사지 실기 동작에 따른 시행 방향

• **직선방향**

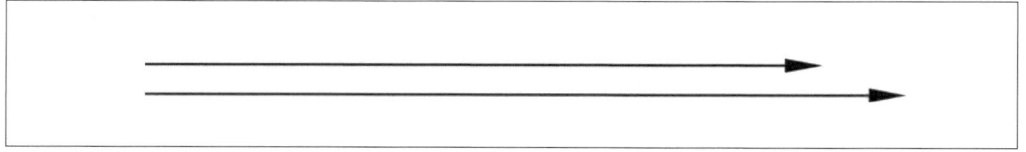

스포츠마사지의 기본 동작 중 쓰다듬기 방법에서 많이 이용되는 방향으로 임파절 또는 심장 쪽으로의 쓰다듬기 방법을 시행할 때 주로 이용되는 방향이다

• **곡선방향**

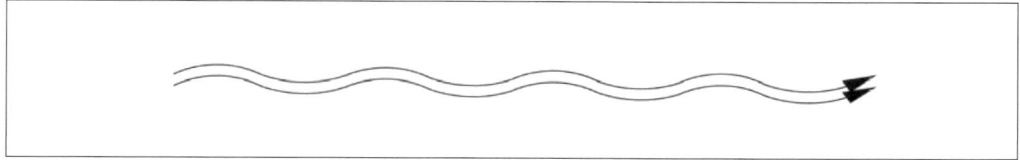

곡선방향은 수장진동법과 같이 근육에 떨림을 줄 때 많이 이용되는 방향이다. 이러한 방향은 근육층이 많은 부위에 주로 이용하게 된다.

• 나선형 방향

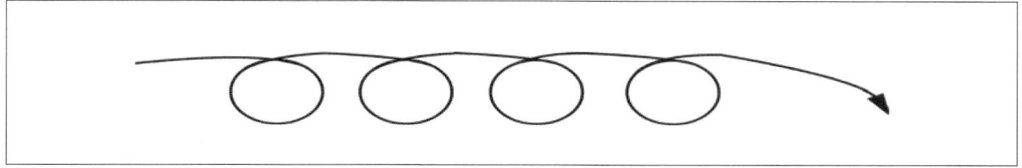

수장이나 모지부 또는 3지 비벼주기 방법에서 주로 이용되며 그림과 같이 나선형으로 근육을 풀어줄 때 이용되는 전진형 방향이다.

• 원형 방향

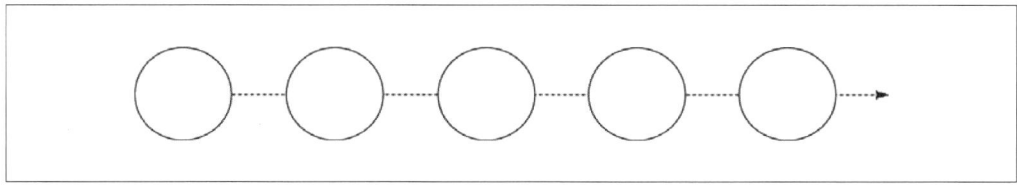

원형 형태의 스포츠마사지 방향은 주로 수장 또는 모지 지문 부위를 이용해 압박을 가해 회전하는 방법이다.
정확한 스포츠마사지 포인트를 대상으로 360° 회전 형태를 이루며 포인트별로 이동한다.

• 지그재그형 방향

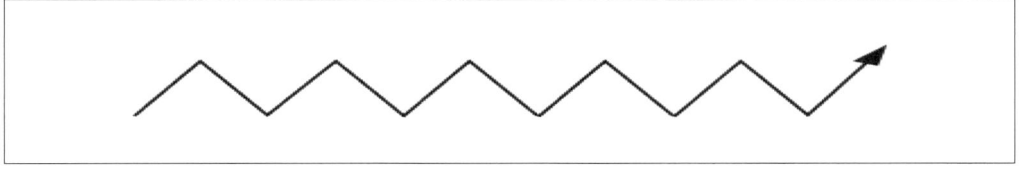

이 방법은 허리 근육에 롤링을 주면서 스포츠마사지 할 때 이용되기도 하고 3지 지그재그형 진동법을 시행할 때도 이용된다.

• 양방향 나선형 방향

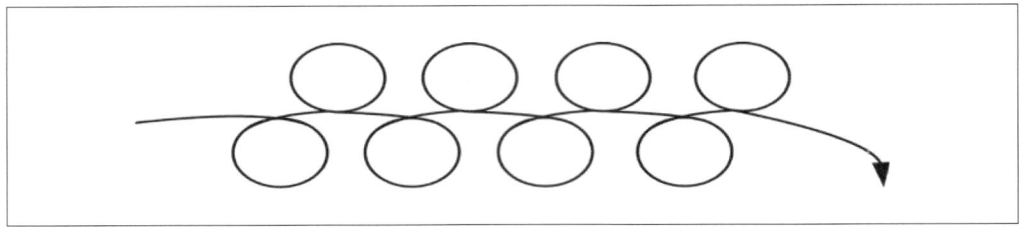

이 방법은 대체로 손바닥 또는 수장으로 양쪽 방향으로 각각 바깥쪽으로 회전하면서 전진형으로 진행되는 방향이다.

근육에 따라 적당한 압력을 주어 양쪽 방향으로 회전하면서 전진한다.

• 소용돌이 방향

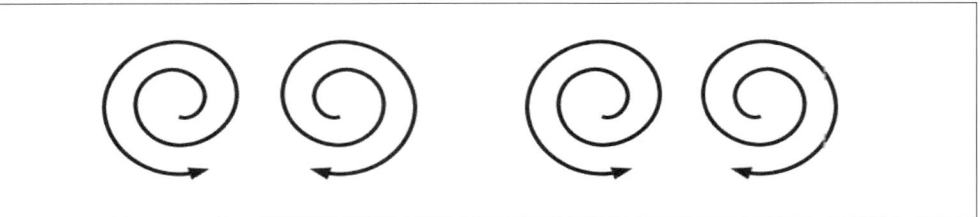

이 방법은 주로 엄지손가락 지문 부위를 이용해 신체의 미세한 부위를 마사지하거나 또는 부분적으로 강하게 스포츠마사지를 시행할 때 작은 중앙점에서 점차 바깥쪽으로 연결된 원을 그리며 비벼준다.

13

스포츠마사지 실기 동작에 따른 접촉점 구분

- 스포츠마사지 테크닉별 접촉점에 대한 용어

13

스포츠마사지 실기 동작에 따른 접촉점 구분

스포츠마사지 테크닉별 접촉점에 대한 용어

1. 손바닥 접촉점(테크닉 접촉점 1)

2. 수장 접촉점(테크닉 접촉점 2)

3. 모지 지문 부위 접촉점(테크닉 접촉점 3)

4. 메주먹 접촉점(테크닉 접촉점 4)

5. 손날 접촉점(테크닉 접촉점 5)

6. 3지 지문 부위 접촉점(테크닉 접촉점 6)

7. 손등 부위 접촉점(테크닉 접촉점 7)

8. 팔꿈치 접촉점(테크닉 접촉점 8)

14

인체 각 부위별 스포츠마사지 적용 부위에 대한 구분

14
인체 각 부위별 스포츠마사지 적용 부위에 대한 구분

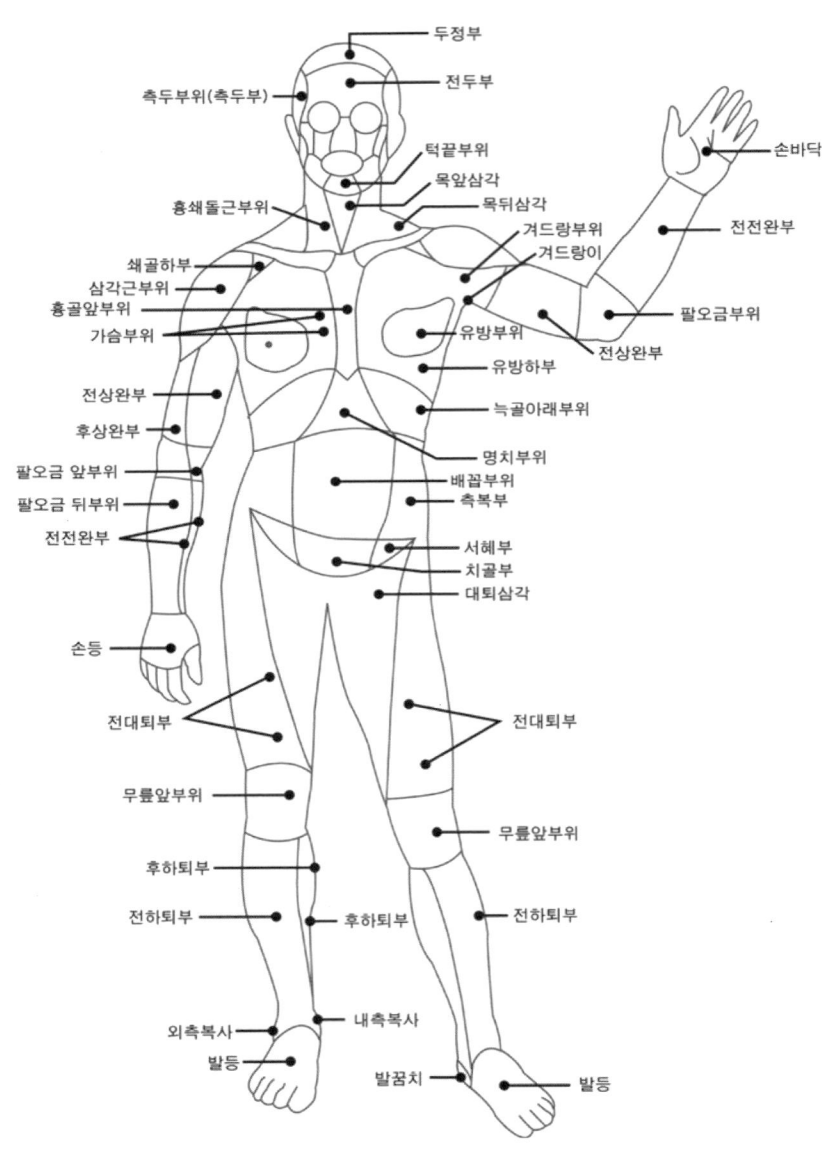

인체 앞면의 적용점

14 인체 각 부위별 스포츠마사지 적용 부위에 대한 구분

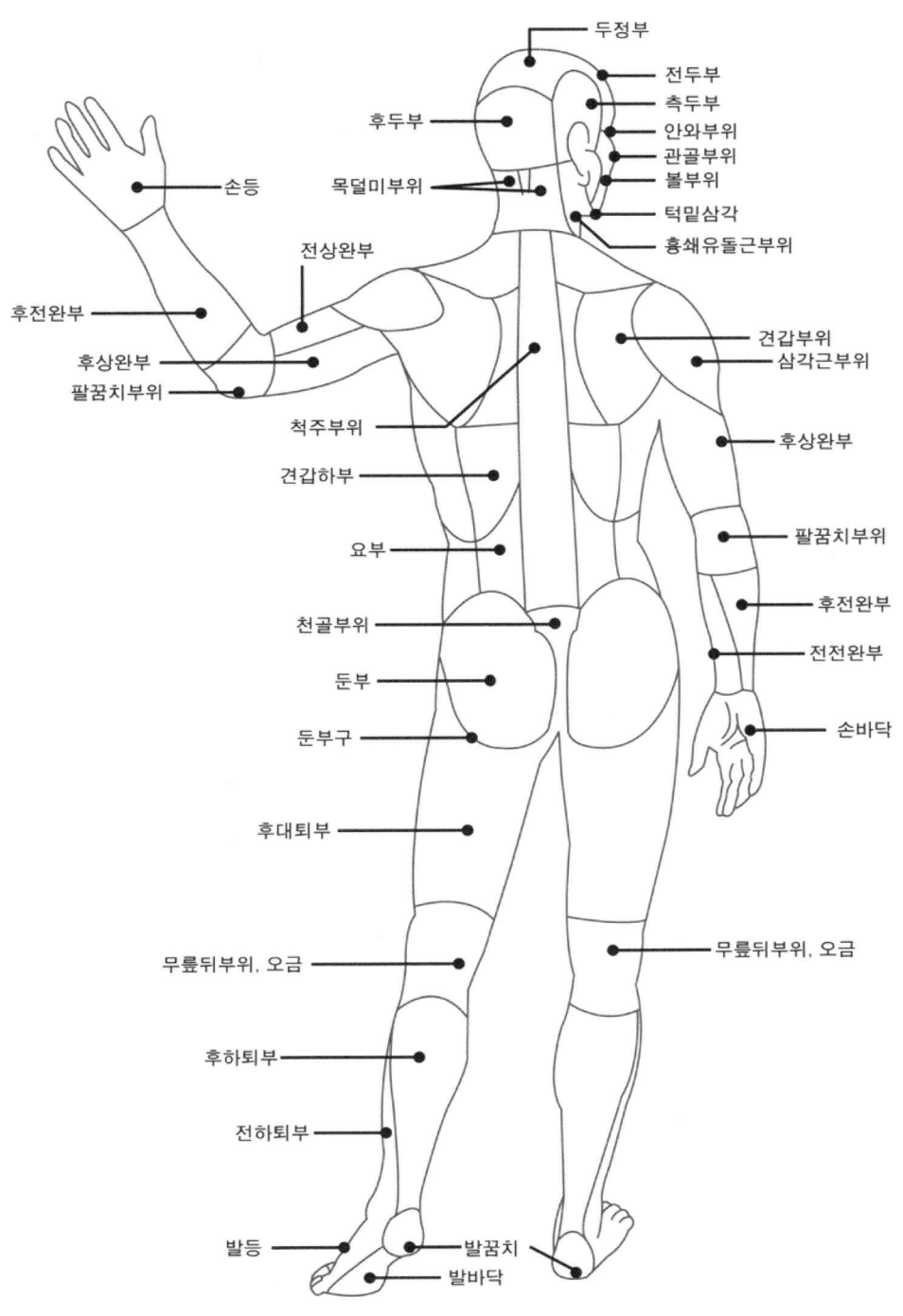

인체 뒷면의 적용점

15 스포츠마사지 실기편

- 스포츠마사지 실기 테크닉에 대한 접촉점의 용어

15

스포츠마사지 실기편

스포츠마사지 실기 테크닉에 대한 접촉점의 용어

스포츠마사지의 기술적 테크닉을 운동선수에게 적용하는데 있어 신체(피부, 근육)에 접촉하는 스포츠마사지사의 손의 접촉점을 다음과 같이 용어를 통일하여 적용한다.

1. 손바닥 전체 중 접촉점 구분

① 테크닉 접촉점 1은 스포츠마사지사의 손바닥 전체를 의미한다.

② 테크닉 접촉점 2는 스포츠마사지사의 엄지손가락 전체 마디를 의미한다.(다만, 테크닉 접촉점 2-1은 해당 손가락의 지문 부위를 의미함)

③ 테크닉 접촉점 3은 스포츠마사지사의 두 번째 손가락(인지) 전체 마디를 의미한다. (다만, 테크닉 접촉점 3-1은 해당 손가락의 지문 부위를 의미함).

④ 테크닉 접촉점 4는 스포츠마사지사의 세 번째 손가락(중지) 전체 마디를 의미한다. (다만, 테크닉 접촉점 4-1은 해당 손가락의 지문 부위를 의미함).

⑤ 테크닉 접촉점 5는 스포츠마사지사의 네 번째 손가락(약지) 전체 마디를 의미한다. (다만, 테크닉 접촉점 5-1은 해당 손가락의 지문 부위를 의미함)

⑥ 테크닉 접촉점 6은 스포츠마사지사의 다섯 번째 손가락(새끼) 전체 마디를 의미한다.(다만, 테크닉 접촉점 6-1은 해당 손가락의 지문 부위를 의미함)

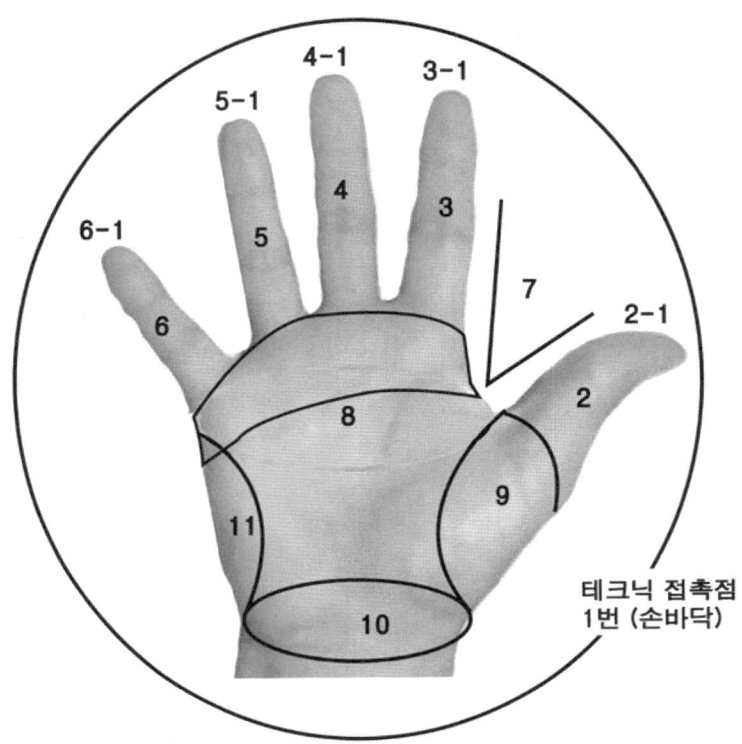

테크닉 접촉점
1번 (손바닥)

⑦ 테크닉 접촉점 7은 스포츠마사지사의 엄지손가락과 인지 사이를 의미한다.

⑧ 테크닉 접촉점 8은 스포츠마사지사의 손바닥에 엄지 쪽의 손바닥뼈 부위를 제외한 두 번째, 세 번째, 네 번째 긴뼈의 하단부 쪽을 의미한다.

⑨ 테크닉 접촉점 9는 스포츠마사지사의 엄지손가락 쪽에 위치한 첫 번째 뼈의 하단부를 의미한다.

⑩ 테크닉 접촉점 10은 스포츠마사지사의 손바닥에서 손목뼈가 위치한 부분을 의미한다.

⑪ 테크닉 접촉점 11은 스포츠마사지사의 손바닥에서 손날 부위 안쪽으로서 다섯 번째 손목뼈가 위치한 부분을 의미한다.

2. 손등 전체 중 접촉점 구분

① 테크닉 접촉점 12는 스포츠마사지사의 손등 부위를 의미한다.

② 테크닉 접촉점 13은 스포츠마사지사의 손등 쪽에서 엄지손가락을 제외한 네 개의

손가락의 중절골 부위를 의미한다.

③ 테크닉 접촉점 14는 스포츠마사지사의 손등 전체를 의미한다.

④ 테크닉 접촉점 15는 스포츠마사지사의 팔꿈치 부위를 의미한다.

⑤ 테크닉 접촉점 16은 스포츠마사지사의 아래팔 근육 중 전완부 전체를 의미한다.

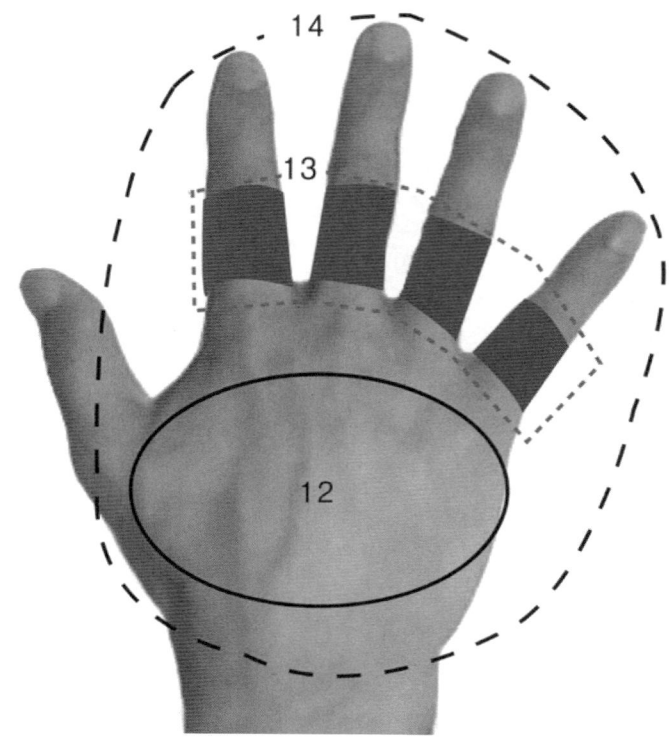

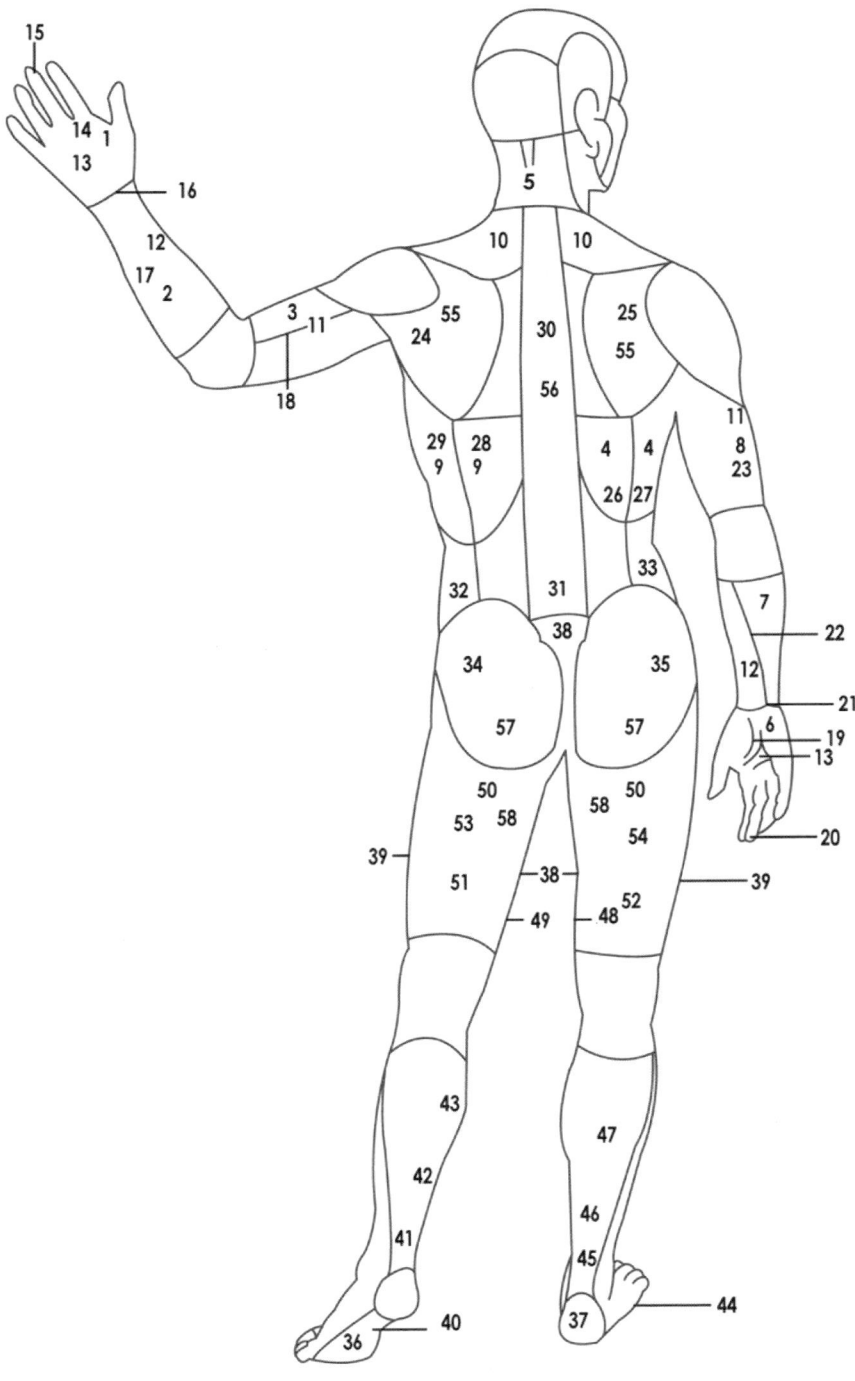

스포츠마사지 실기 순서(뒤)

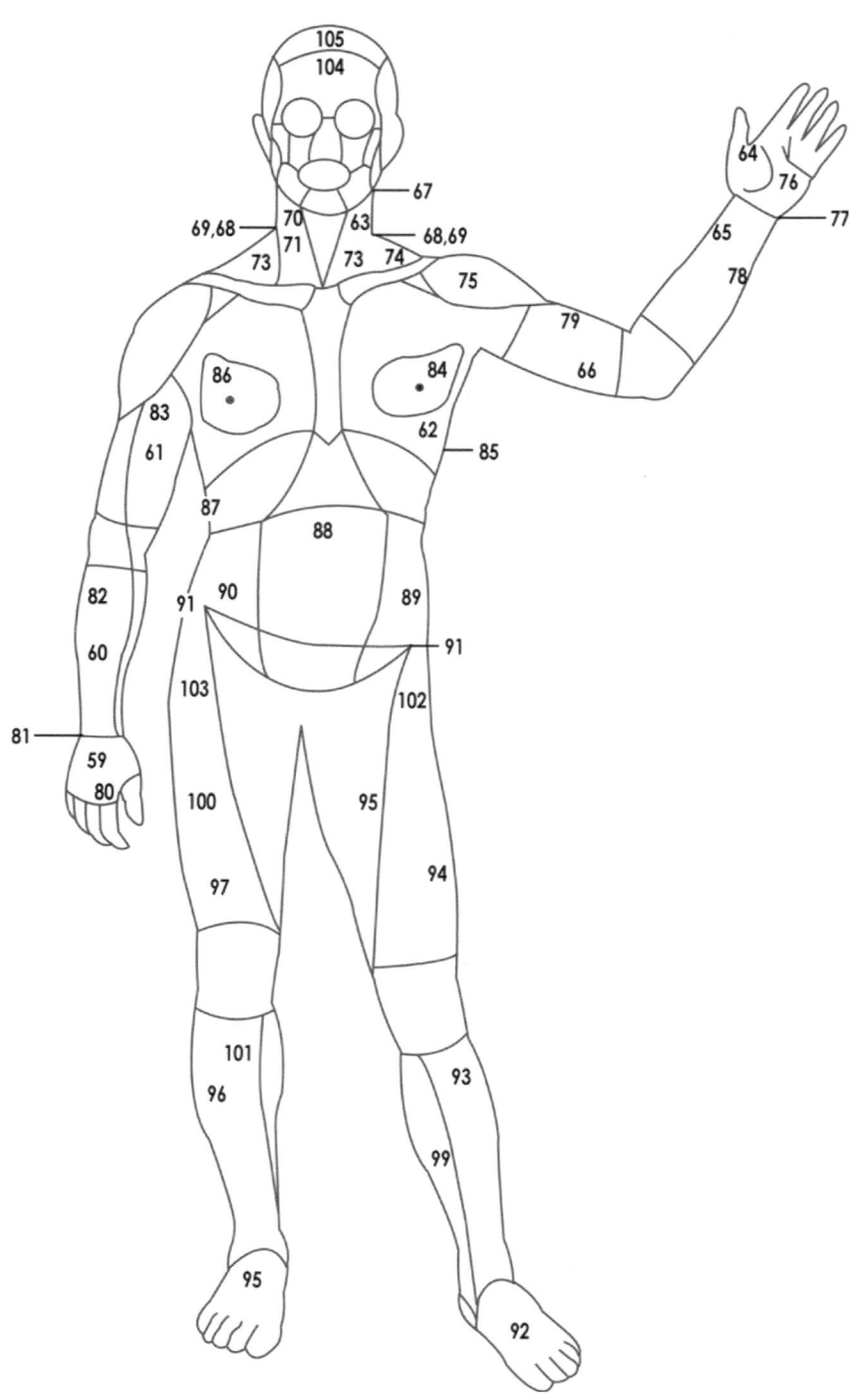

스포츠마사지 실기 순서(앞)

15 스포츠마사지 실기편

1 스포츠마사지 시행에 필요한 보조 용품들

피술자용 베개, 피술자용 쿠션, 피술자용 받침목

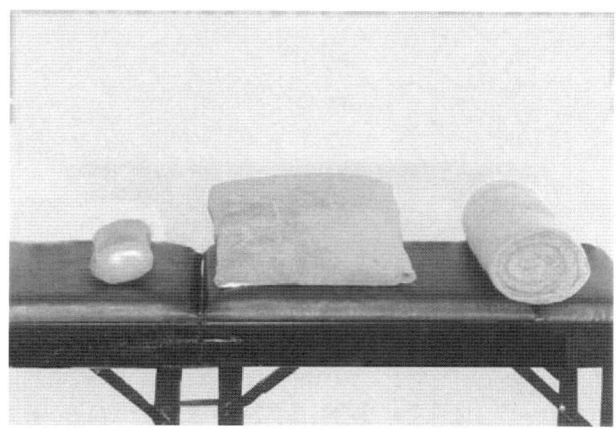

1-1 스포츠마사지 시행에 필요한 각종 소모품들

스포츠마사지사가 준비해야 할 다양한 소모품 박스를 보여주고 있다.

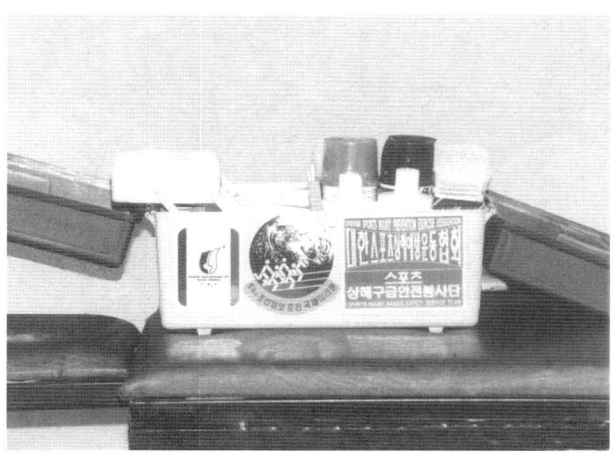

1-2 스포츠마사지용 크림

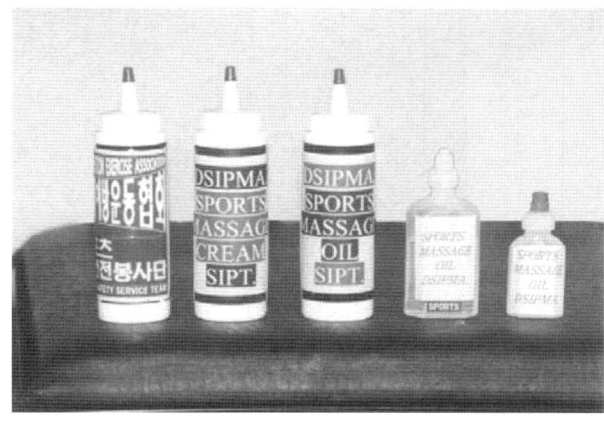

정통 스포츠마사지 & 체어마사지 교본

1-3 경기현장에서 사용되는 아이스박스와 얼음주머니, 스포츠마사지용 로션

스포츠마사지사가 준비해야 할 다양한 소모품 박스를 보여주고 있다.

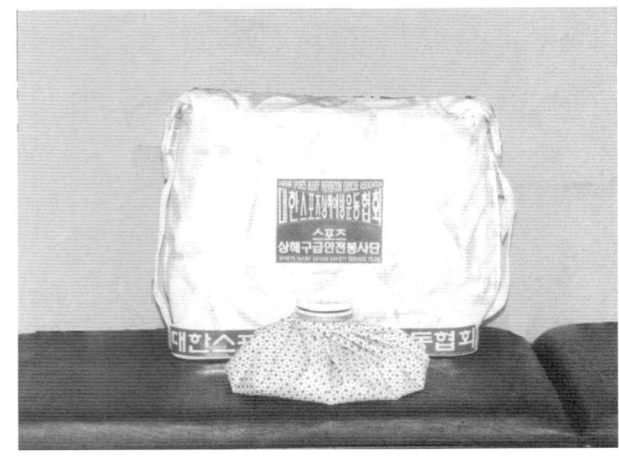

2 스포츠마사지용 침대

스포츠마사지용 특수 침대의 다양한 기능

본 스포츠마사지용 특수 침대는 한국스포츠마사지자격협회 김태영 회장(필자)이 인체 공학에 의해 다양한 기능을 추가하여 피술자와 스포츠마사지사의 편의성을 고려해 개발한 제품으로 특허청으로부터 의장등록과 실용신안 특허를 받았다.

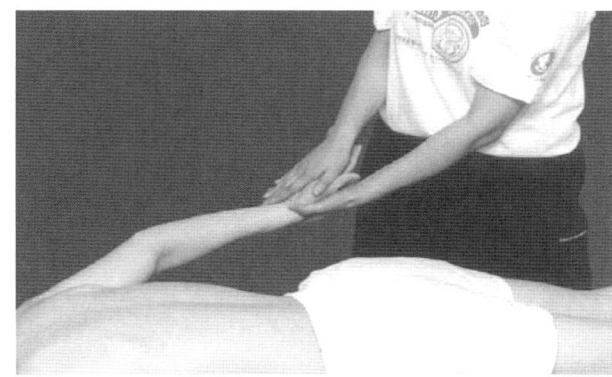

3 팔 근육 전체에 대한 가볍게 쓰다듬기 방법

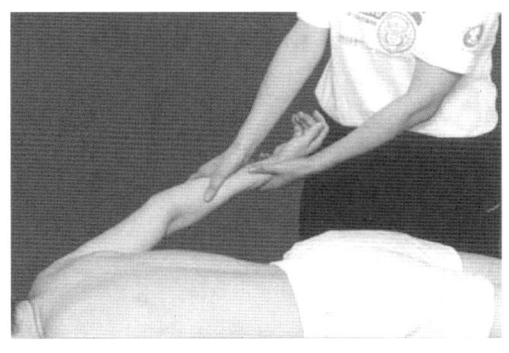

▲ 3-1

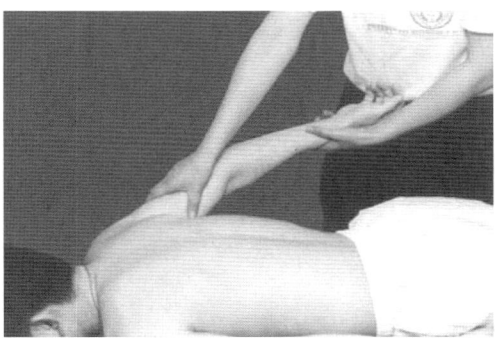

▲ 3-2

피술자는 스포츠마사지용 침대 위에 반듯하게 엎드린 자세를 취하고 스포츠마사지사는 접촉점 1과 특히 접촉점 7에 역점을 두고 피술자의 손바닥에 접촉한 다음, 사진과 같이 겨드랑이 쪽으로 세 번 이상 가볍게 쓰다듬는다.

참고로 스포츠마사지사는 장시간 스포츠마사지를 실시하는 경우가 많으므로 각 실기 동작에 따른 정확한 자세의 유지가 중요하다. 이는 스포츠마사지사의 육체적 피로를 감소시킬 수 있을 뿐 아니라 스포츠마사지의 기술적 테크닉에 따라 적절한 압력과 힘을 실어 스포츠마사지를 시행할 수 있도록 하는 중심적 역할도 가능하게 한다.

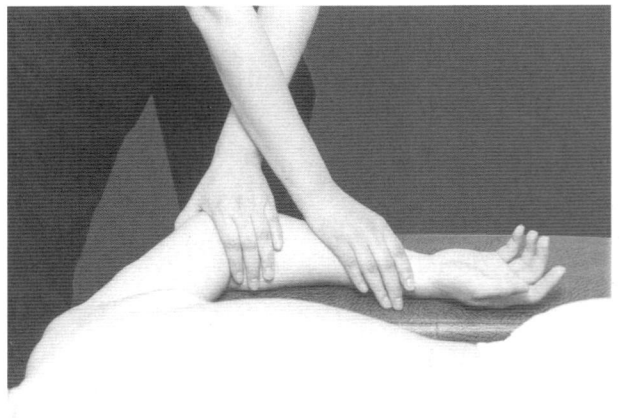

4 팔 근육 후전완부에 대한 가볍게 양손 교대 교차 쓰다듬기 방법

피술자는 스포츠마사지용 침대 위에 반듯하게 엎드린 자세를 취하고 스포츠마사지사는 양손의 접촉점 1을 피술자의 손목 하단 부위에 접촉한 다음 사진과 같이 전완부에서 상완부 상단까지 겨드랑이 쪽 방향으로 가볍게 두 손을 교대, 교차하면서 쓰다듬는다.

5 후상완부에 대한 양손 교대 교차 쓰다듬기 방법

피술자는 스포츠마사지용 침대 위에 반듯하게 엎드린 자세를 취하고 사진과 같이 주관절을 굴곡시킨 상태에서 스포츠마사지사는 피술자의 어깨 부위 대각선에 위치하고 접촉점 1을 피술자의 주관절 하단 부위에 접촉하고 겨드랑이 쪽 방향으로 양손을 교대 교차하면서 가볍게 쓰다듬는다.

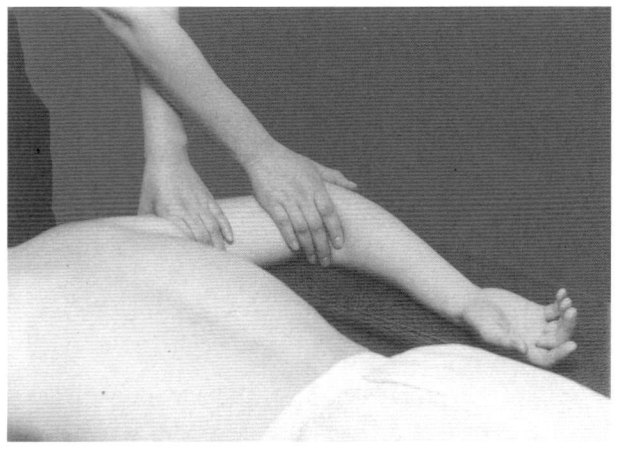

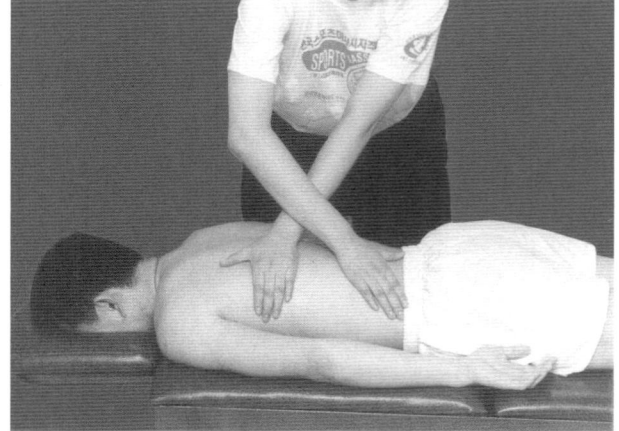

6 등 부위 근육 전체에 대한 가볍게 양손 교대 교차 쓰다듬기 방법

피술자는 스포츠마사지용 침대 위에 반듯하게 엎드린 자세를 취하고 스포츠마사지사는 접촉점 1을 피술자의 허리 하단부에 접촉하고 양손을 교대, 교차하면서 겨드랑이 쪽으로 세 번 이상 가볍게 쓰다듬는다.

7 등 쪽 견갑 부위에 대한 양손 교대 교차하면서 가볍게 쓰다듬기 방법

피술자는 스포츠마사지용 침대 위에 반듯하게 엎드린 자세를 취하고 스포츠마사지사는 접촉점 1과 특히 접촉점 7에 역점을 두고 사진과 같이 피술자의 견갑 부위에 접촉하고 양손을 교대 교차하면서 겨드랑이 쪽으로 세 번 이상 가볍게 쓰다듬는다.

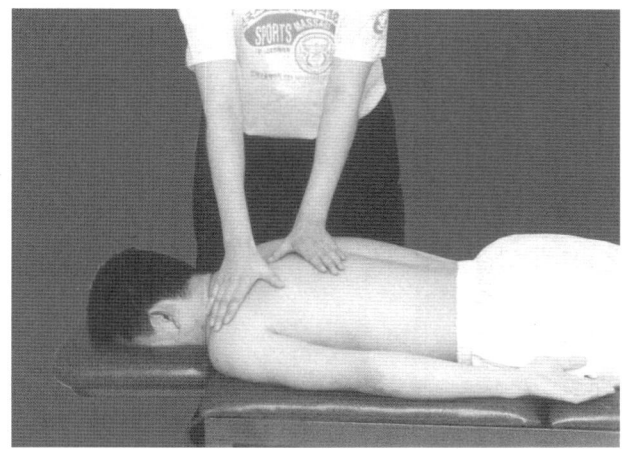

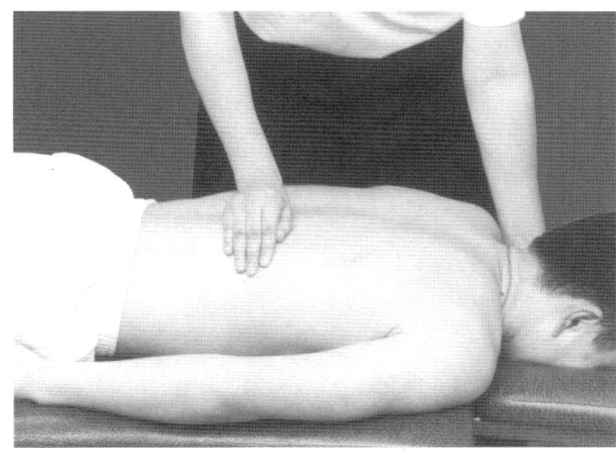

8 등 부위 전체에 대한 한손 압박에 의한 쓸어주기 방법

피술자는 스포츠마사지용 침대 위에 반듯하게 엎드린 자세를 취하고 스포츠마사지사는 사진과 같이 손을 오목하게 만든 다음 접촉점 9에 역점을 두고 어깨선까지 적당한 압을 가하여 쓸어 준다.(강한 마찰에 의한 피부 손상이 없도록 주의한다)

9 목덜미 부위에 대한 가볍게 쓰다듬기 방법

피술자는 스포츠마사지용 침대 위에 반듯하게 엎드린 자세를 취하고 스포츠마사지사는 접촉점 1을 피술자의 목덜미 부위에 접촉하고 양손을 교대하면서 목의 임파절 쪽으로 세 번 이상 가볍게 쓰다듬는다.

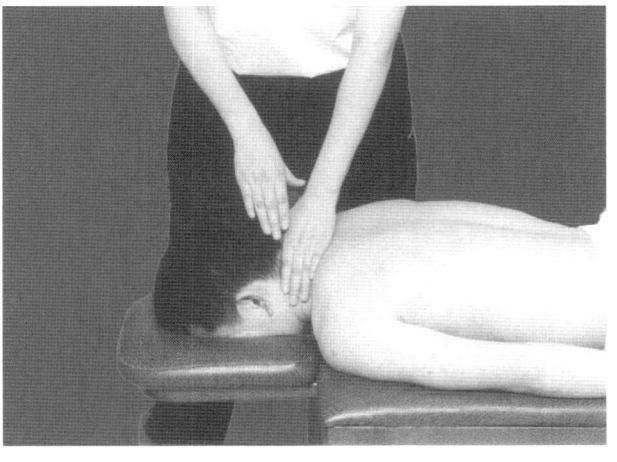

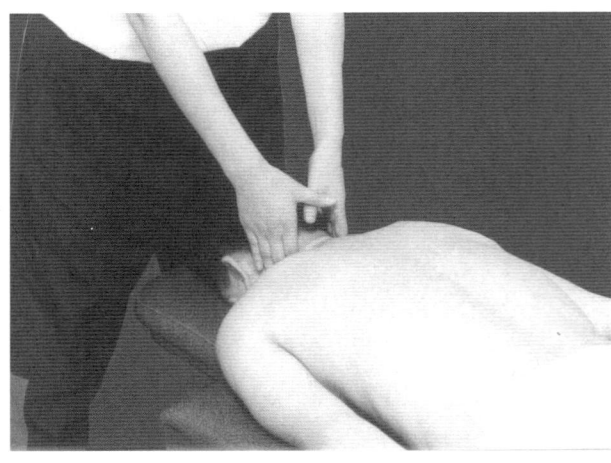

10 목덜미 부위에 대한 양손 쓰다듬기 방법

피술자는 스포츠마사지용 침대 위에 반듯하게 엎드린 자세를 취하고 스포츠마사지사는 양손의 접촉점 1을 피술자의 목덜미 전체에 접촉하여 아래 방향으로 가볍게 세 번 이상 쓰다듬는다.

11 승모근 부위에 대한 양손 엄지 지문부위 쓰다듬기 방법

피술자는 스포츠마사지용 침대 위에 반듯하게 자세를 취하고 스포츠마사지사는 사진과 같이 접촉점 1을 피술자의 목덜미에 접촉, 고정하고 특히 양손의 접촉점 2와 2-1에 역점을 두고 피술자의 승모근 부위에 접촉한 상태에서 견관절 방향으로 적당한 압력을 가하여 쓰다듬는다.

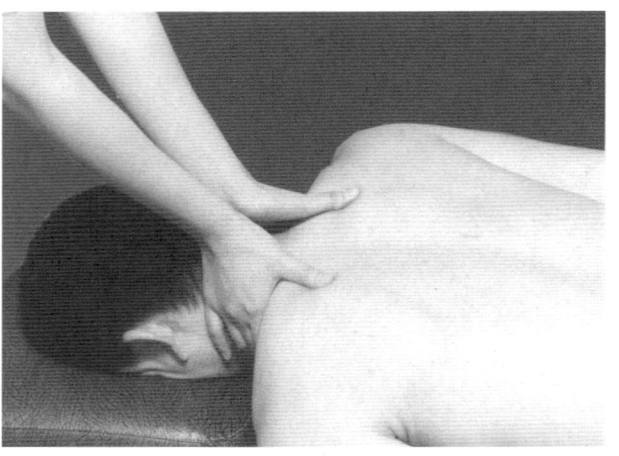

12 승모근 부위에 대한 양손날 압박에 의한 쓸어주기 방법

피술자는 스포츠마사지용 침대 위에 반듯하게 엎드린 자세를 취하고 스포츠마사지사는 사진과 같이 양손의 접촉점 11을 피술자의 승모근 부위에 접촉하고 양손을 벌리면서 적당한 압력을 가하여 양쪽 견관절 방향으로 쓸어 준다.

13 목 승모근 앞쪽 부위에 대한 나선형 비벼주기 방법

피술자는 스포츠마사지용 침대 위에 반듯하게 엎드린 자세를 취하고 스포츠마사지사는 접촉점 2를 피술자의 승모근 뒤쪽에 사진과 같이 접촉하고 접촉점 3-1과 4-1을 승모근 앞쪽 근육에 접촉하고 안쪽에서부터 견관절 골두 쪽으로 나선을 그리며 세 번 이상 비벼 준다.

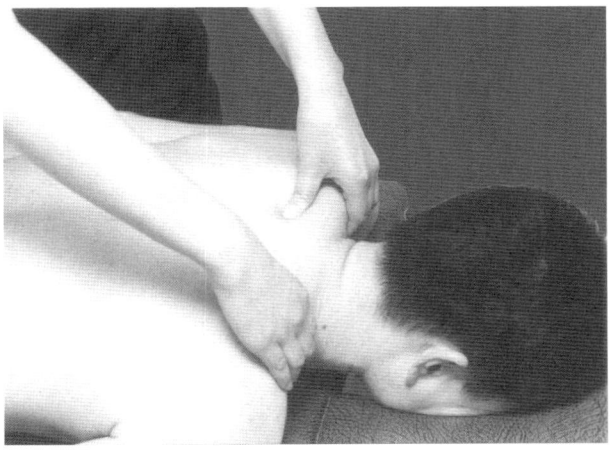

14 승모근 뒤쪽 부위에 대한 소용돌이 방향 비벼주기 방법

피술자는 스포츠마사지용 침대 위에 반듯하게 엎드린 자세를 취하고 스포츠마사지사는 양손의 접촉점 2-1을 피술자의 승모근 뒤쪽에 사진과 같이 접촉하고 접촉점 3에서 6까지 피술자의 승모근 앞쪽에 고정한 다음 2-1을 달팽이 모양을 그리며 승모근을 비벼 준다.

15 승모근 부위에 대한 양손 엄지 지문부위를 이용한 비벼주기 방법

피술자는 스포츠마사지용 침대 위에 반듯하게 엎드린 자세를 취하고 스포츠마사지사는 피술자의 머리쪽 상단에 위치한 상태에서 접촉점 7과 특히 2-1에 역점을 두고 나선을 그리며 비벼 준다.

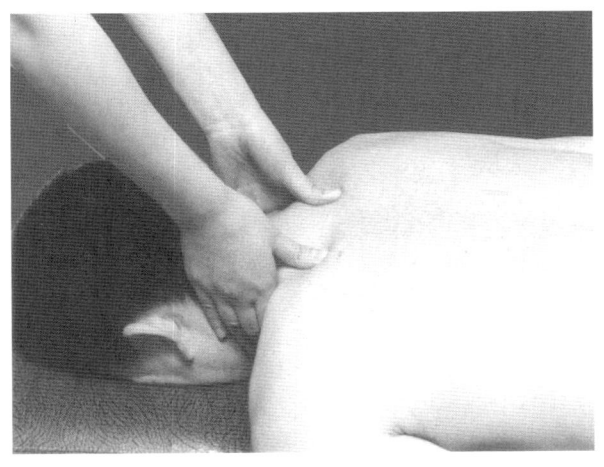

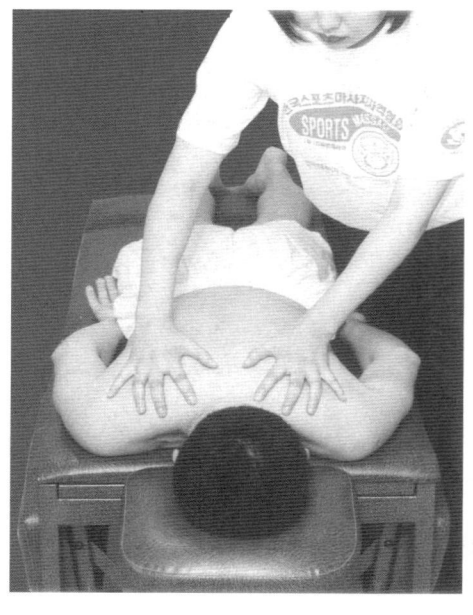

16 승모근과 삼각근, 극하근에 대한 나선형 비벼주기 방법

피술자는 스포츠마사지용 침대 위에 반듯하게 엎드린 자세를 취하고 스포츠마사지사는 접촉점 1을 특히 손가락 전체를 벌린 상태에서 피술자의 승모근과 삼각근, 극하근 등에 접촉하고 큰 원을 그리듯 나선형으로 비벼 준다.

17 후상완부에 대한 흔들어 주기를 병행한 짜주기 방법

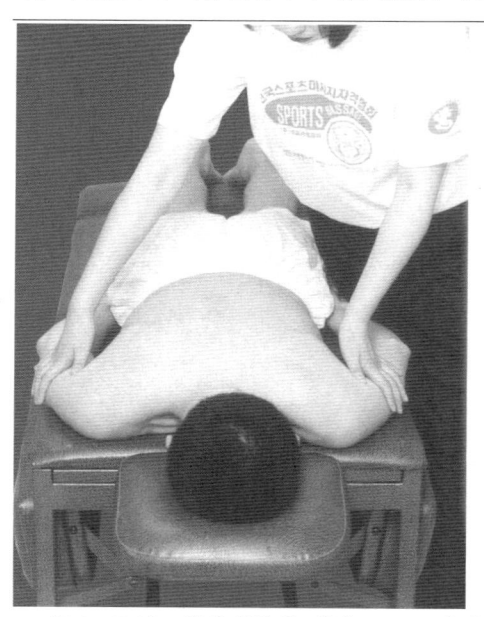

▲ *17-1*

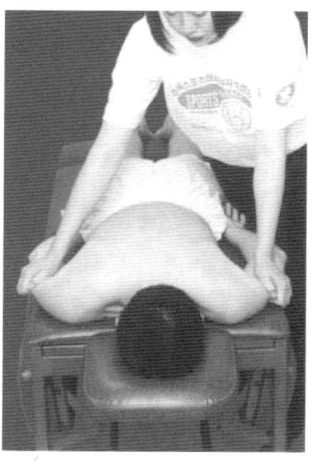

17-2 ▶

17-1, 17-2는 후상완부에 대한 스포츠마사지 연속 동작이다. 피술자는 스포츠마사지용 침대 위에 반듯하게 엎드린 자세를 취하고 스포츠마사지사는 접촉점 1을 피술자의 후상완부에 접촉하고 상하로 가볍게 흔들어 준 다음 이어 근육을 잡고 가볍게 압력을 주어 아래쪽으로 내리면서 짜주기 방법을 시행한다.

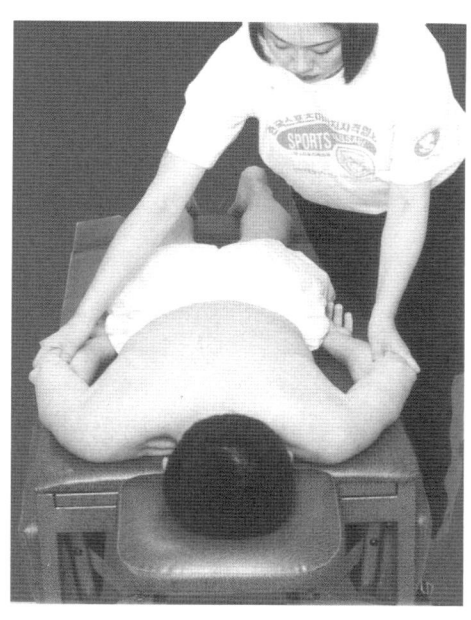

18 후전완부 및 후상완부에 대한 비벼주기 방법

피술자는 스포츠마사지용 침대 위에 반듯하게 엎드린 자세를 취하고 스포츠마사지사는 접촉점 1과 특히 3, 4, 5, 6에 역점을 두고 나선을 그리며 비벼 준다.

19 견갑부 및 후상완부에서 후전완부에 대한 쓸어주기 방법

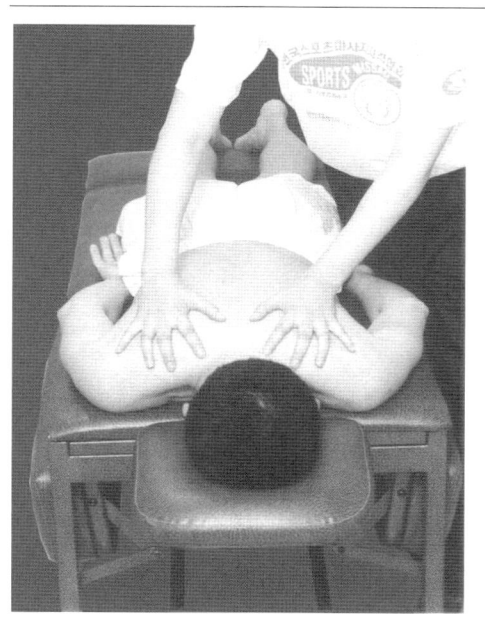
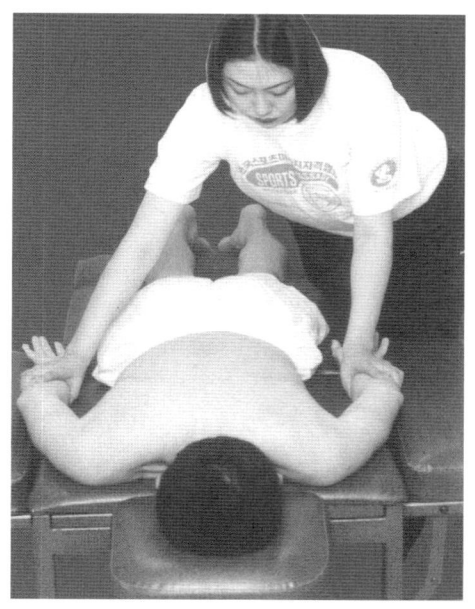

▲ 19-1

피술자는 스포츠마사지용 침대 위에 반듯하게 엎드린 자세를 취하고 스포츠마사지사는 접촉점 1을 피술자의 견갑부에 접촉하고 가볍게 후상완부를 경유해 후전완부 하단까지 쓸어 내린다.

19-1은 견갑부에서 후전완부까지 쓸어주기 방법의 연속 동작이다.

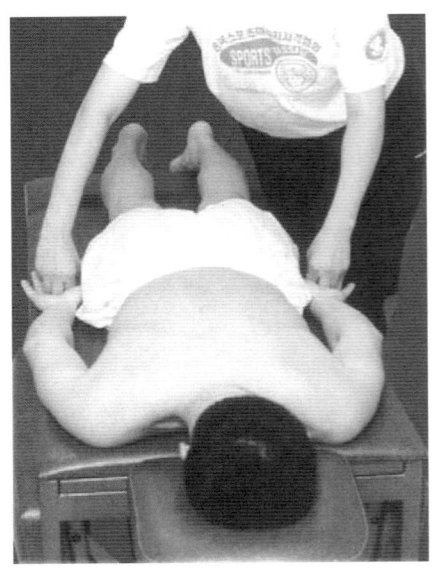

20 손바닥 중앙점에 대한 압박법

피술자는 스포츠마사지용 침대 위에 반듯하게 엎드린 자세를 취하고 스포츠마사지사는 주먹을 쥔 상태에서 접촉점 13의 가운데 손가락 부위 접촉점을 피술자의 손바닥 중앙에 접촉하고 적당한 압력을 가해 눌러 준다.

21 손바닥 부위에 대한 강하게 쓸어 주듯이 문질러주기 방법

피술자는 스포츠마사지용 침대 위에 반듯하게 엎드린 자세를 취하고 스포츠마사지사는 양손으로 사진과 같이 피술자의 손목을 가볍게 잡는다. 접촉점 2-1을 피술자의 손바닥에 접촉한 다음 손가락 쪽 방향으로 강하게 쓸어 주듯이 문질러 준다.

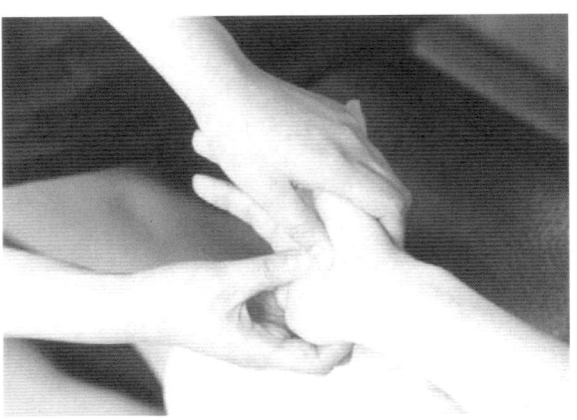

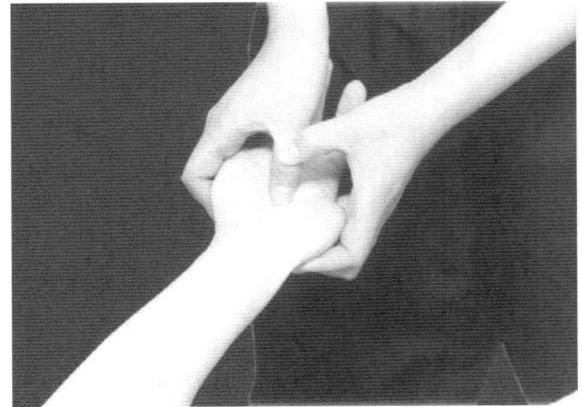

22 손바닥 부위에 대한 손가락 겹쳐 눌러주기 방법

피술자는 스포츠마사지용 침대 위에 반듯하게 엎드린 자세를 취하고 스포츠마사지사는 양손으로 사진과 같이 피술자의 손목을 가볍게 잡은 다음 접촉점 2-1을 피술자의 손바닥 중앙 부위에 접촉하고 다른 한손의 엄지 지문부위를 그 위에 겹쳐 놓은 상태에서 아래 손가락 쪽 방향으로 적당한 압력을 가하여 눌러 준다.

23 손바닥 근육에 대한 강하게 쓸어주기 방법

피술자는 스포츠마사지용 침대 위에 반듯하게 엎드린 자세를 취하고 스포츠마사지사는 접촉점 9를 피술자의 손바닥 부위에 접촉하고 사진과 같이 가볍게 손을 잡고 강하게 측면 방향으로 쓸어 준다.

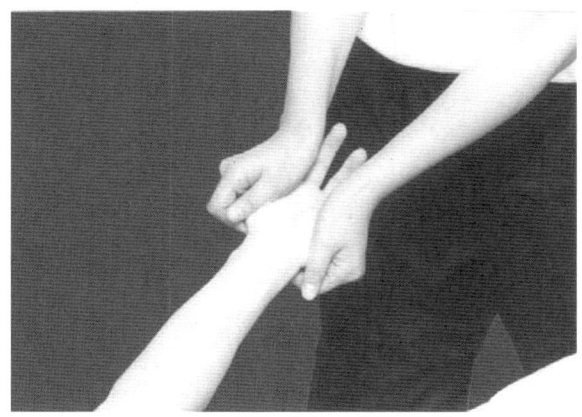

24 손가락 근육에 대한 강하게 쓸어주기 방법

피술자는 스포츠마사지용 침대 위에 반듯하게 엎드린 자세를 취하고 스포츠마사지사는 접촉점 3번과 4번 사이를 피술자의 손가락 부위에 접촉하고 적당한 압력을 주어 사진과 같이 손가락 말단부 쪽으로 쓸어 준다.

25 손가락 근육에 대한 비벼주기 방법

피술자는 스포츠마사지용 침대 위에 반듯하게 엎드린 자세를 취하고 스포츠마사지사는 접촉점 2-1과 3번을 동시에 피술자의 손가락에 접촉하고 지그재그 형으로 세심하게 비벼 준다.

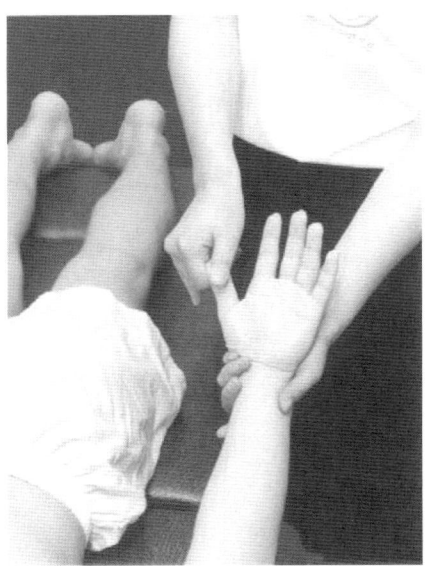

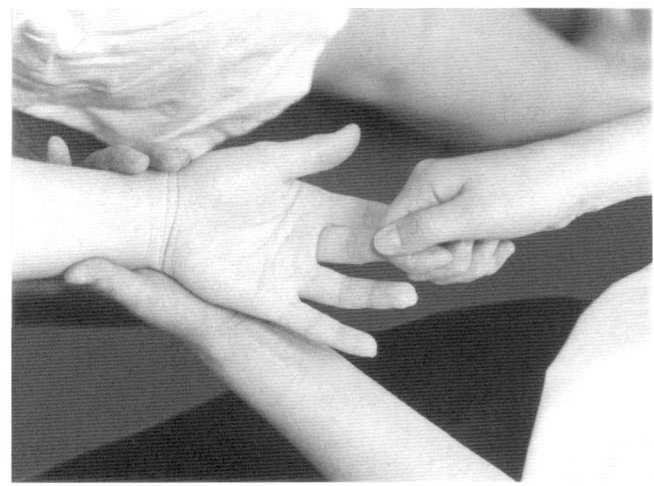

26 손가락 흔들어주기 방법

피술자는 스포츠마사지용 침대 위에 반듯하게 엎드린 자세를 취하고 스포츠마사지사는 사진과 같이 접촉점 2-1과 3번을 피술자의 손가락 끝 부분에 접촉하고 상하로 가볍게 흔들어 준다.

27 손목 관절에 대한 운동법

피술자는 스포츠마사지용 침대 위에 반듯하게 엎드린 자세를 취하고 스포츠마사지사는 양손의 접촉점 2-1을 피술자의 손목 관절에 접촉, 고정하고 접촉점 5-1, 6-1을 이용, 손등을 위로 들어 올리듯이 롤링해 준다.

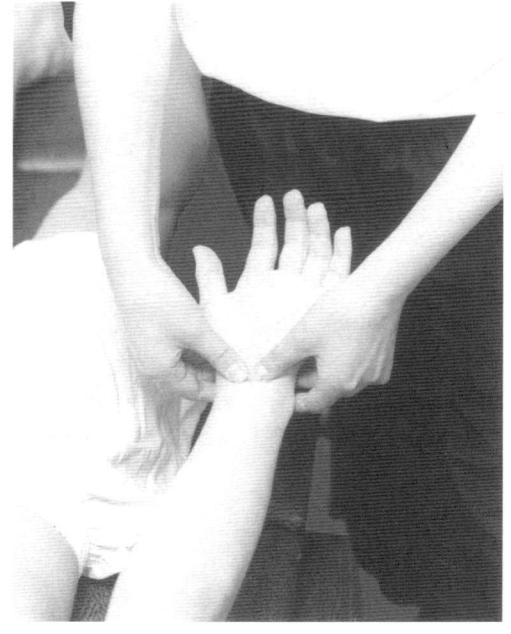

15 스포츠마사지 실기편

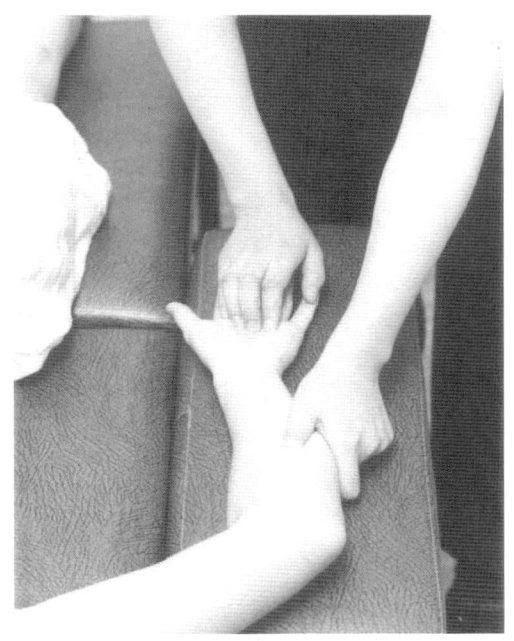

28 아래팔 전완부 외측 부위에 대한 나선형 비벼주기 방법

피술자는 스포츠마사지용 침대 위에 반듯하게 엎드린 자세에서 어깨를 조금 펴게 한 다음 주관절을 사진과 같이 굴곡시켜 스포츠마사지사의 접촉점 2-1을 피술자의 전완부 외측 부위에 접촉하고 나선을 그리며 주관절 부위까지 세심하게 비벼 준다.

29 아래팔 전완부 내측 부위에 대한 나선형 비벼주기 방법

피술자는 스포츠마사지용 침대 위에 반듯하게 엎드린 자세에서 팔을 조금 벌리게 한 다음 주관절을 사진과 같이 굴곡시켜 스포츠마사지사의 접촉점 2-1을 피술자의 전완부 내측 부위에 접촉하고 나선을 그리며 주관절 부위까지 세심하게 비벼 준다.

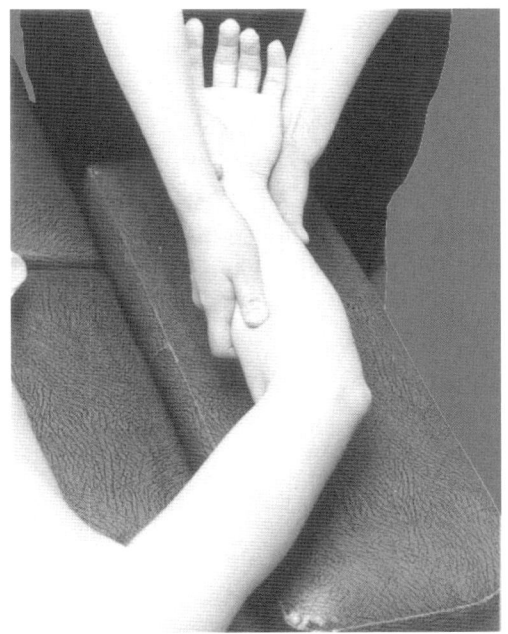

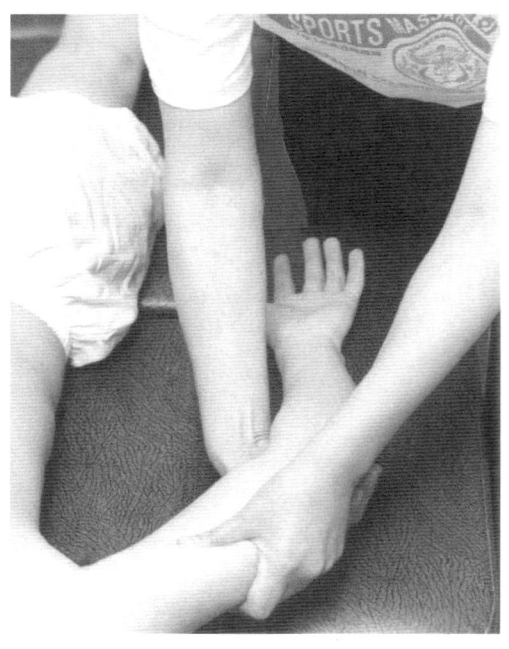

30 위팔 상완부 외측 부위에 대한 나선형 비벼주기 방법

피술자는 스포츠마사지용 침대 위에 반듯하게 엎드린 자세에서 팔을 조금 벌리게 한 다음 주관절을 사진과 같이 굴곡시켜 스포츠마사지사의 접촉점 2-1을 피술자의 상완부 외측 부위에 접촉하고 나선을 그리며 삼각근 부위까지 세심하게 비벼 준다.

31 위팔 상완부 내측 부위에 대한 나선형 비벼주기 방법

피술자는 스포츠마사지용 침대 위에 반듯하게 엎드린 자세에서 어깨를 조금 펴게 한 다음 주관절을 사진과 같이 굴곡시켜 스포츠마사지사의 접촉점 2-1을 피술자의 상완부 내측 부위에 접촉하고 나선을 그리며 삼각근 부위까지 세심하게 비벼 준다.

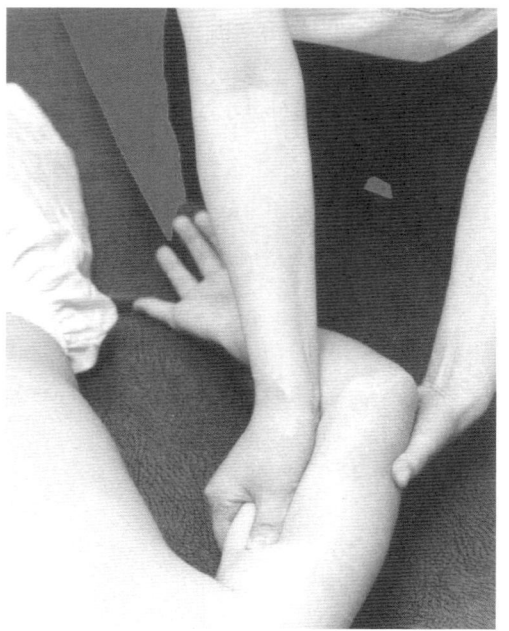

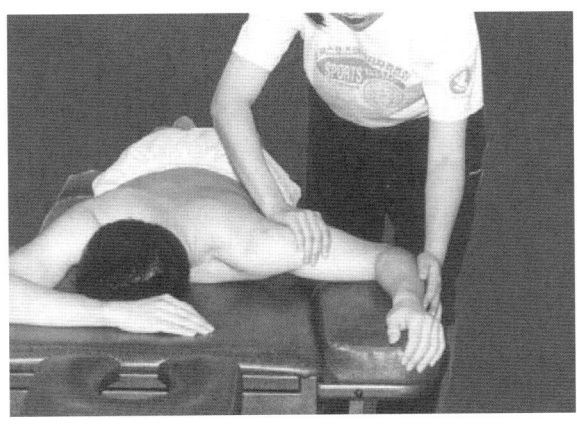

32 위팔 상완부 전체에 대한 한손 각 방향 비벼주기 방법

피술자는 스포츠마사지용 침대 위에 반듯하게 엎드린 자세에서 사진과 같이 팔을 벌리게 한 후 손바닥을 머리 위치와 일치하게 놓은 다음 스포츠마사지사는 접촉점 1과 특히 접촉점 2-1과 3-1, 4-1, 5-1, 6-1에 역점을 두고 각 방향으로 세심하게 나선을 그리며 비벼 준다.

33 삼각근 부위에 대한 한손 엄지 지문부위 비벼주기 방법

피술자는 스포츠마사지용 침대 위에 반듯하게 엎드린 자세를 취하고 스포츠마사지사는 사진과 같이 피술자의 주관절을 가볍게 잡고 들어 올린 다음 접촉점 1과 특히 2-1에 역점을 두고 세심하게 나선을 그리며 비벼 준다.

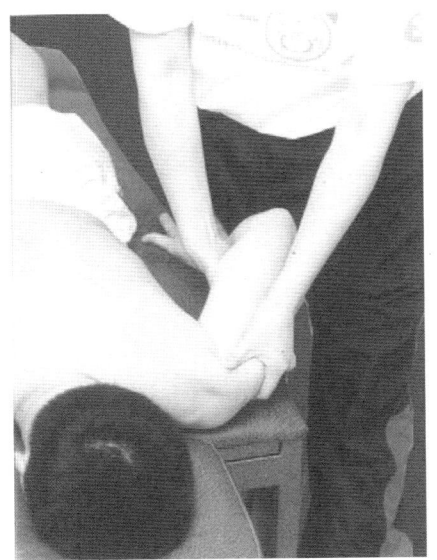

34 견관절 부위에 대한 네 손가락 지문 부위 비벼주기 방법

피술자는 스포츠마사지용 침대 위에 반듯하게 엎드린 자세에서 스포츠마사지사는 피술자의 한쪽 팔의 상완부를 가볍게 잡은 상태에서 접촉점 3-1, 4-1, 5-1, 6-1을 어깨 관절 부위에 접촉한 다음 나선을 그리며 세심하게 비벼 준다.

35 상완근에 대한 양손으로 짜주기 방법

피술자는 스포츠마사지용 침대 위에 반듯하게 엎드린 자세를 취하고 스포츠마사지사는 피술자의 한쪽 팔을 사진과 같이 허벅지 위에 올려놓은 다음 양손의 접촉점 1과 특히 접촉점 7에 역점을 두고 양손을 서로 교차하면서 짜준다. (통증이 생기지 않도록 주의한다)

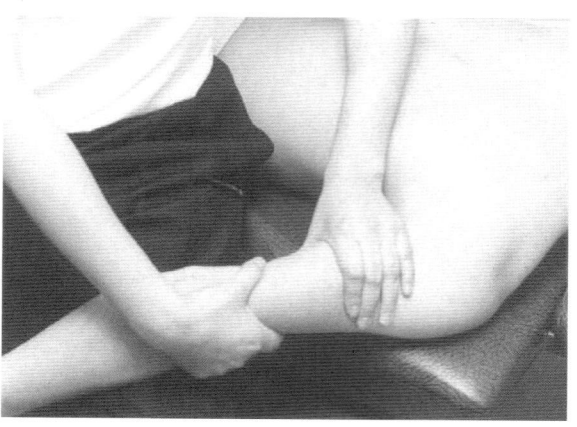

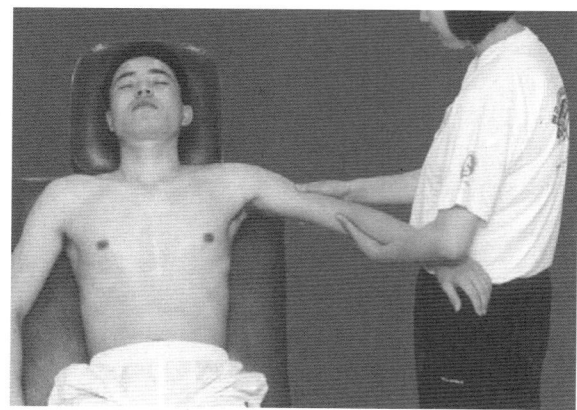

36 상완근에 대한 한손 엄지 지문부위 비벼주기 방법

피술자는 스포츠마사지용 침대 위에 앉아 있는 자세를 취하고 스포츠마사지사는 피술자의 한쪽 팔의 전완부를 가볍게 잡고 다른 한손의 접촉점 1과 특히 접촉점 2-1에 역점을 두고 나선형으로 세심하게 비벼 준다.

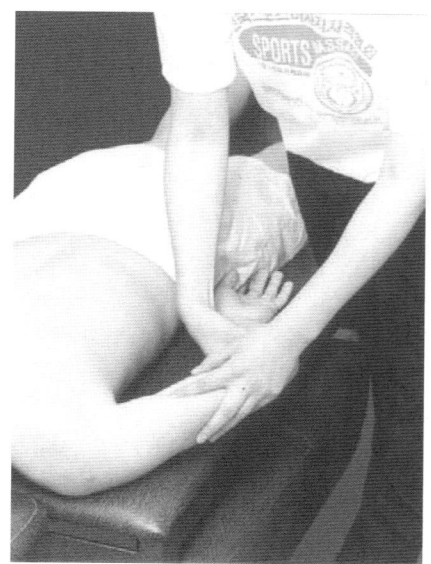

37 후상완부 외측부에 대한 흔들어주기 방법

피술자는 스포츠마사지용 침대 위에 반듯하게 엎드린 자세를 취하고 스포츠마사지사는 한 손으로 사진과 같이 피술자의 전완부 내측을 가볍게 잡고 접촉점 3번과 4번 사이를 피술자의 후상완부 외측에 접촉하고 상하로 이동하며 흔들어 준다.

38 후상완부 내측부에 대한 흔들어주기 방법

피술자는 스포츠마사지용 침대 위에 반듯하게 엎드린 자세를 취하고 견관절을 조금 벌리게 한 다음 주관절을 굴곡시켜 스포츠마사지사의 한쪽 손으로 피술자의 주관절을 잡고 들어 올려 스포츠마사지사의 접촉점 3번과 4번 사이를 피술자의 후상완부 내측에 접촉하고 상하로 이동하며 흔들어 준다.

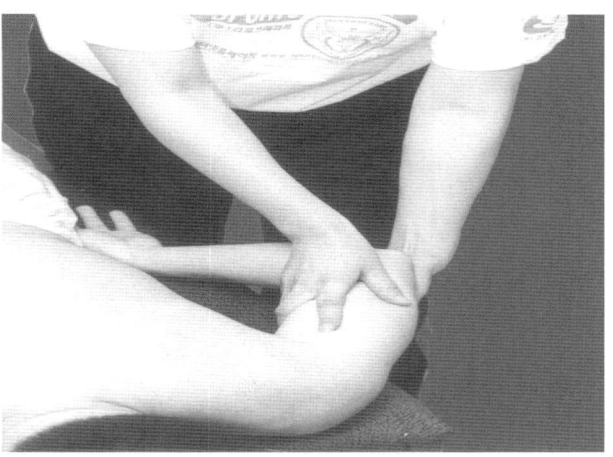

39 견관절에 대한 운동법

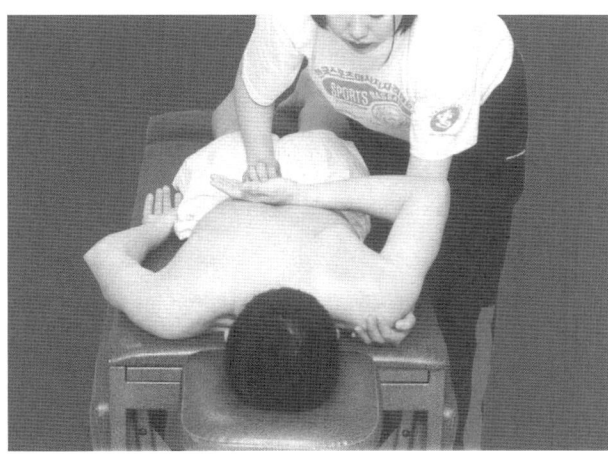

피술자는 스포츠마사지용 침대 위에 반듯하게 엎드린 자세에서 주관절을 굴곡시켜 등 쪽 상단에 올려놓은 자세를 취하고 스포츠마사지사는 접촉점 1을 피술자의 견관절 앞 골두 부위를 감싸 쥐고 ① 상하로 가볍게 흔들어 준다. ② 전방을 향해 원을 그리며 돌려준다. ③ 후방을 향해 원을 그리면서 돌려준다. (단, 세 번 이상의 관절 운동이 필요하며 관절에 통증이 있거나 관절염이 있는 사람은 주의한다)

40 견갑부에 대한 압박형 밀어주기 방법

피술자는 사진 39와 동일한 자세를 취하고 스포츠마사지사는 접촉점 2-1을 피술자의 견갑부(견갑골 내측 말단부 쪽) 근육에 접촉한 상태에서 견갑골을 등 쪽 방향 위로 들어올리면서 접촉점 2-1을 사진과 같이 근육의 깊은 곳까지 밀어 넣는다.

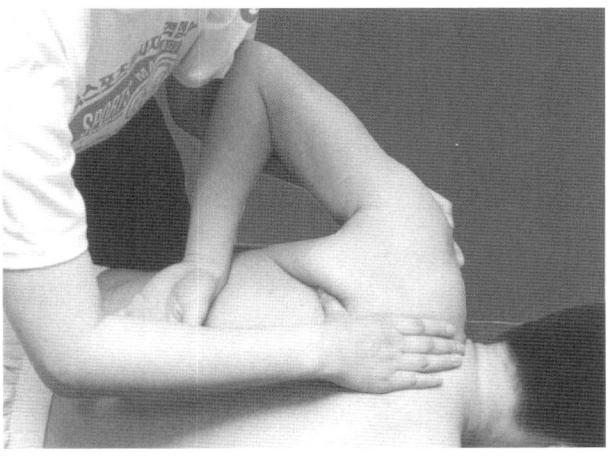

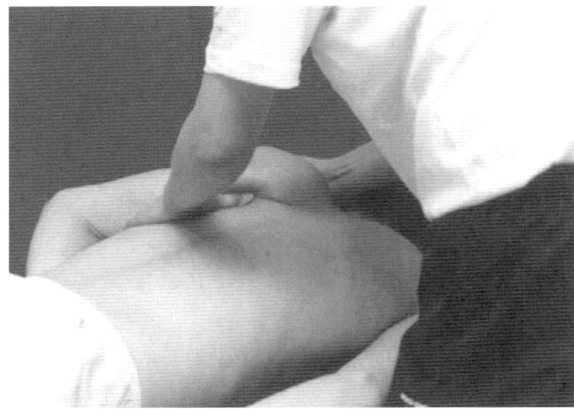

41 견갑부에 대해 엄지손가락 압박에 의한 지그재그형 비벼주기 방법

피술자는 스포츠마사지용 침대 위에 반듯하게 엎드린 자세를 취하고 스포츠마사지사는 한 손으로 피술자의 견관절 골두를 감싸 잡고 들어올린 상태에서 접촉점 2-1을 사진과 같이 근육의 깊은 곳까지 밀어 넣은 다음 가볍게 지그재그형으로 세심하게 비벼 준다.

42 견갑골 모서리각의 비벼주기 방법

피술자는 스포츠마사지용 침대 위에 반듯하게 엎드린 자세를 취하고 스포츠마사지사는 피술자의 측면에 위치한 상태에서 한쪽 손으로 사진과 같이 피술자의 견관절 앞쪽 골두를 잡고 들어올린 다음 다른 한 손의 접촉점 11에 역점을 두고 견갑골 깊숙히 밀어 넣은 다음 세심하게 비벼 준다. (통증이 없는 상태에서 스포츠마사지가 진행되어야 한다)

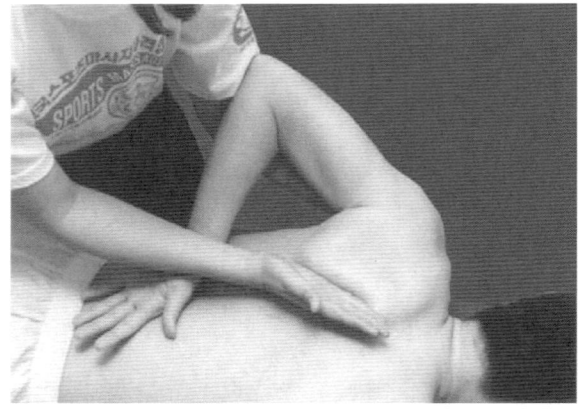

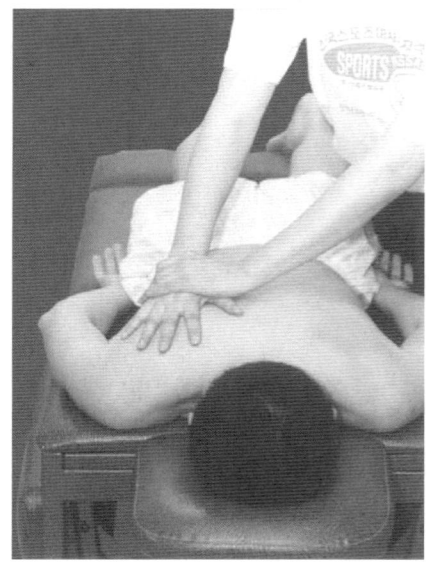

43 견갑부에 대한 손바닥 원형으로 비벼 주기 방법

피술자는 스포츠마사지용 침대 위에 반듯하게 엎드린 자세를 취하고 스포츠마사지사는 접촉점 1을 사진과 같이 피술자의 견갑부에 접촉한 다음 다른 한쪽 손을 그 위에 겹쳐 놓은 상태에서 원을 그리며 가볍게 비벼 준다.

44 등 부위 전체에 대한 양손 겹쳐 나선형 비벼주기 방법

피술자는 스포츠마사지용 침대 위에 반듯하게 엎드린 자세를 취하고 스포츠마사지사는 사진과 같이 양손을 겹쳐 접촉점 1과 특히 접촉점 9에 역점을 두고 요부 하단에서부터 견갑부 상단까지 나선을 그리며 세 번 이상 비벼 준다.

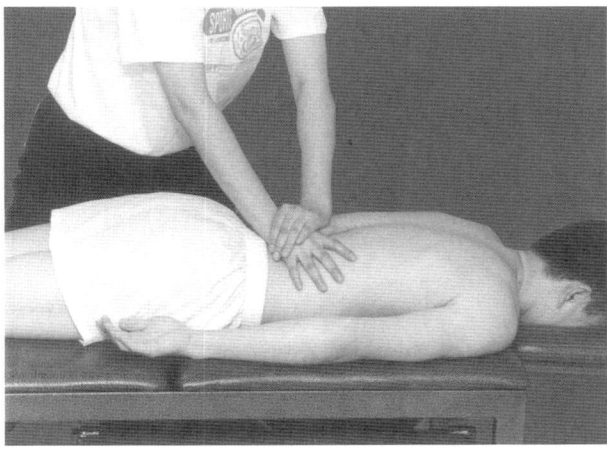

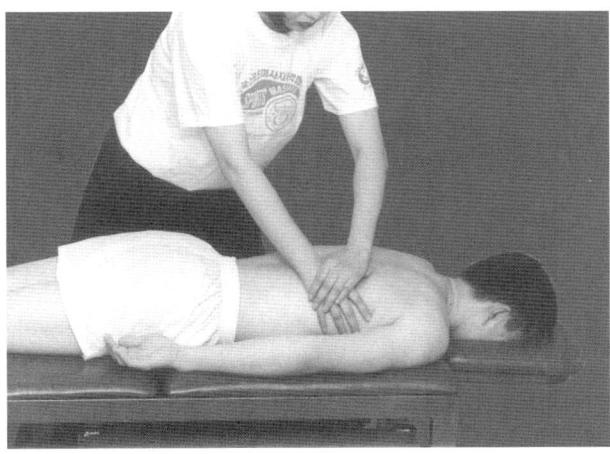

45 등 부위 전체에 대한 이중 양방향 나선형 비벼주기 방법

피술자는 스포츠마사지용 침대 위에 반듯하게 엎드린 자세를 취하고 스포츠마사지사는 사진과 같이 양손을 겹쳐 접촉점 1과 특히 접촉점 9에 역점을 두고 요부 하단에서부터 견갑부 상단까지 양방향으로 나선을 그리며 세 번 이상 비벼 준다.

46 척추기립근 부위에 대한 압박형 양방향 나선 비벼주기 방법

피술자는 스포츠마사지용 침대 위에 반듯하게 엎드린 자세를 취하고 스포츠마사지사는 사진과 같이 양손을 겹쳐 접촉점 10 및 11을 피술자의 척추기립근 부위에 접촉해 양방향으로 나선을 그리며 어깨선 부위까지 비벼 준다.

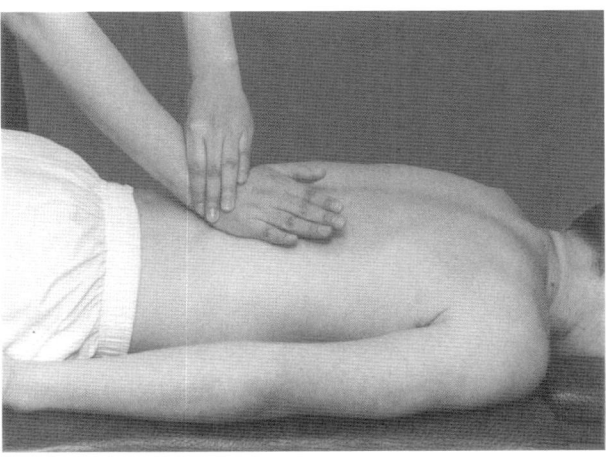

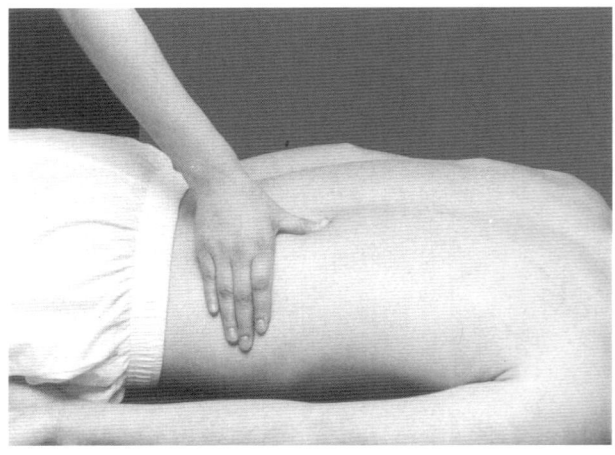

47 등 부위 전체에 대한 한 손 엄지 지문 부위 나선 비벼주기 방법

피술자는 스포츠마사지용 침대 위에 반듯하게 엎드린 자세를 취하고 스포츠마사지사는 사진과 같이 접촉점 1과 특히 접촉점 2-1에 역점을 두고 피술자의 요부 하단에 접촉하여 작은 나선을 그리며 세심하게 비벼 준다.

▼ *47-1*

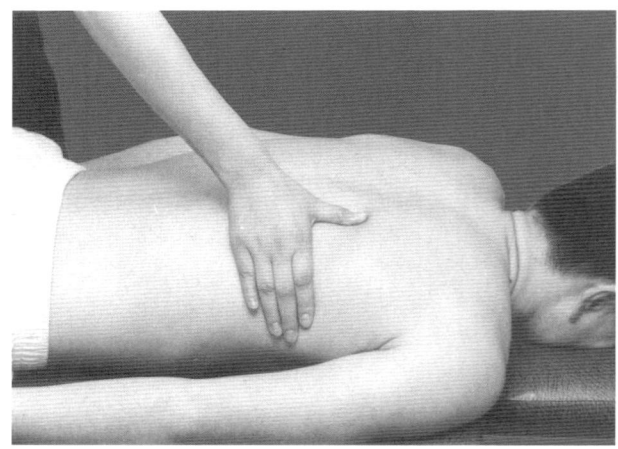

47-1은 연속 동작을 보여 주고 있다.

48 등 부위 전체에 대한 양손으로 각 방향 엇갈려 나선형 비벼주기 방법

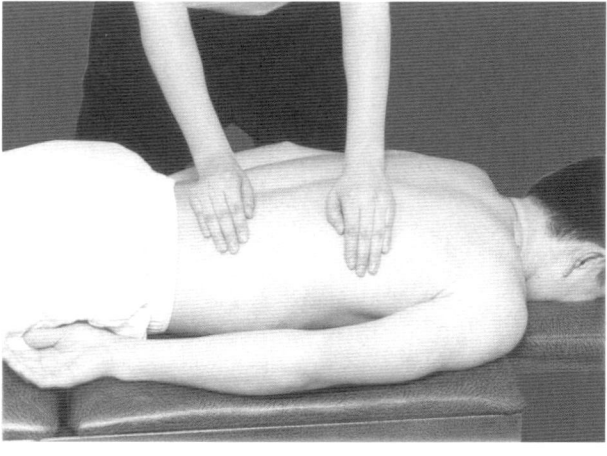

피술자는 스포츠마사지용 침대 위에 반듯하게 엎드린 자세를 취하고 스포츠마사지사는 양손바닥을 사진과 같이 오목하게 만들어 피술자의 요부 하단에 접촉한 다음 요부 쪽에 접촉한 손은 내측 나선 방향으로 다른 한 손은 외측 방향으로 나선을 그리며 엇갈려 비벼 준다.

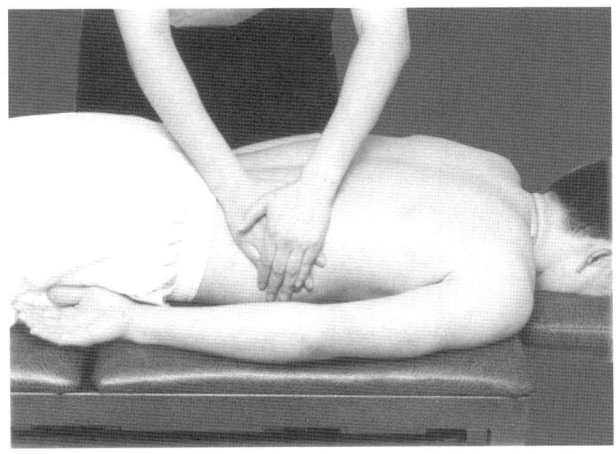

49 등 부위 측면 근육에 대한 양손 겹쳐 나선형으로 비벼주기 방법

피술자는 스포츠마사지용 침대 위에 반듯하게 엎드린 자세를 취하고 스포츠마사지사는 접촉점 1을 사진과 같이 등 부위 측면에 접촉하고 나선을 그리며 겨드랑이쪽으로 비벼 준다.

50 등 부위 측면 근육에 대한 양손 교차 나선형으로 비벼주기 방법

피술자는 스포츠마사지용 침대 위에 반듯하게 엎드린 자세를 취하고 스포츠마사지사는 양손의 접촉점 1을 사진과 같이 등 부위 측면에 접촉하고 양손을 각각의 나선을 그리며 서로 엇갈려 나가면서 겨드랑이 쪽으로 비벼 준다.

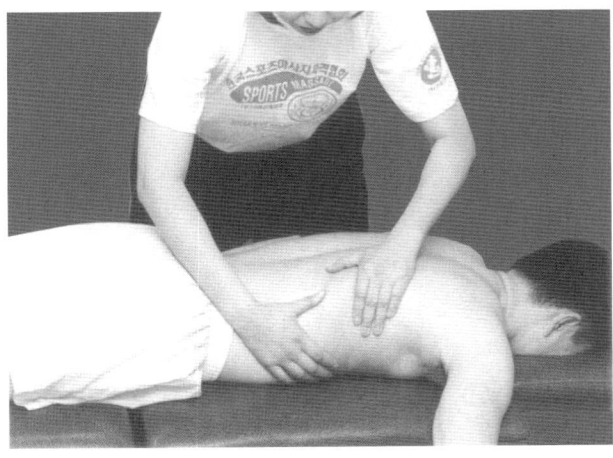

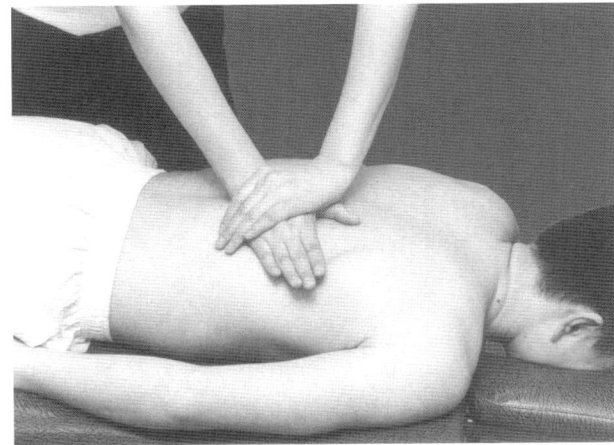

51 척추기립근 압박에 의한 이중 양방향 나선 비벼주기 방법

피술자는 스포츠마사지용 침대 위에 반듯하게 엎드린 자세를 취하고 스포츠마사지사는 접촉점 11과 특히 접촉점 10에 역점을 두고 척추 부위 옆쪽에 접촉하고 견갑부 상단까지 양방향으로 적당한 압력을 가하여 나선을 그리며 비벼 준다.

52 등 부위 전체에 대한 양손 모아 반주먹 나선 비벼주기 방법

피술자는 스포츠마사지용 침대 위에 반듯하게 엎드린 자세를 취하고 스포츠마사지사는 양손을 반주먹을 쥔 상태에서 왼손의 엄지손가락을 오른손으로 가볍게 잡은 다음 접촉점 13을 사진과 같이 피술자의 등 부위에 접촉하고 두 손을 동시에 나선을 그리며 비벼 준다.

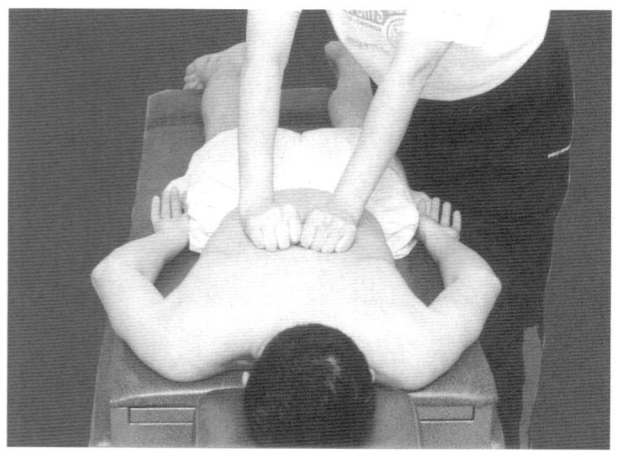

53 등 부위 전체에 대한 양손 모아 반주먹 양방향 나선형 비벼주기 방법

피술자는 스포츠마사지용 침대 위에 반듯하게 엎드린 자세를 취하고 스포츠마사지사는 양손을 반주먹을 쥔 상태에서 왼손의 엄지손가락을 오른손으로 가볍게 잡은 다음 접촉점 13을 사진과 같이 피술자의 등 부위에 접촉하고 두 손을 동시에 양방향 나선을 그리며 비벼 준다.

53-1▶

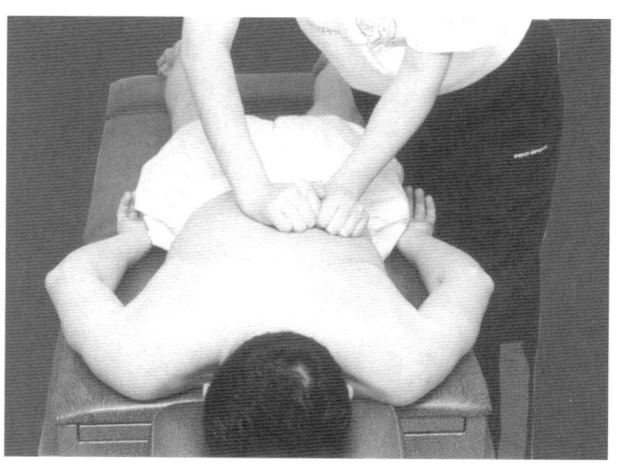

53-1은 연속 동작을 보여 주고 있다.

15 스포츠마사지 실기편

54 등 부위 전체에 대한 양손 모아 주먹 쥐고 직선 방향으로 강하게 문지르기 방법

피술자는 스포츠마사지용 침대 위에 반듯하게 엎드린 자세를 취하고 스포츠마사지사는 양손을 주먹을 쥔 상태에서 접촉점 13을 피술자의 등 부위에 접촉하고 직선 방향으로 적당한 압력을 가하여 문질러 준다.(강한 마찰에 의해 피부가 손상되지 않도록 주의한다)

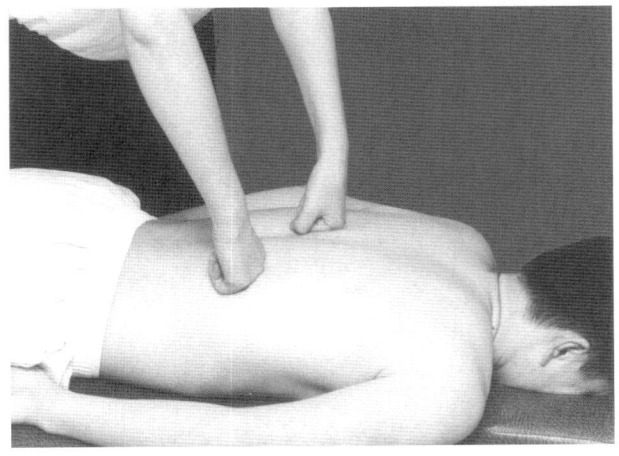

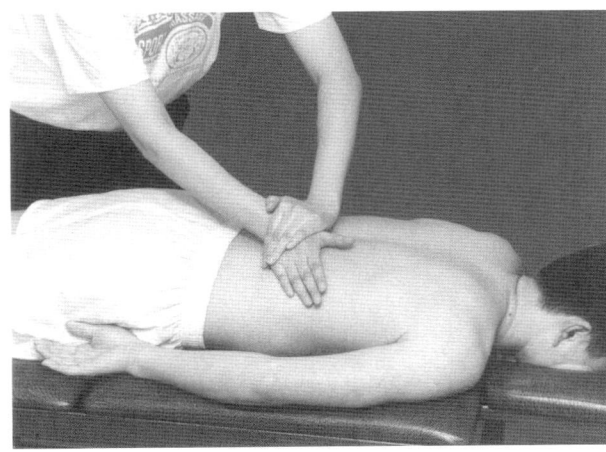

55 등 부위 전체에 대해 압박에 의한 양손 겹쳐 직선으로 밀어주기 방법

피술자는 스포츠마사지용 침대 위에 반듯하게 엎드린 자세를 취하고 스포츠마사지사는 접촉점 11을 피술자의 요부 상단 즉 흉추 12번 횡돌기 부위에 접촉하고 다른 한손은 사진과 같이 직접수의 손목 부위에 겹쳐 놓은 다음 직선 방향으로 압력을 가하여 밀어 준다.(강한 마찰에 의해 피부가 손상되지 않도록 주의한다)

56 등 부위에 대한 한 손날 압박에 의한 강하게 밀어주기 방법

피술자는 스포츠마사지용 침대 위에 반듯하게 엎드린 자세를 취하고 스포츠마사지사의 한 손은 피술자의 장골능 부위에 지지한 다음 접촉점 11을 피술자의 요부 하단에 접촉하고 적당한 압력을 가하여 겨드랑이쪽으로 짜주듯이 밀어 낸다.(강한 마찰에 의해 피부가 손상되지 않도록 주의한다)

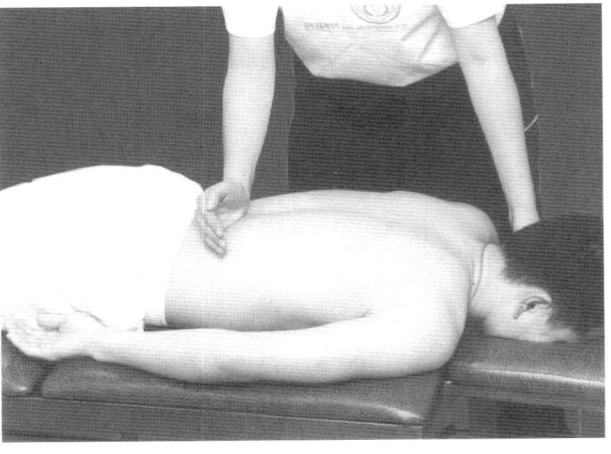

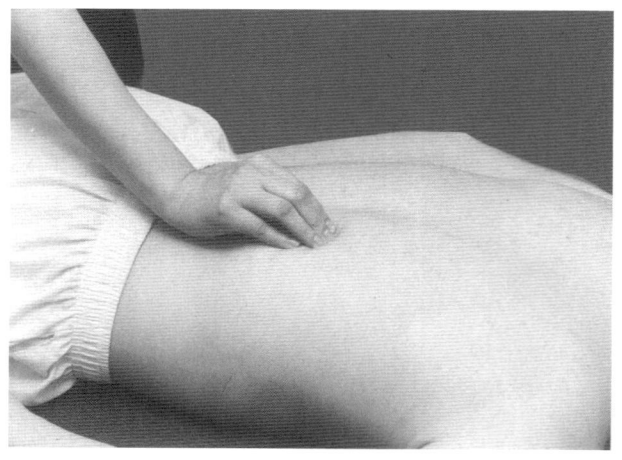

57 척추기립근 부위에 대한 네 손가락 지문 부위를 이용한 나선형 비벼주기 방법

피술자는 스포츠마사지용 침대 위에 반듯하게 엎드린 자세를 취하고 스포츠마사지사는 한 손을 오목하게 한 다음 접촉점 3-1, 4-1, 5-1, 6-1을 사진과 같이 등 부위(척추기립근)에 접촉하고 나선을 그리며 세심하게 비벼 준다.

58 척추기립근 부위에 대한 강하게 나선으로 비벼주기 방법

피술자는 스포츠마사지용 침대 위에 반듯하게 엎드린 자세를 취하고 스포츠마사지사는 반주먹을 쥔 상태에서 접촉점 13을 사진과 같이 등 부위(척추기립근)에 접촉하고 나선을 그리며 강하게 비벼 준다.

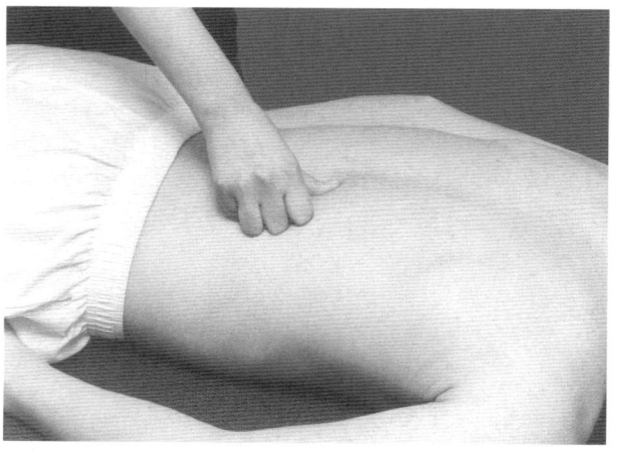

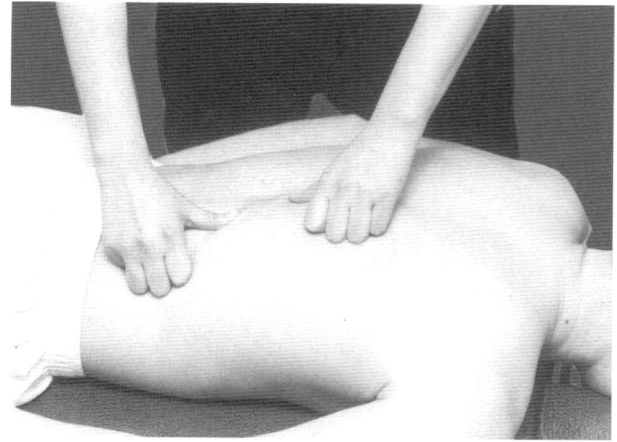

59 척추기립근 부위에 대한 양손 엇갈려 강하게 나선으로 비벼주기 방법

피술자는 스포츠마사지용 침대 위에 반듯하게 엎드린 자세를 취하고 스포츠마사지사는 양손을 반주먹을 쥔 상태에서 접촉점 13을 사진과 같이 등 부위(척추기립근)에 접촉하고 양손을 서로 엇갈려 나선을 그리며 강하게 비벼 준다.

15 스포츠마사지 실기편

60 척추기립근 부위에 대한 한 손날 나선으로 비벼주기 방법

피술자는 스포츠마사지용 침대 위에 반듯하게 엎드린 자세를 취하고 스포츠마사지사는 접촉점 11을 사진과 같이 등 부위(척추기립근)에 접촉하고 중간 형태의 나선을 그리며 비벼 준다.

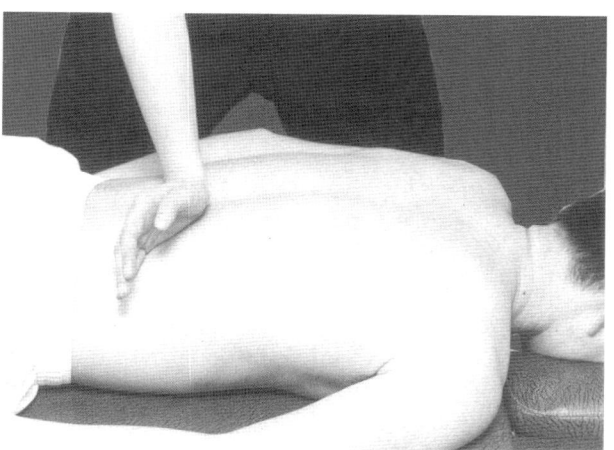

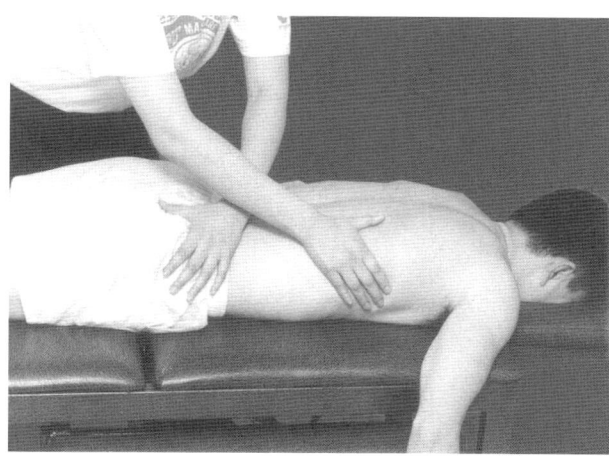

61 등 부위 측면에 대한 한 손 밀어주기 방법

피술자는 스포츠마사지용 침대 위에 반듯하게 엎드린 자세를 취하고 스포츠마사지사는 사진과 같이 한 손을 피술자의 골반 부위에 접촉, 지지하고 다른 한손의 접촉점 1과 특히 접촉점 7에 역점을 두고 적당한 압력을 가해 겨드랑이 쪽으로 밀어 준다.

62 등 부위 근육에 대한 한 손날 지그재그형 비벼주기 방법

피술자는 스포츠마사지용 침대 위에 반듯하게 엎드린 자세를 취하고 스포츠마사지사는 사진과 같이 한 손은 골반 부위에 접촉, 지지하고 다른 한 손의 접촉점 10과 11번을 요부 하단에 접촉하고 지그재그형으로 나선을 그리며 비벼 준다.

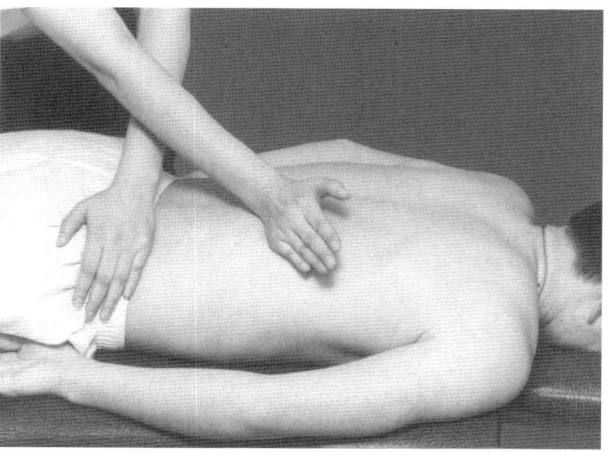

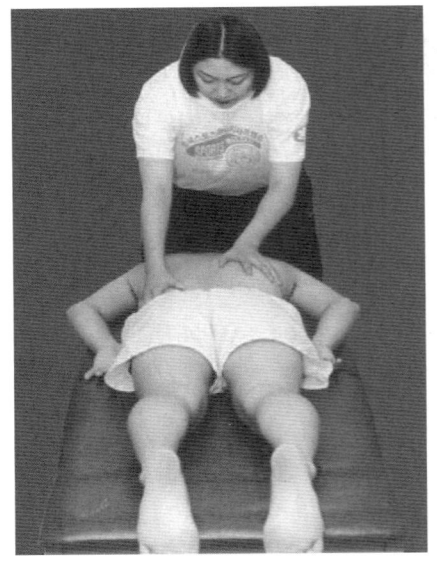

63 등 부위 전체에 대한 양손 엇갈려 나선형 비벼주기 방법

피술자는 스포츠마사지용 침대 위에 반듯하게 엎드린 자세를 취하고 스포츠마사지사는 사진과 같이 피술자의 머리 부위에 위치해서 양손의 접촉점 1을 피술자의 등 부위 하단에 접촉하고 크게 나선을 그리며 엇갈려 비벼 준다.

64 등 부위 전체에 대한 대각선 양손 엇갈려 비벼주기 방법

피술자는 스포츠마사지용 침대 위에 반듯하게 엎드린 자세를 취하고 스포츠마사지사는 사진과 같이 양손을 오목하게 한 다음 접촉점 손가락 지문 부위를 피술자의 등 부위에 접촉하고 양손을 서로 엇갈려 가며 나선형으로 비벼 준다.

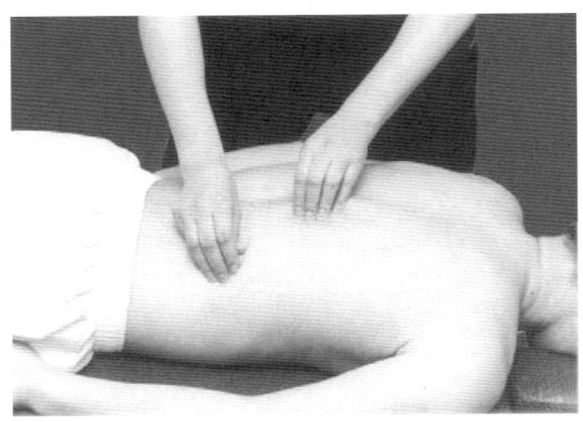

65 등 부위 전체에 대한 진동법

피술자는 스포츠마사지용 침대 위에 반듯하게 엎드린 자세를 취하고 스포츠마사지사는 접촉점 10을 요부 상단에 접촉하고 어깨선까지 곡선을 그리며 적당한 압력을 주어 진동을 준다.

66 척추기립근 부위에 대한 양손 엇갈려 짜주기 방법

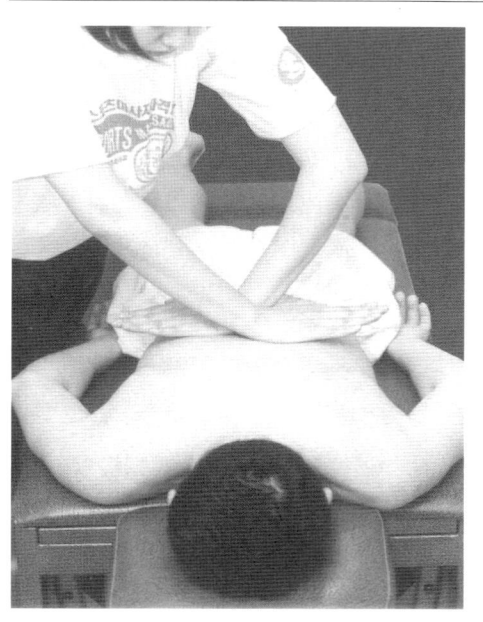
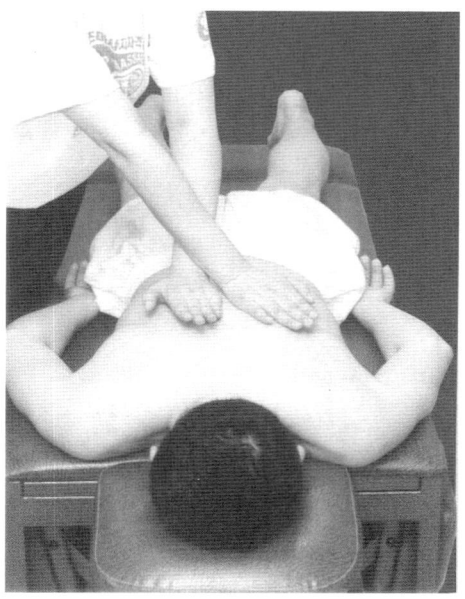

▲ 66-1

피술자는 스포츠마사지용 침대 위에 반듯하게 엎드린 자세를 취하고 스포츠마사지사는 사진과 같이 양손을 엇갈려 접촉점 9, 10, 11번을 피술자의 척추기립근 부위에 접촉하고 적당한 압력을 가하여 반원을 그리며 짜준다.
66-1은 연속 동작을 보여 주고 있다.

67 등 쪽 피부에 대한 손가락을 이용한 짜주기 방법

피술자는 스포츠마사지용 침대 위에 반듯하게 엎드린 자세를 취하고 스포츠마사지사는 사진과 같이 손가락 지문 부위를 이용해 피부를 잡은 다음 대각선 방향으로 손가락을 교대(접촉점 2-1과 3-1 및 4-1)하면서 짜준다.(단, 피부에 손상이 가지 않도록 주의해야 한다)

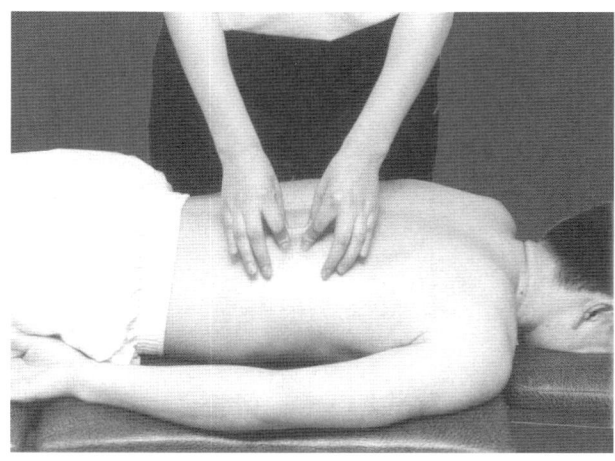

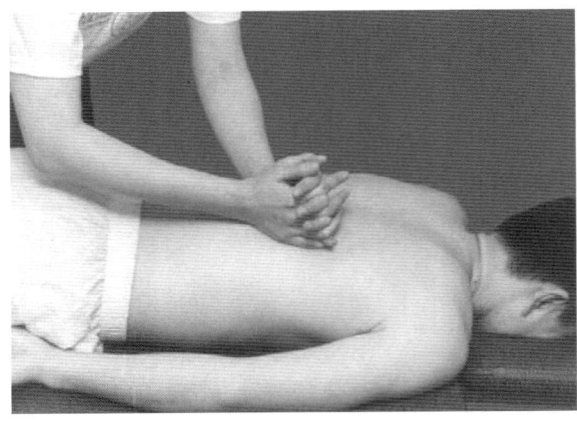

68 등 부위 전체에 대한 깍지끼어 짜주기 방법

피술자는 스포츠마사지용 침대 위에 반듯하게 엎드린 자세를 취하고 스포츠마사지사는 양손을 깍지끼고 접촉점 11을 피술자의 등 부위 피부에 접촉하고 피부를 잡아 끌어올려 쥐어짜듯이 짜준다.(단, 피부에 손상이 가지 않도록 주의를 기울여야 한다)

69 등 부위 피부에 대한 끌어당겨 짜주기 방법

피술자는 스포츠마사지용 침대 위에 반듯하게 엎드린 자세를 취하고 스포츠마사지사는 사진과 같이 양손을 이용해 한 손 접촉점 3-1, 4-1, 5-1, 6-1을 피술자의 등 부위 피부에 접촉하고 다른 한쪽 손날로 피부를 끌어당겨 짜준다.(단, 피부에 손상이 가지 않도록 주의를 기울여야 한다)

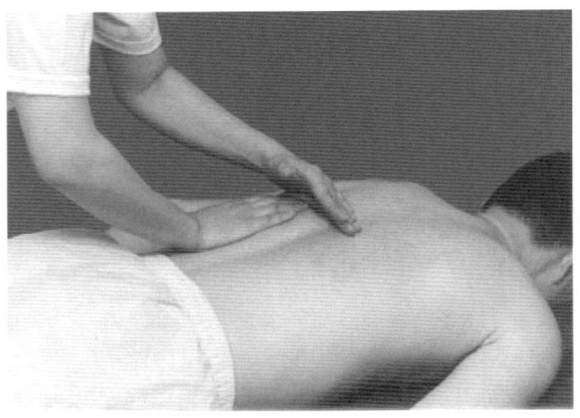

70 등 부위 전체에 대한 양팔 전완부 접촉에 의한 전진형 압박 밀어주기 방법

피술자는 스포츠마사지용 침대 위에 반듯하게 엎드린 자세를 취하고 스포츠마사지사는 사진과 같이 양팔을 겹친 상태에서 전완부를 피술자의 요부 상단에 접촉하고 적당한 압력을 주어 견갑부 상단까지 직선 방향으로 밀어 준다.(단, 과도한 압력이 가해질 경우 근육에 통증이 발생할 수 있으며 강한 마찰에 의해 피부가 손상될 수 있으므로 주의를 기울여야 한다)

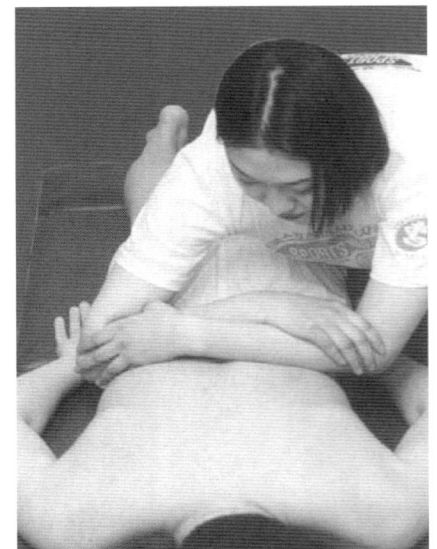

71 등 부위 전체에 대한 한쪽 팔 전완부 접촉에 의한 전진형 압박 밀어주기 방법

피술자는 스포츠마사지용 침대 위에 반듯하게 엎드린 자세를 취하고 스포츠마사지사는 사진과 같이 한쪽 팔의 전완부를 피술자의 요부 상단에 접촉하고 적당한 압력을 주어 대각선 방향으로 견갑부 상단까지 밀어 준다.(단, 지나친 압력이 가해질 경우 근육에 통증이 발생할 수 있으며, 강한 마찰에 의해 피부가 손상될 수 있으므로 주의를 기울여야 한다)

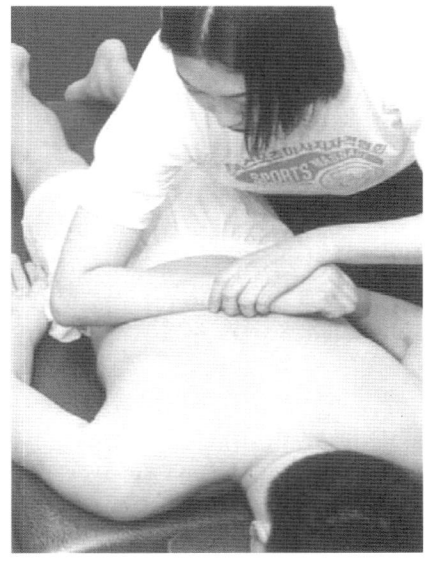

72 등 부위 전체에 대한 양손 교대 교차 쓰다듬기 방법

피술자는 스포츠마사지용 침대 위에 반듯하게 엎드린 자세를 취하고 스포츠마사지사는 사진과 같이 한 손의 접촉점 1과 특히 7에 역점을 두고 다른 한손은 접촉점 1을 등 부위 근육에 접촉하고 한 손은 요부 하단에서부터 겨드랑이 방향 직선으로 가볍게 쓰다듬고 다른 한 손은 척추 부위에서 복부 방향으로 가볍게 쓰다듬으면서 견갑부 쪽으로 진행한다.

사진72-1, 72-2는 연속 동작이다.

▼ 72-1

▼ 72-2

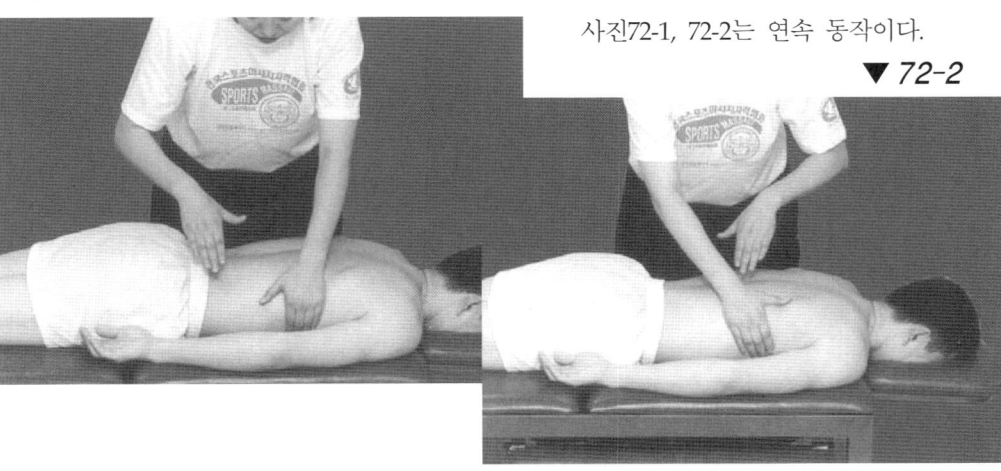

73 등 부위 전체에 대한 교차 쓰다듬고 진동주기 방법

피술자는 스포츠마사지용 침대 위에 반듯하게 엎드린 자세를 취하고 스포츠마사지사는 사진과 같이 한 손의 접촉점은 1과 특히 7에 역점을 두면서 피술자의 요부에 접촉하고 다른 한 손의 접촉점 3-1, 4-1, 5,-1, 6-1을 사진과 같이 척추 부위에 접촉해 한 손은 가볍게 겨드랑이 방향으로 쓰다듬고 다른 한 손은 좌우로 흔들며 진동을 준다.

73-1는 등 부위에 대한 교차 쓰다듬고 진동주기의 연속 동작이다.

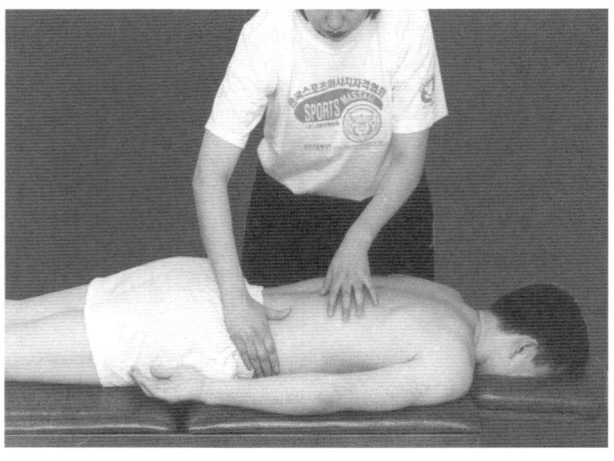

▼ 73-1

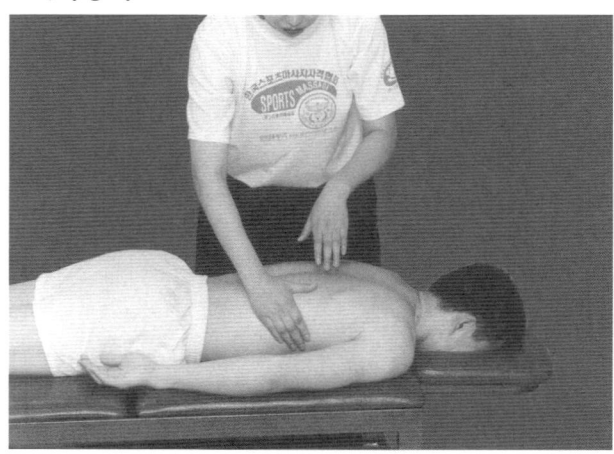

74 등 부위 전체에 대한 양손 겹쳐 4지 지문 부위 나선형 비벼주기 방법

피술자는 스포츠마사지용 침대 위에 반듯하게 엎드린 자세를 취하고 스포츠마사지사는 접촉점 3-1, 4-1, 5-1, 6-1을 피술자의 등 부위 전체에 접촉하고 나선을 그리며 견갑부 상단 쪽으로 세심하게 비벼 준다.

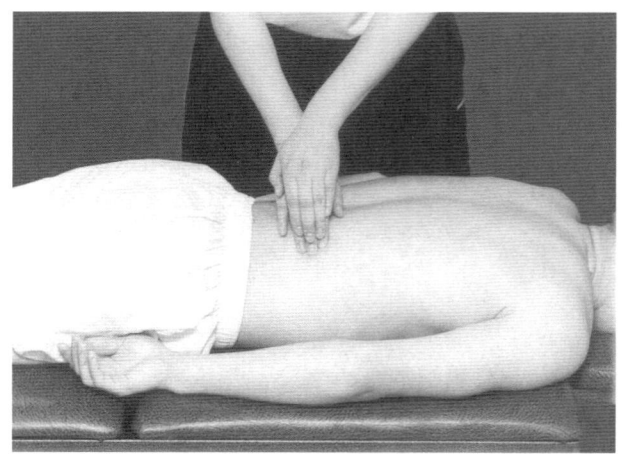

75 척추기립근 부위에 대한 양손 엄지 지문부위 나선형 비벼주기

피술자는 스포츠마사지용 침대 위에 반듯하게 엎드린 자세를 취하고 스포츠마사지사는 양손의 접촉점 2-1을 사진과 같이 피술자의 척추기립근에 접촉하고 흉추 1번의 횡돌기쪽 깊숙한 근육에 대해 천추 부위까지 나선형으로 미세하게 세 번 이상 비벼 준다.

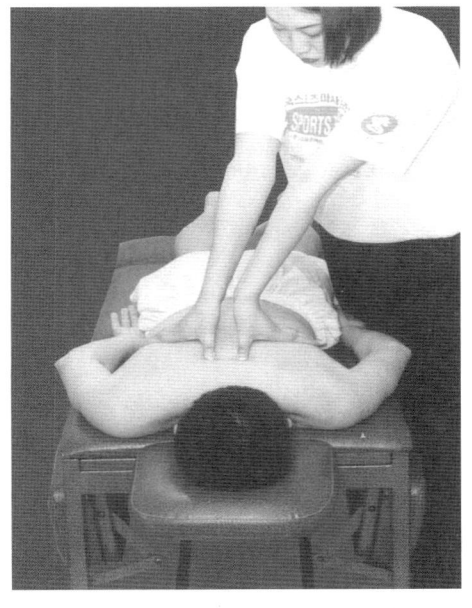

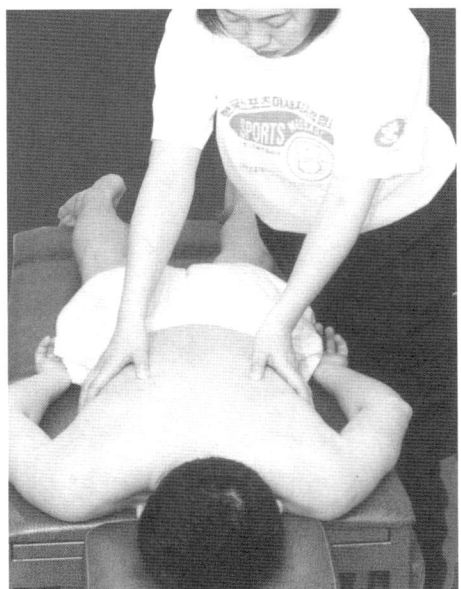

76 등 부위 전체 근육에 대한 엄지 지문부위 나선형 비벼주기

피술자는 스포츠마사지용 침대 위에 반듯하게 엎드린 자세를 취하고 스포츠마사지사는 양손의 접촉점 2-1을 사진과 같이 피술자의 등 부위 전체에 접촉한 상태에서 나선을 그리며 세심하게 비벼 준다.

77 요부에 대한 양손 엄지 지문부위 나선형 비벼주기

피술자는 스포츠마사지용 침대 위에 반듯하게 엎드린 자세를 취하고 스포츠마사지사는 양손의 접촉점 2-1을 사진과 같이 피술자의 요부에 접촉하고 장골능까지 바둑판 무늬를 그리며 세 번 이상 비벼 준다.

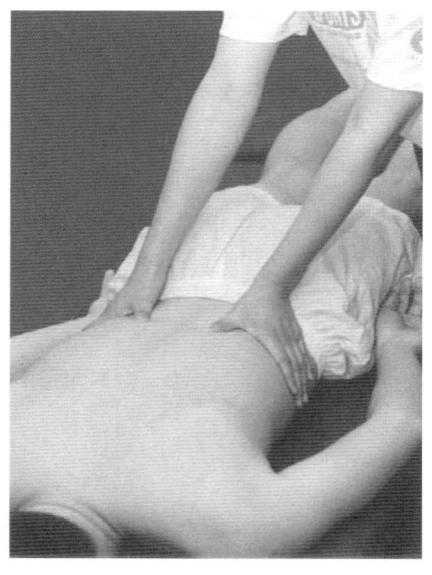

78 요부에 대한 양손 겹쳐 나선형 비벼주기

피술자는 스포츠마사지용 침대 위에 반듯하게 엎드린 자세를 취하고 스포츠마사지사는 양손의 접촉점 3-1, 4-1, 5-1, 6-1을 사진과 같이 피술자의 요부에 접촉하고 나선을 그리며 비벼 준다.

79 등 부위 전체에 대한 양손 겹쳐 나선형 비벼주기

피술자는 스포츠마사지용 침대 위에 반듯하게 엎드린 자세를 취하고 스포츠마사지사는 사진과 같이 두 손을 겹쳐 손가락을 벌린 다음 대각선, 즉 늑골형성 방향으로 세심하게 나선을 그리며 견갑부까지 비벼 준다.

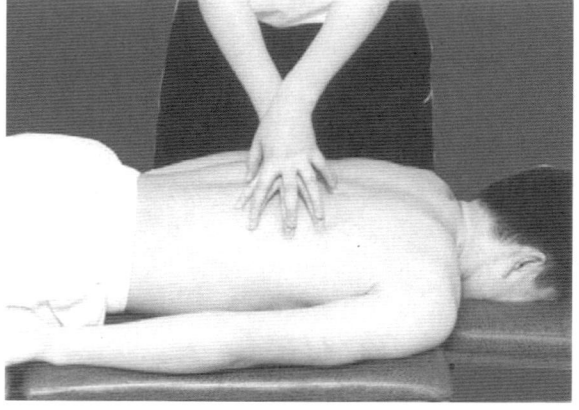

15 스포츠마사지 실기편

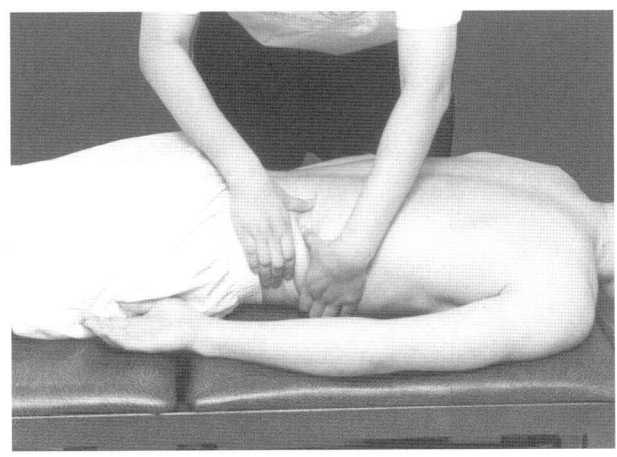

80 옆구리 부위(측복부)에 대한 짜면서 문질러주기 방법

피술자는 스포츠마사지용 침대 위에 반듯하게 엎드린 자세를 취하고 스포츠마사지사는 양손의 접촉점 1과 특히 접촉점 7에 역점을 두고 상하로 교대 및 교차하면서 세 번은 쥐어 짜듯이하고 다시 세 번은 적당한 강도로 문질러 준다.(단, 심한 통증이 발행하지 않는 범위 내에서 시행한다)

81 요부와 측복부 및 대둔근에 대해 흔들어 주면서 비벼주기 방법

피술자는 스포츠마사지용 침대 위에 반듯하게 엎드린 자세를 취하고 스포츠마사지사의 한 손(접촉점 1)은 피술자의 앞쪽 장골능 부위에 접촉한 상태에서 다른 한 손의 접촉점 10번과 11번을 피술자의 요부 하단에 접촉하고 테크닉 접촉점 1을 상하로 흔들어 가면서 가볍게 어깨 방향 또는 대퇴부 방향으로 이동하면서 비벼 준다.(단, 요부에서 둔부를 거쳐 대퇴 쪽으로 접촉점 10, 11로 이동할 때에는 양손을 교대하여 시행한다)

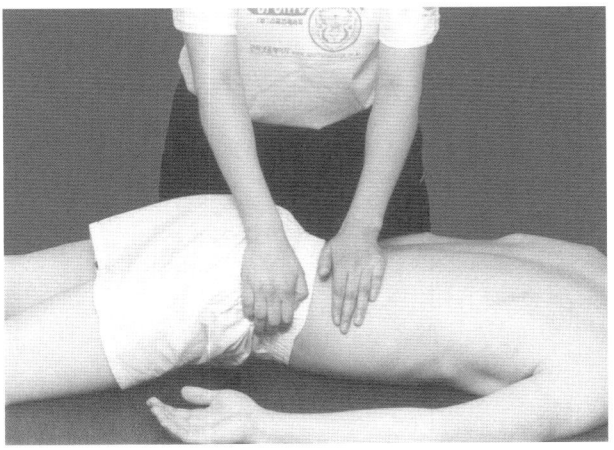

▼ *81-1*

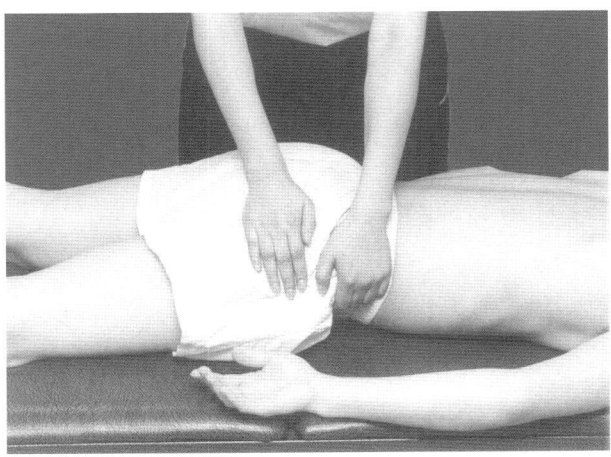

81-1은 둔부에 대한 연속 동작이다.

209

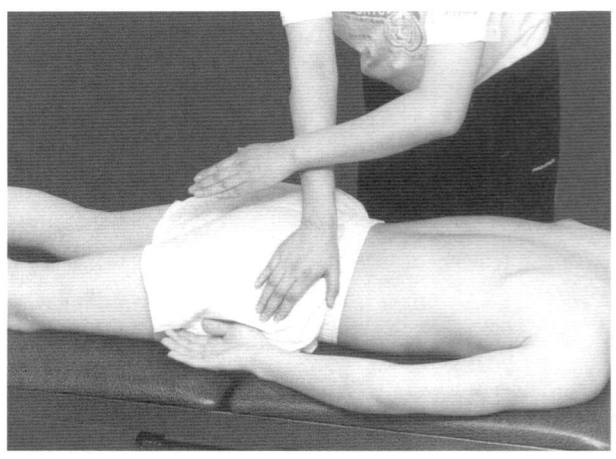

82 둔부에 대한 양손 교차 쓰다듬기 방법

피술자는 스포츠마사지용 침대 위에 반듯하게 엎드린 자세를 취하고 스포츠마사지사는 양손의 접촉점 1을 피술자의 둔부(장골능 쪽)에 접촉하고 양손을 대각선으로 교대, 교차하면서 사진과 같이 앞쪽 방향으로 쓰다듬는다.

83 둔부에 대한 양손 겹쳐 비벼주기 방법

피술자는 스포츠마사지용 침대 위에 반듯하게 엎드린 자세를 취하고 스포츠마사지사는 양손을 서로 겹쳐 놓은 상태에서 접촉점 3-1, 4-1, 5-1, 6-1을 둔부 상단에 접촉하고 아래쪽 대각선 방향으로 나선을 그리며 비벼 준다.

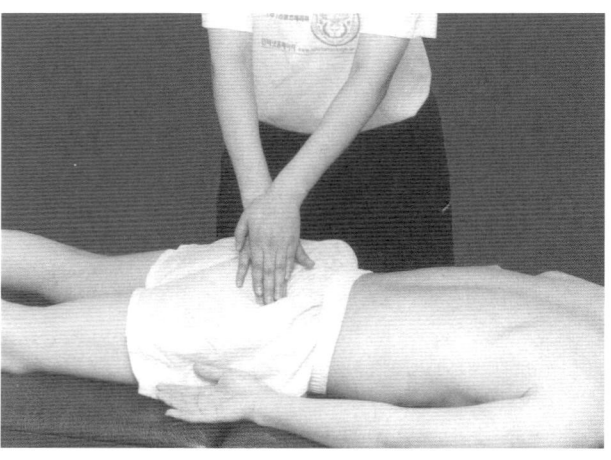

84 둔부 중앙 부위에 대한 반복적 원형 비벼주기 방법

피술자는 스포츠마사지용 침대 위에 반듯하게 엎드린 자세를 취하고 스포츠마사지사는 양손의 접촉점 2-1을 피술자의 둔부 중앙 부위에 접촉하여 반복적으로 작은 원을 그리며 비벼 준다.

85 둔부 중앙 부위에 대한 팔꿈치 부위를 이용한 반복적 원형 비벼주기 방법

피술자는 스포츠마사지용 침대 위에 반듯하게 엎드린 자세를 취하고 스포츠마사지사는 한쪽 팔의 팔꿈치(후주부) 부위를 피술자의 둔부 중앙 부위에 사진과 같이 접촉하고 바깥쪽으로 원을 그리며 반복해서 비벼 준다.

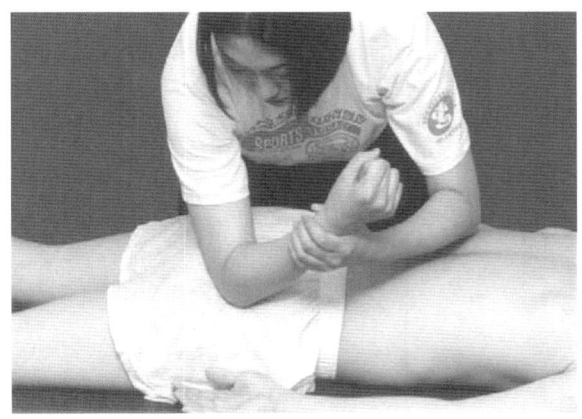

◀ *85-1*

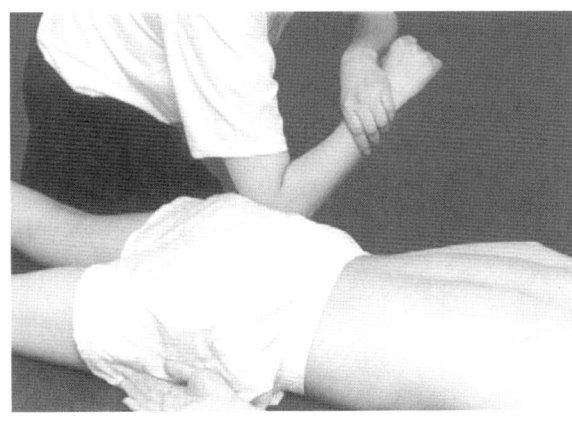

85-1은 스포츠마사지사의 몸쪽 둔부에 대한 연속 동작이다.

86 둔부 근육에 대한 늘려주기 방법

피술자는 스포츠마사지용 침대 위에 반듯하게 엎드린 자세를 취하고 스포츠마사지사는 양손의 접촉점 1과 특히 접촉점 9에 역점을 두고 사진과 같이 둔부 전체에 접촉하고 적당한 압력을 가하여 둔부 앞쪽으로 늘려 준다.

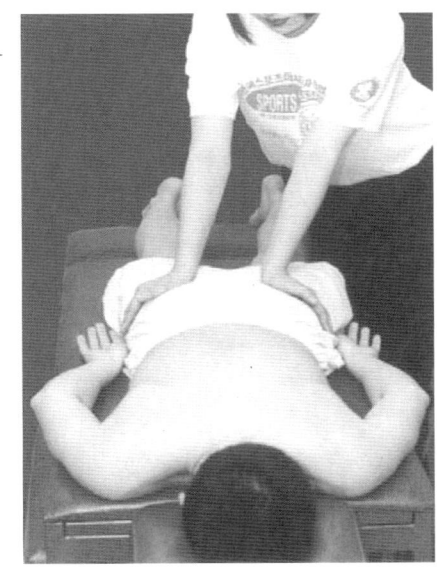

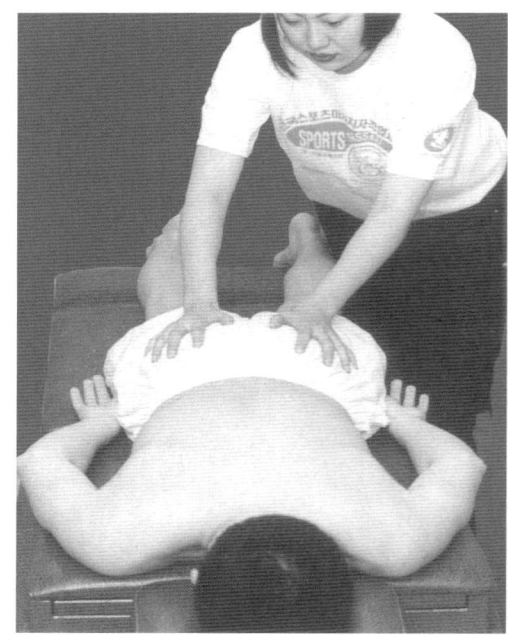

87 둔부 근육에 대한 원형으로 흔들어주기 방법

피술자는 스포츠마사지용 침대 위에 반듯하게 엎드린 자세를 취하고 스포츠마사지사는 양손의 접촉점 1을 피술자의 둔부 중앙에 접촉하고 큰 원을 그리며 흔들어 준다.

88 발바닥에 대한 쓰다듬기 방법

피술자는 스포츠마사지용 침대 위에 반듯하게 엎드린 자세에서 무릎을 굴곡시키고, 스포츠마사지사는 한 손은 피술자의 발목을 가볍게 잡고 다른 한 손의 접촉점 1을 피술자의 발바닥에 접촉하여 가볍게 세 번 이상 쓰다듬는다.

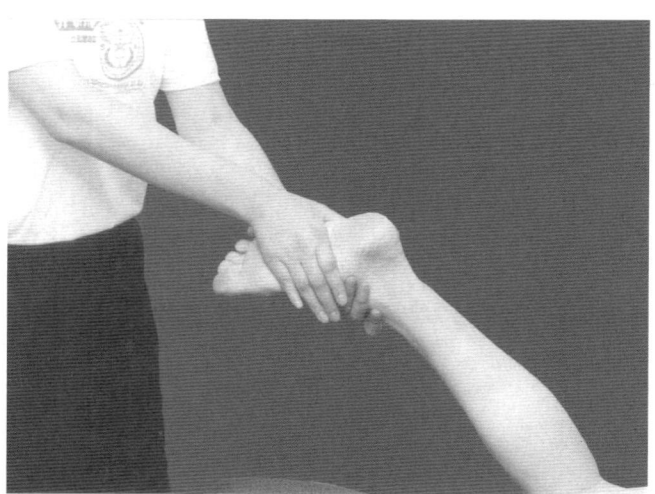

15 스포츠마사지 실기편

89 장딴지(후하퇴부) 부위에 대한 쓰다듬기 방법

피술자는 스포츠마사지용 침대 위에 반듯하게 엎드린 자세를 취하고 스포츠마사지사는 한 손으로 피술자의 발목을 가볍게 잡아 거상시킨 다음 다른 한손의 접촉점 1과 특히 접촉점 7에 역점을 두고 피술자의 오금 쪽으로 가볍게 세 번 이상 반복해서 쓰다듬는다.

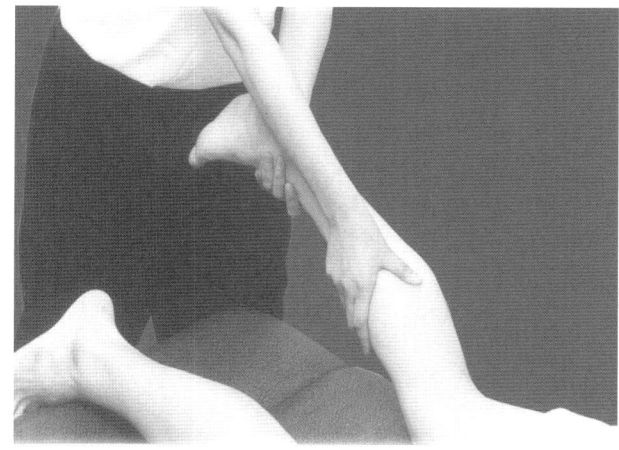

◀ 89-1

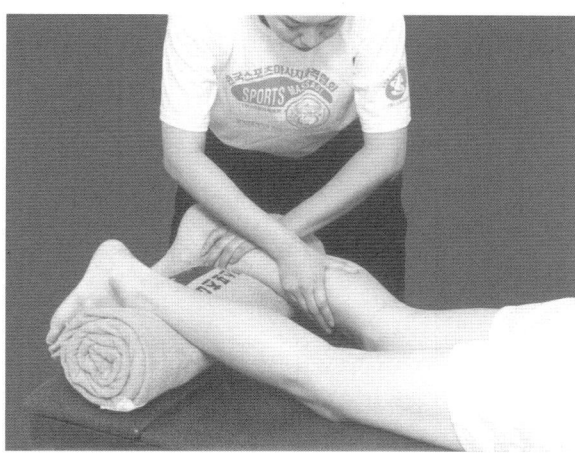

89-1은 베개 위에 올려놓은 상태에서의 동작이다.

90 후하퇴부에서 후대퇴부까지 양손 교대 쓰다듬기 방법

피술자는 스포츠마사지용 침대 위에 반듯하게 엎드린 자세를 취하고 사진과 같이 다리를 받침목 위에 올려놓은 상태에서 스포츠마사지사는 양손의 접촉점 1과 특히 접촉점 7에 역점을 두고 피술자의 사타구니 방향으로 가볍게 세 번 이상 반복해서 쓰다듬는다.

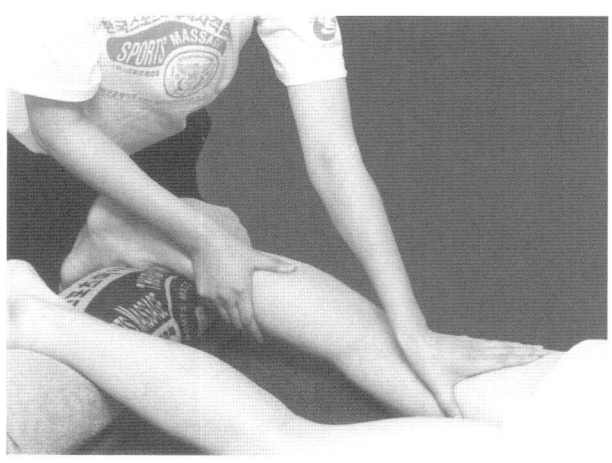

213

91 아킬레스건에서부터 넓적다리 뒤 부위 (후하퇴부)까지 양손 교대 교차 쓰다듬기 방법

피술자는 스포츠마사지용 침대 위에 반듯하게 엎드린 자세를 취하고 스포츠마사지사는 양손의 접촉점 1을 사진과 같이 피술자의 아킬레스건과 후하퇴부 및 측면에 접촉하고 서로 교대, 교차하면서 쓰다듬는다.

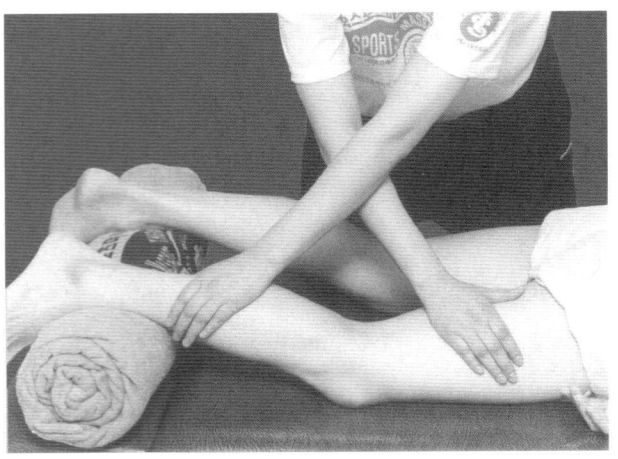

◀ 91-1

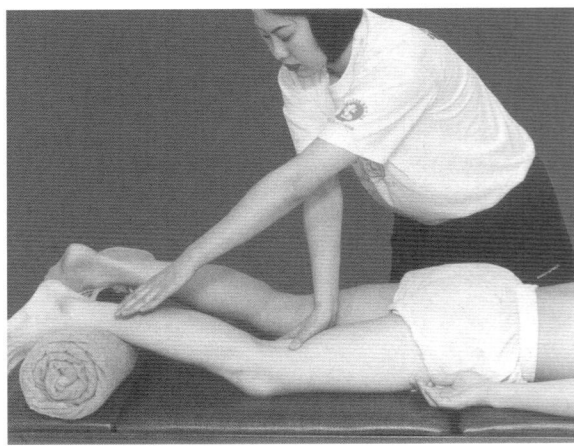

91-1은 피술자의 내측 및 외측 부위에 대한 쓰다듬기 방법의 연속 동작이다.

92 후대퇴부 근육에 대한 양손 엄지 나선형 비벼주기 방법

피술자는 스포츠마사지용 침대 위에 반듯하게 엎드려 양쪽 다리를 적당히 벌린 자세를 취하고 스포츠마사지사는 사진과 같이 양손의 접촉점 1과 2-1에 역점을 두고 피술자의 박근 깊숙이 접촉한 상태에서 특히 접촉점 2-1을 사용해 나선을 그리며 사타구니 방향으로 세 번 이상 비벼 주면서 이동한다.

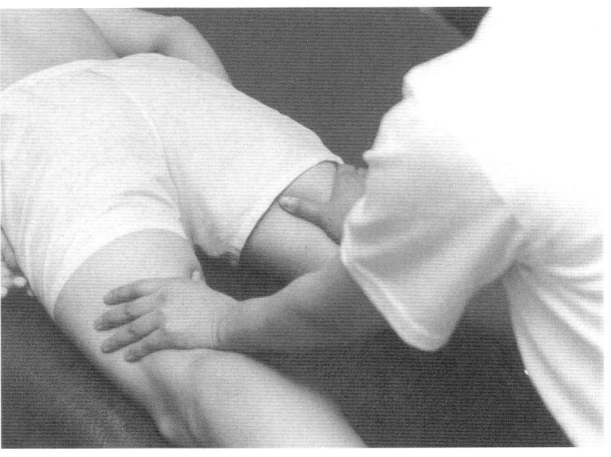

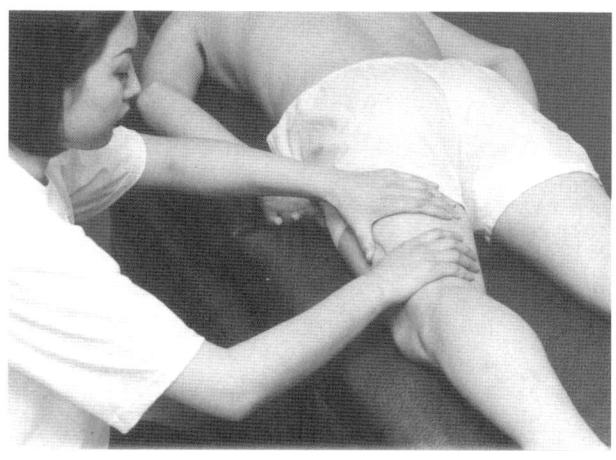

93 후대퇴부 측면 근육에 대한 양손 엄지 손가락 겹쳐 나선형 비벼주기 방법

피술자는 스포츠마사지용 침대 위에 반듯하게 엎드린 자세를 취하고 스포츠마사지사는 사진과 같이 피술자의 측면에 위치하여 양손의 접촉점 2-1을 피술자의 대퇴부 상단 측면에 접촉하고 나선을 그리며 무릎 관절 쪽으로 비벼 주면서 이동한다.

94 후대퇴부 안쪽 면에 대해 압박에 의한 한 손 밀어주기 방법

피술자는 스포츠마사지용 침대 위에 반듯하게 엎드린 자세를 취하고 다리를 베개 또는 받침목 위에 올린 다음 스포츠마사지사는 한 손으로 피술자의 발목을 잡고 다른 한 손의 접촉점 1과 특히 접촉점 7에 역점을 두고 둔부구 쪽으로 압을 주어 밀어 준다.

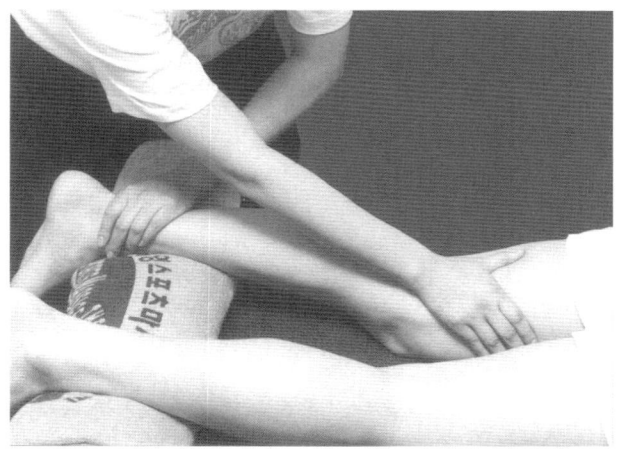

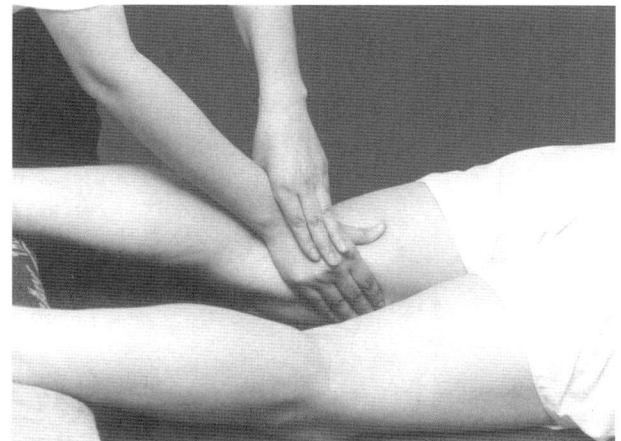

95 후대퇴부 안쪽 면에 대해 압박에 의한 양손 겹쳐 엄지 지문부위 밀어주기 방법

피술자는 스포츠마사지용 침대 위에 반듯하게 엎드린 자세를 취하고 다리를 베개 또는 받침목 위에 올린 다음 스포츠마사지사는 접촉점 1과 특히 접촉점 2-1에 역점을 두고 피술자의 후 대퇴부 안쪽 면에 접촉한 다음 다른 한 손을 그 위에 포개 놓은 상태에서 사타구니 방향으로 적당한 압력을 가하여 밀어 준다.

96 후대퇴부 측면에 대해 압박에 의한 양손 겹쳐 엄지 지문부위 밀어주기 방법

피술자는 스포츠마사지용 침대 위에 반듯하게 엎드린 자세를 취하고 다리를 베개 위에 올린 다음 스포츠마사지사는 접촉점 1과 특히 접촉점 2-1에 역점을 두고 피술자의 후대퇴부 바깥쪽 측면에 접촉한 다음 사진과 같이 다른 한손을 그 위에 포개 놓은 상태에서 고관절 골두 쪽으로 압력을 가해 밀어 준다.

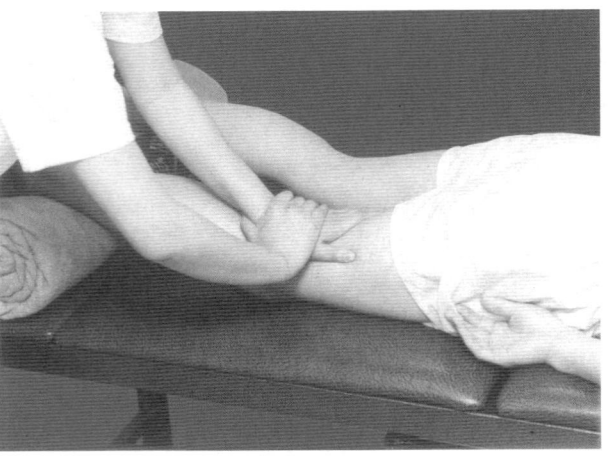

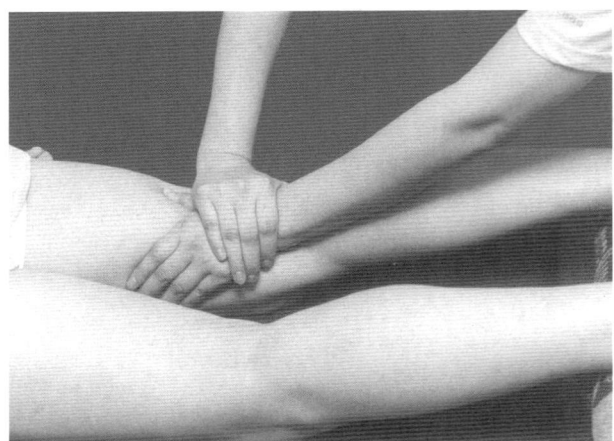

97 후대퇴부 안쪽 측면에 대해 압박에 의한 양손 겹쳐 밀어주기 방법

피술자는 스포츠마사지용 침대 위에 반듯하게 엎드린 자세를 취하고 양쪽 다리를 베개 또는 받침목 위에 올려놓는다. 스포츠마사지사는 접촉점 1과 특히 접촉점 7에 역점을 두고 피술자의 후 대퇴부 안쪽 측면에 접촉한 상태에서 한손을 그 위에 포개 놓고 사타구니 방향으로 압을 가해 밀어 준다.(강한 마찰에 의해 피부가 손상되지 않도록 주의한다)

98 발바닥 전체에 대한 강하게 문지르기 방법

피술자는 스포츠마사지용 침대 위에 반듯하게 엎드린 자세를 취하고 스포츠마사지사는 한 손으로 피술자의 발목을 잡고 사진과 같이 올린 상태에서 주먹을 쥐고 접촉점 13을 발바닥에 접촉하고 적당한 압력을 가하여 세 번 이상 강하게 문질러 준다.(너무 강한 마찰에 의해 스포츠마사지사의 손가락의 접촉점 부위에 찰과상을 입는 경우가 많으므로 주의를 기울여야 한다)

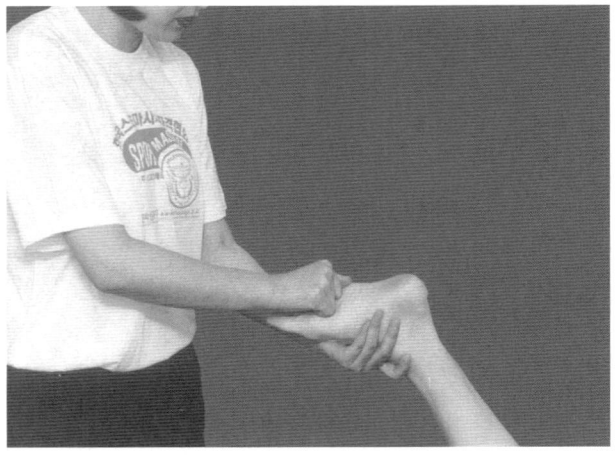

15 스포츠마사지 실기편

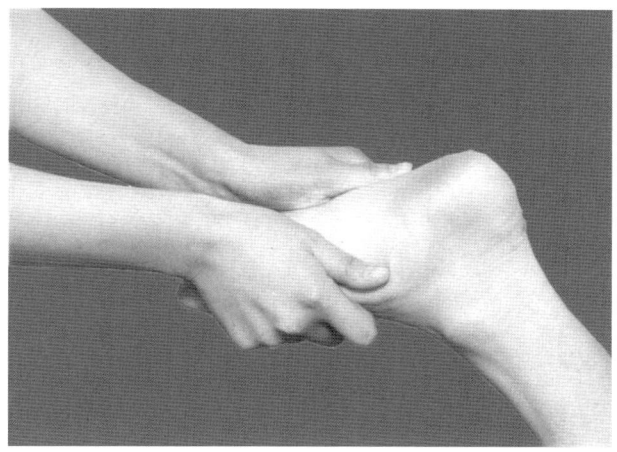

99 발바닥 전체에 대한 엄지 지문부위 접촉 쓰다듬기 방법

피술자는 스포츠마사지용 침대 위에 반듯하게 엎드린 자세를 취하고 스포츠마사지사는 양손으로 피술자의 발바닥 쪽 측면을 가볍게 잡고 양손의 접촉점 2-1을 발바닥 중앙부에 접촉하고 양쪽 측면 방향으로 압력을 주어 쓰다듬는다.

100 발바닥 전체에 대한 엄지 지문부위 접촉 눌러주기 방법

피술자는 스포츠마사지용 침대 위에 반듯하게 엎드린 자세를 취하고 스포츠마사지사는 양손으로 피술자의 발바닥 쪽 측면을 가볍게 잡고 양손의 접촉점 2-1을 발바닥에 접촉하여 중앙부에서부터 포인트별로 단계적으로 눌러주면서 발가락 쪽으로 이동한다. 피술자의 발을 스포츠마사지사의 몸 쪽으로 당기면서 엄지 지문부위로 압박을 가해 눌러 준다.

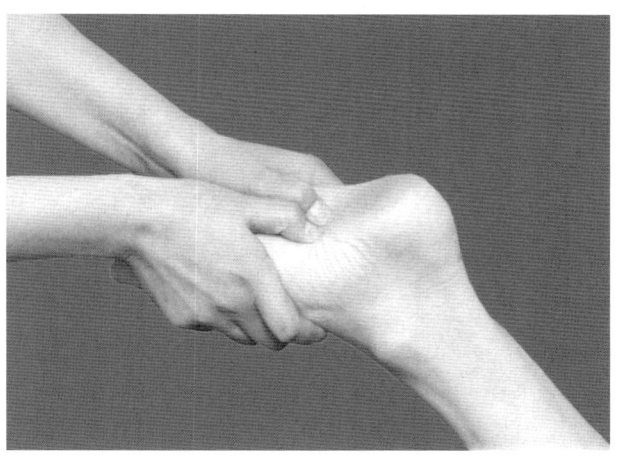

◀ 100-1

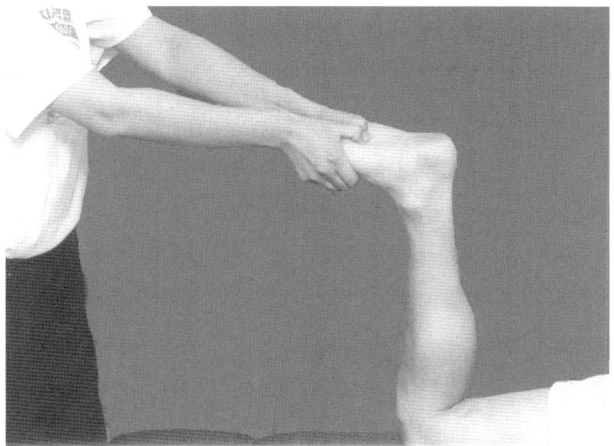

217

정통 스포츠마사지 & 체어마사지 교본

100-2 ▶

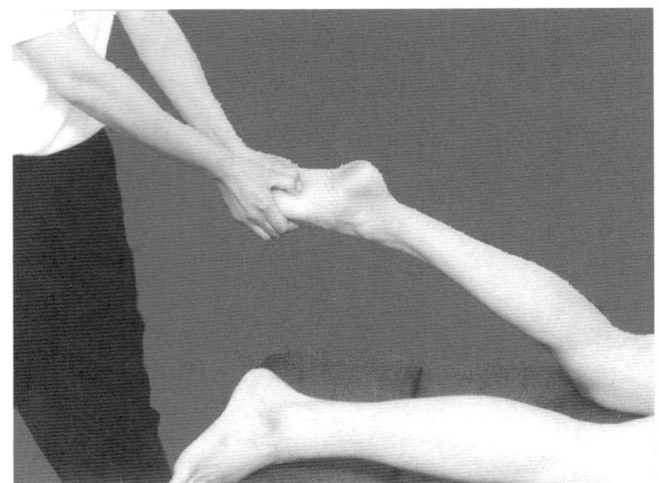

100-1, 100-2는 발바닥 눌러주기 방법에 대한 연속 동작이다

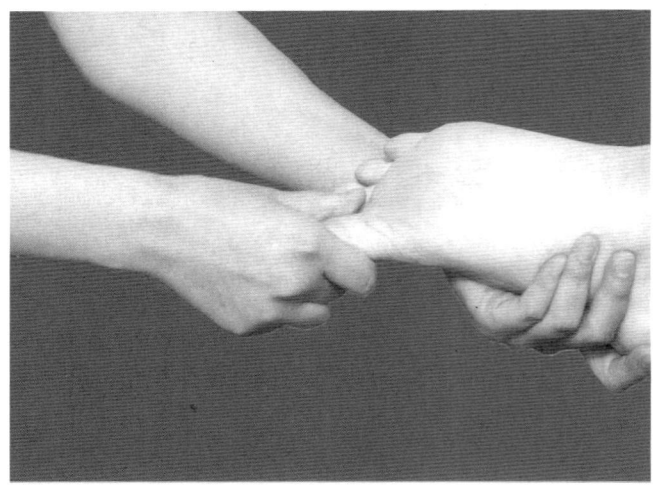

101 발가락에 대해 쓰다듬기 방법과 비벼주기 방법

피술자는 스포츠마사지용 침대 위에 반듯하게 엎드린 자세를 취하고 스포츠마사지사는 한 손으로 피술자의 발등(발목 부위)쪽을 가볍게 받쳐 든 상태에서 접촉점 3과 특히 2-1에 역점을 두고 발가락을 쓰다듬은 후 비벼 준다.

102 발목 관절에 대한 운동법

피술자는 스포츠마사지용 침대 위에 반듯하게 엎드린 자세에서 무릎을 굴곡시킨 후 스포츠마사지사는 한 손으로 피술자의 발목을 가볍게 잡고 다른 한 손으로 역시 피술자의 발바닥 하단 부위를 사진과 같이 잡은 상태에서 상하로 가볍게 흔들면서 운동을 시켜 준다. (발목을 원형 또는 좌우로 돌리거나 젖히는 동작은 삼간다)

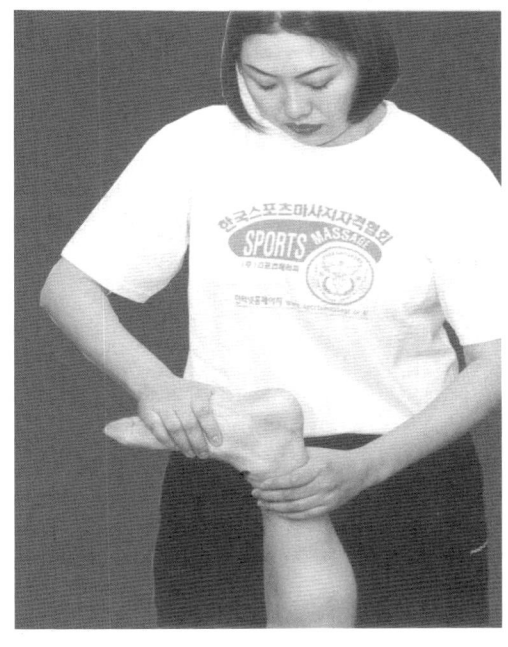

103 아킬레스건에 대한 두손 모아 강하게 나선형 비벼주기 방법

피술자는 스포츠마사지용 침대 위에 반듯하게 엎드린 자세를 취하고 스포츠마사지사는 피술자의 한쪽 다리를 사진과 같이 무릎 위에 올려놓은 상태에서 접촉점 2-1과 3-1을 겹쳐 피술자의 아킬레스건(발꿈치)에 접촉하고 나선을 그리며 비벼 준다.

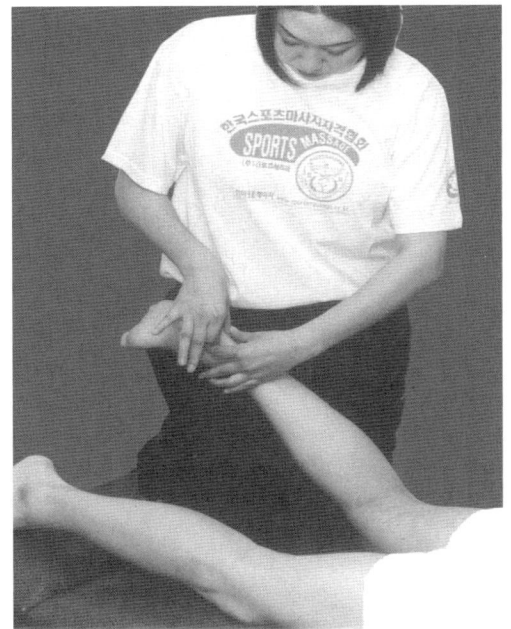

104 아킬레스건에 대한 양손 엄지 지문부위 접촉 교대 나선형 비벼주기 방법

피술자는 스포츠마사지용 침대 위에 반듯하게 엎드린 자세를 취하고 스포츠마사지사는 피술자의 한쪽 다리를 사진과 같이 무릎을 굽혀 장골능 측면에 지지하고 한 손의 접촉점 2-1을 피술자의 아킬레스건(발꿈치 쪽)에 접촉하고 양손의 엄지 지문부위를 교대하며 나선형으로 비벼 준다.

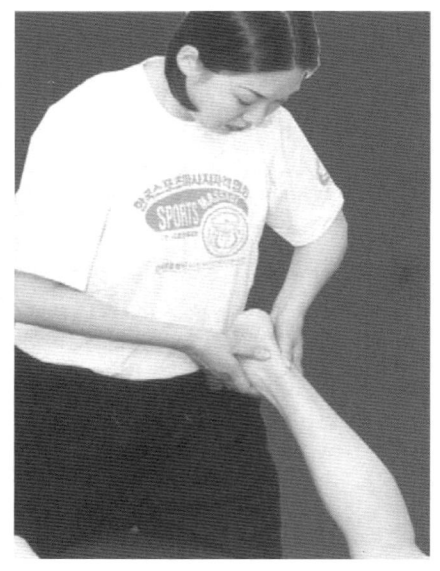

105 발목 관절에 대한 양손 나선형 비벼주기 방법

피술자는 스포츠마사지용 침대 위에 반듯하게 엎드린 자세를 취하고 스포츠마사지사는 사진과 같이 피술자의 발목 관절 앞쪽에 양손의 접촉점 4-1과 5-1을 접촉하고 2-1은 아킬레스건에 지지한 상태에서 발등 쪽의 접촉점으로 나선을 그리며 비벼 준다.

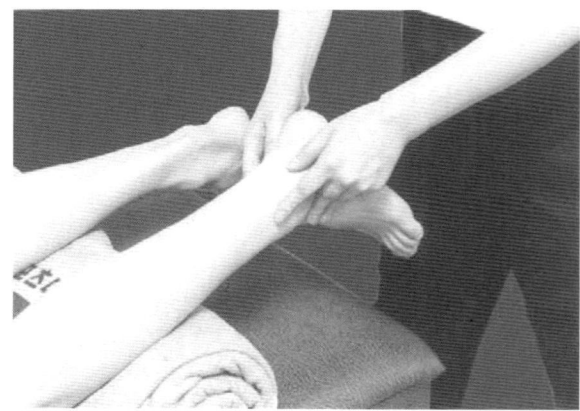

105-1 ▶

105-1은 접촉점 4-1과 5-1의 위치를 보여주고 있다.

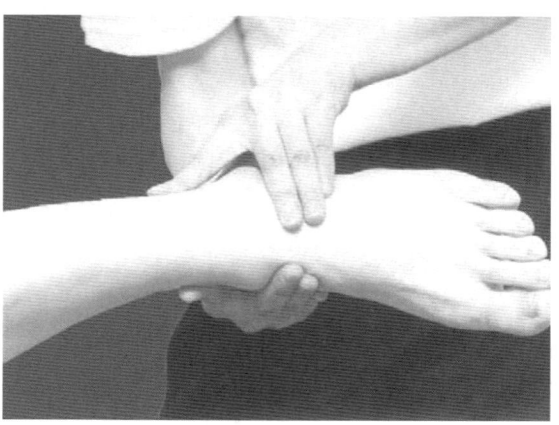

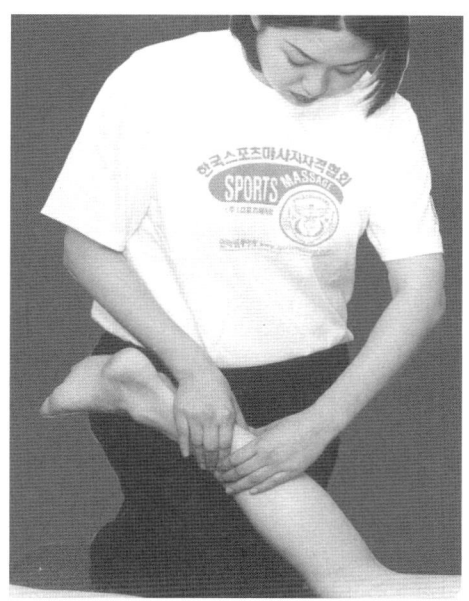

106 가자미근에 대한 양손 모아 나선형 비벼주기 방법

피술자는 스포츠마사지용 침대 위에 반듯하게 엎드린 자세를 취하고 스포츠마사지사는 피술자의 한쪽 다리를 사진과 같이 무릎 위에 올려놓은 상태에서 접촉점 7과 특히 2-1 및 3-1에 역점을 두고 겹친 상태에서 피술자의 가자미근(종부 쪽)에 접촉하고 나선을 그리며 세심하게 비비면서 장딴지 하단까지 이동한다.

107 장딴지(후하퇴부) 내외측 부위에 대한 양손 겹쳐 나선형 비벼주기 방법

피술자는 스포츠마사지용 침대 위에 반듯하게 엎드린 자세를 취하고 스포츠마사지사는 피술자의 한쪽 다리를 사진과 같이 무릎 위에 올려놓은 상태에서 접촉점 7과 특히 2-1에 역점을 두고 겹친 상태에서 피술자의 장딴지 부위 즉 비복근 하단에 접촉하고 나선을 그리며 비벼 준다.

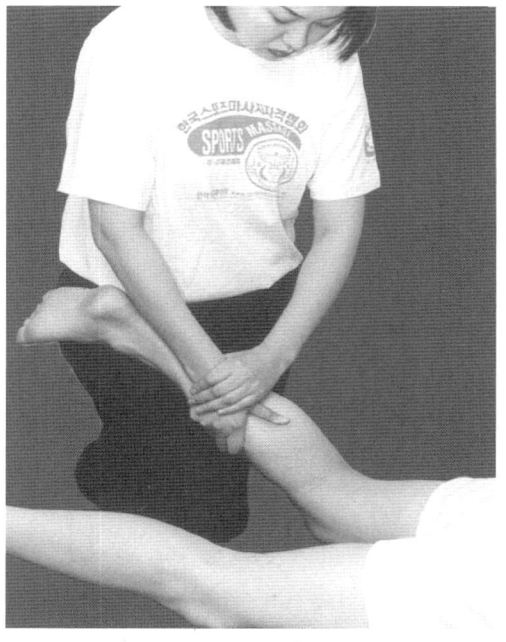

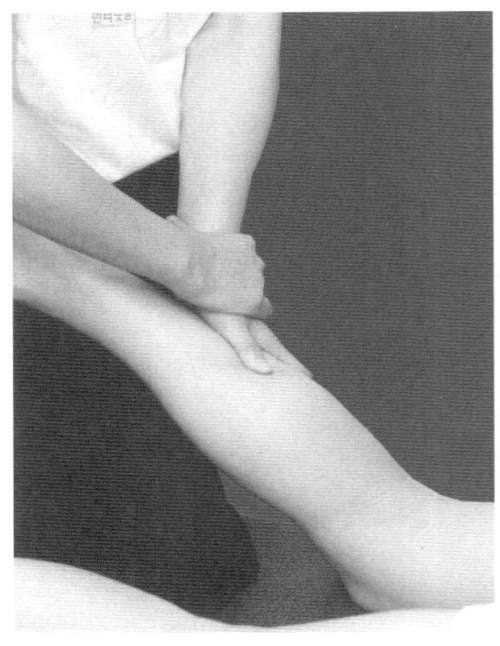

◀ 107-1

107-1은 외측 부위에 대한 연속 동작이다.

108 장딴지(후하퇴부)에 대한 양손 교대 나선형 비벼주기 방법

피술자는 스포츠마사지용 침대 위에 반듯하게 엎드린 자세를 취하고 스포츠마사지사는 피술자의 한쪽 다리를 사진과 같이 무릎 위에 올려놓은 상태에서 양손의 접촉점 7과 특히 2-1에 역점을 두고 피술자의 장딴지 부위 즉 비복근 하단에 접촉하고 나선을 그리며 양손을 교대로 비벼 준다.

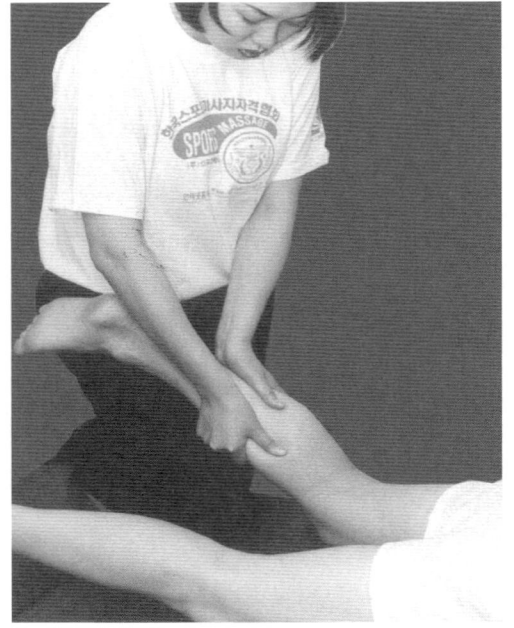

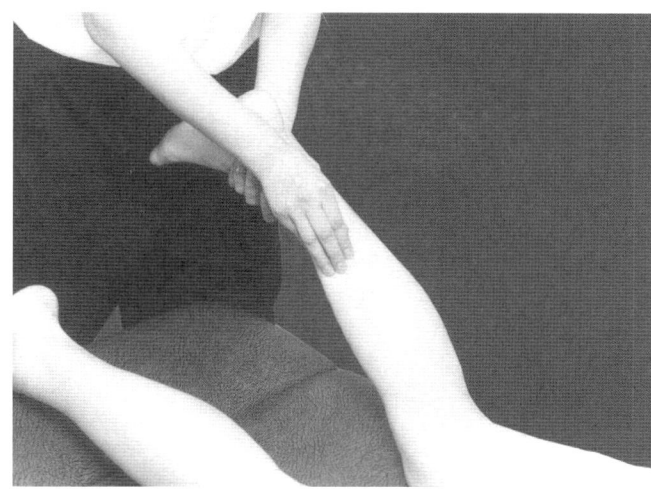

109 장딴지(후하퇴부) 내측 측면 근육에 대한 4지 지문 부위 나선형 비벼주기 방법

피술자는 스포츠마사지용 침대 위에 반듯하게 엎드린 자세를 취하고 한쪽 발목 앞쪽을 사진과 같이 받쳐 들어올린 상태에서 스포츠마사지사는 손바닥을 오목하게 한 다음 접촉점 3-1, 4-1, 5-1, 6-1을 장딴지 부위 안쪽 측면에 접촉하고 나선을 그리며 세심하게 비벼 준다.

110 장딴지 부위에 대한 한 손 4지 지문 부위 나선형 비벼주기 방법

피술자는 스포츠마사지용 침대 위에 반듯하게 엎드린 자세를 취하고 스포츠마사지사는 피술자의 한쪽 다리를 사진과 같이 무릎 위에 올려놓은 상태에서 한쪽 손의 접촉점 3-1, 4-1, 5-1, 6-1을 장딴지(비복근) 부위에 접촉하고 작은 나선을 그리며 세심하게 비벼 준다.

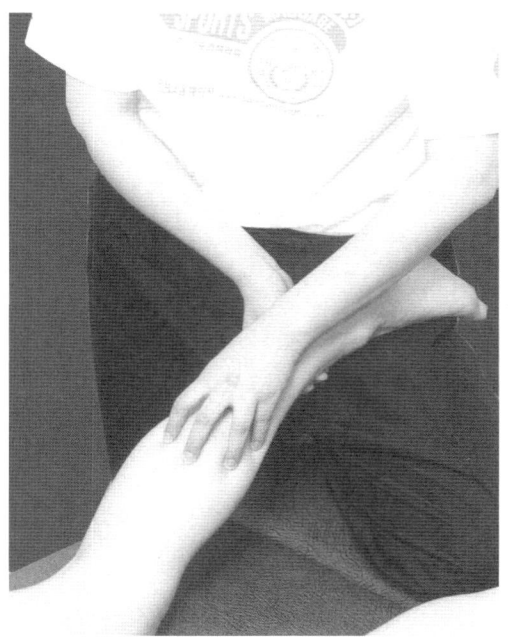

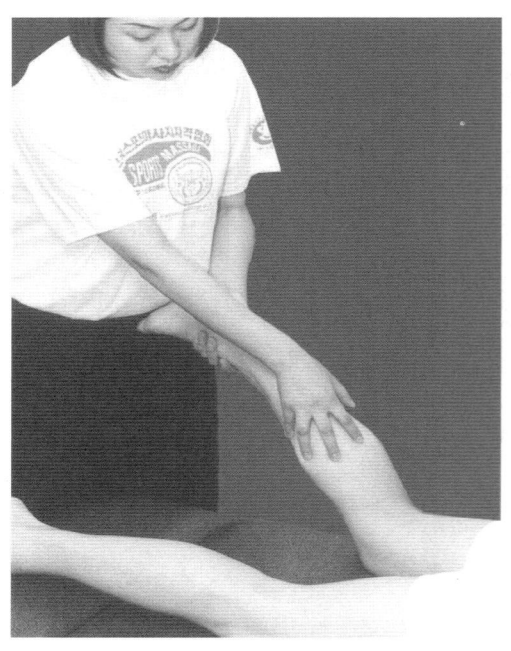

111 장딴지(후하퇴부) 부위에 대한 흔들어주기 방법

피술자는 스포츠마사지용 침대 위에 반듯하게 엎드린 자세를 취하고 스포츠마사지사는 피술자의 한쪽 다리를 사진과 같이 한 손으로 발목을 가볍게 잡고 들어올린 상태에서 접촉점 3-1, 4-1, 5-1, 6-1을 피술자의 장딴지 부위, 즉 비복근 하단에 접촉하고 지그재그 방향으로 흔들어 준다.

112 장딴지(후하퇴부) 부위에 대한 쓰다듬으면서 흔들어주기 방법

피술자는 스포츠마사지용 침대 위에 반듯하게 엎드린 자세를 취하고 스포츠마사지사는 피술자의 한쪽 다리를 사진과 같이 무릎 위에 올려놓은 상태에서 한쪽 손은 접촉점 1 특히 접촉점 7에 역점을 두고 다른 한 손의 접촉점 3-1, 4-1, 5-1, 6-1을 피술자의 장딴지 부위 즉 비복근 하단에 접촉하고 지그재그 방향으로 흔들어 주면서 쓰다듬어 준다.

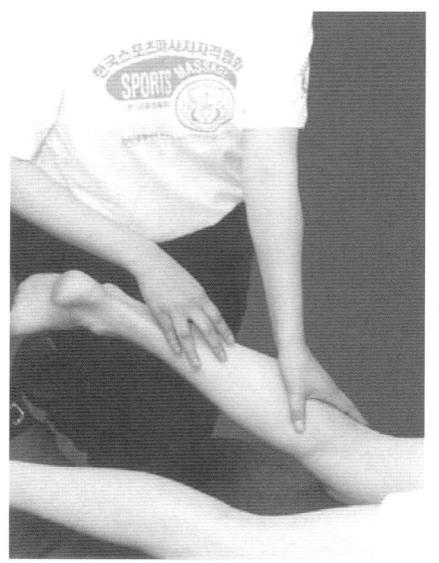

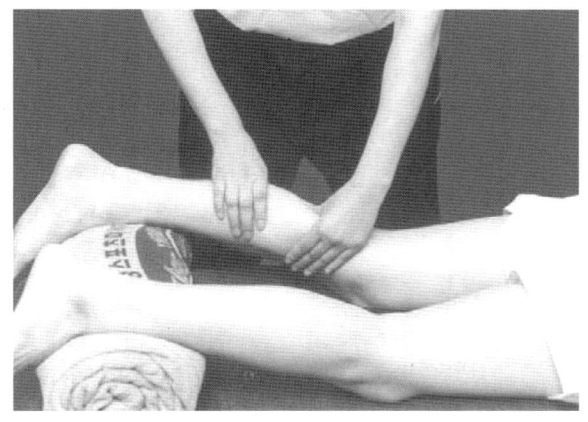

113 장딴지(후하퇴부) 부위에 대한 양손 엇갈려 비벼주기 방법

피술자는 스포츠마사지용 침대 위에 반듯하게 엎드린 자세를 취하고 스포츠마사지사는 피술자의 다리를 사진과 같이 베개 위에 올려놓은 상태에서 양손의 접촉점 1과 3-1, 4-1, 5-1, 6-1에 역점을 두고 피술자의 오금 쪽으로 양손 엇갈려 지그재그형으로 비벼 준다.

114 후대퇴부에 대한 양손 겹쳐 비벼주기 방법

피술자는 스포츠마사지용 침대 위에 반듯하게 엎드린 자세를 취하고 스포츠마사지사는 접촉점 1과 특히 2-1, 3-1, 4-1, 5-1에 역점을 두고 피술자의 후대퇴부 전체 근육에 두 손을 겹쳐서 접촉한 다음 나선을 그리며 사타구니 쪽으로 비벼 준다.

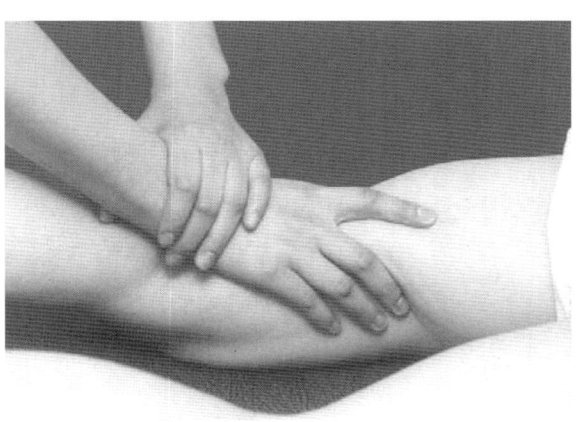

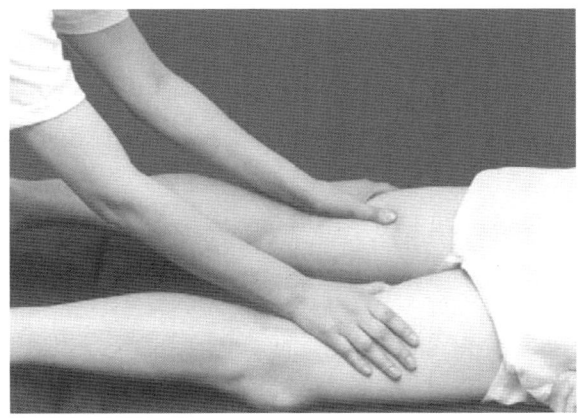

115 후대퇴부에 대한 양손 진동법

피술자는 스포츠마사지용 침대 위에 반듯하게 엎드린 자세를 취하고 스포츠마사지사는 접촉점 1과 특히 접촉점 7에 역점을 두고 피술자의 후대퇴부 전체 근육에 사진과 같이 양손을 접촉하고 지그재그형으로 흔들면서 진동을 준다.

116 후대퇴부에 대한 한 손 진동법

피술자는 스포츠마사지용 침대 위에 반듯하게 엎드린 자세를 취하고 스포츠마사지사는 한쪽 손등을 피술자의 무릎 관절 앞쪽 상단에 사진과 같이 받쳐 놓은 다음 접촉점 1과 특히 접촉점 7에 역점을 두고 피술자의 후대퇴부 측면에 접촉하여 지그재그형으로 흔들면서 진동을 준다.

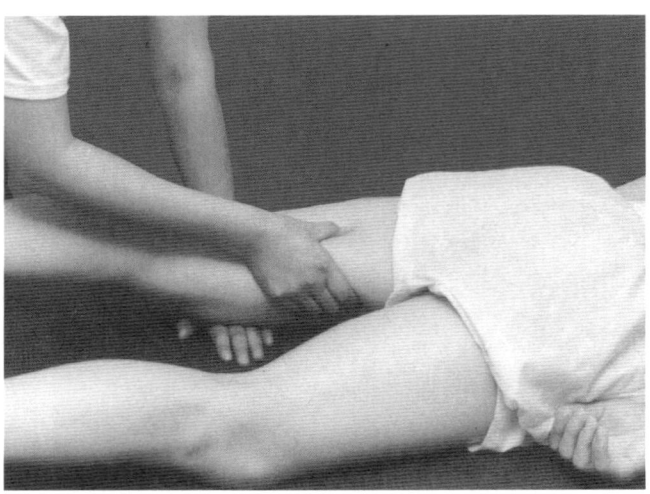

117 무릎 뒤 부위(슬와)에 대한 양손 교대 엄지 지문 부위 비벼주기 방법

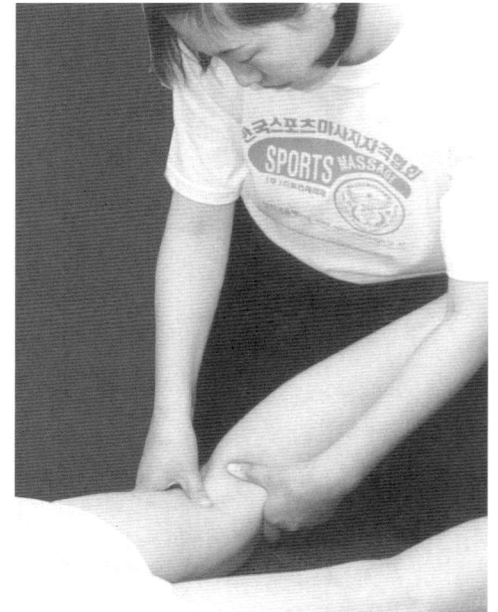

피술자는 스포츠마사지용 침대 위에 반듯하게 엎드린 자세를 취하고 스포츠마사지사는 사진과 같이 양손의 접촉점 2-1을 피술자의 무릎 뒤 부위에 접촉하고 가로 방향으로 나선을 그리며 교대 교차하면서 나선형으로 세심하게 비벼 준다.

118 무릎 뒤 부위(슬와)에 대한 양손 교대 4지 지문 부위 비벼주기 방법

피술자는 스포츠마사지용 침대 위에 반듯하게 엎드린 자세를 취하고 스포츠마사지사는 사진과 같이 양손의 접촉점 3-1, 4-1, 5-1, 6-1에 피술자의 무릎 관절 뒷부분 하단에 접촉하고 나선을 그리며 세심하게 양손을 교대 교차하면서 비벼 준다.

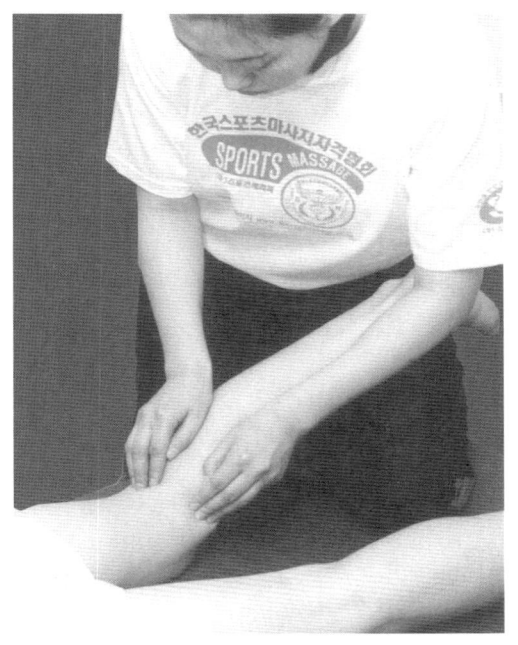

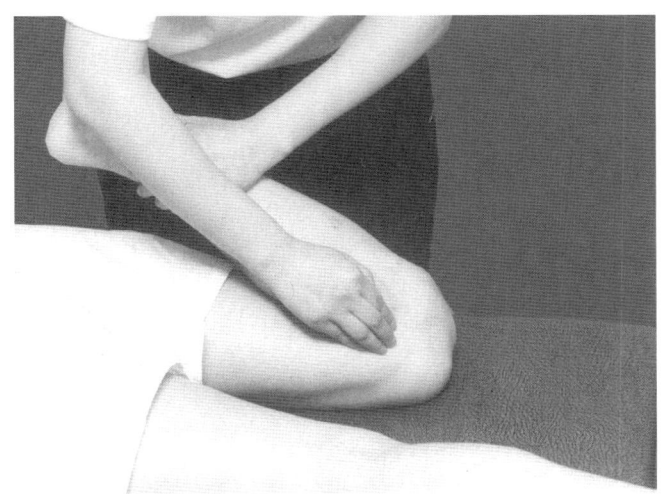

119 무릎 관절 내측 측면에 대한 4지 지문 부위 비벼주기 방법

피술자는 스포츠마사지용 침대 위에 반듯하게 엎드린 자세를 취하고 스포츠마사지사는 사진과 같이 피술자의 무릎 관절을 굴곡시킨 상태에서 한 손은 발목 상단 부위를 지지하고 다른 한 손의 접촉점 3-1, 4-1, 5-1, 6-1을 피술자의 무릎 관절 내측 측면에 접촉하고 나선을 그리며 세심하게 비벼 준다.

120 무릎 뒤 부위(슬와)에 대한 한 손 4지 지문 부위 비벼주기 방법

피술자는 스포츠마사지용 침대 위에 반듯하게 엎드린 자세를 취하고 스포츠마사지사는 사진과 같이 피술자의 한쪽 다리를 무릎 위에 올려놓고 한 손은 피술자의 전하퇴부를 잡고 다른 한 손의 접촉점 3-1, 4-1, 5-1, 6-1에 역점을 두고 피술자의 무릎 관절 뒷부분 하단에 접촉하고 나선을 그리며 세심하게 비벼 준다.

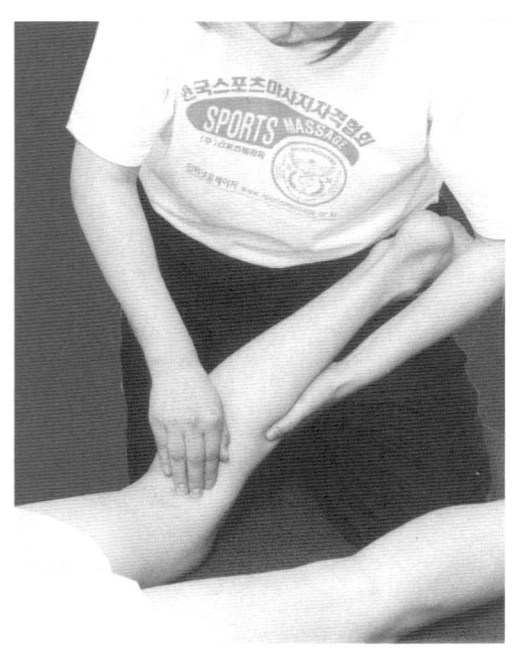

◀ *120-1*

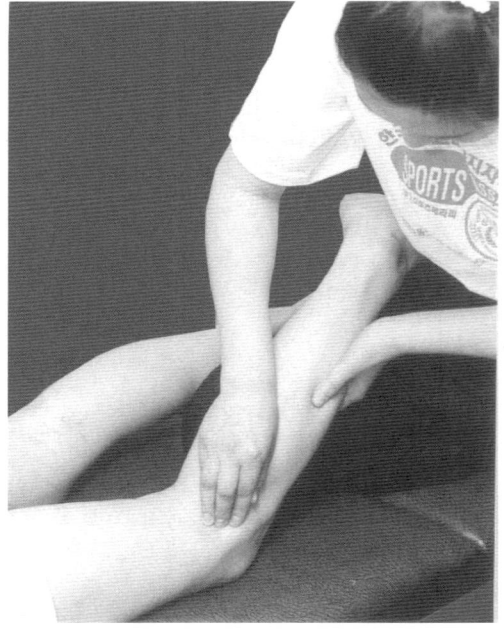

120-1은 무릎 뒤 부위에 대한 비벼주기 방법의 연속 동작이다.

121 무릎 관절 외측 측면에 대한 4지 지문 부위 비벼주기 방법

피술자는 스포츠마사지용 침대 위에 반듯하게 엎드린 자세를 취하고 스포츠마사지사는 사진과 같이 피술자의 무릎 관절을 굴곡시킨 상태에서 한 손은 발목 상단 부위에 지지하고 다른 한 손의 접촉점 3-1, 4-1, 5-1, 6-1을 피술자의 무릎 관절 외측 측면에 접촉하고 나선을 그리며 세심하게 비벼 준다.

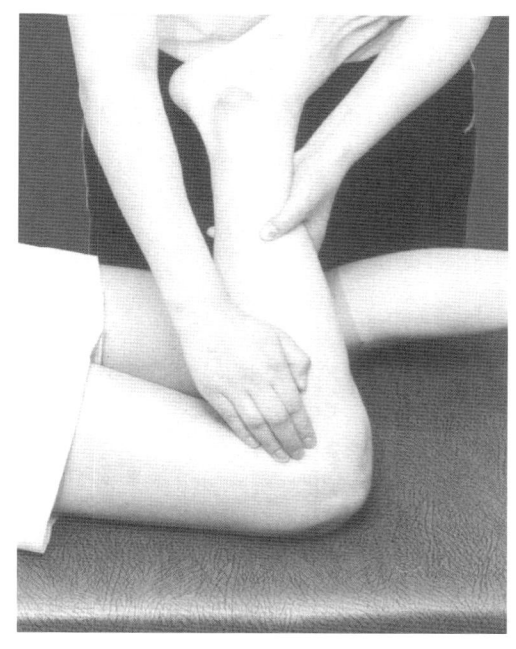

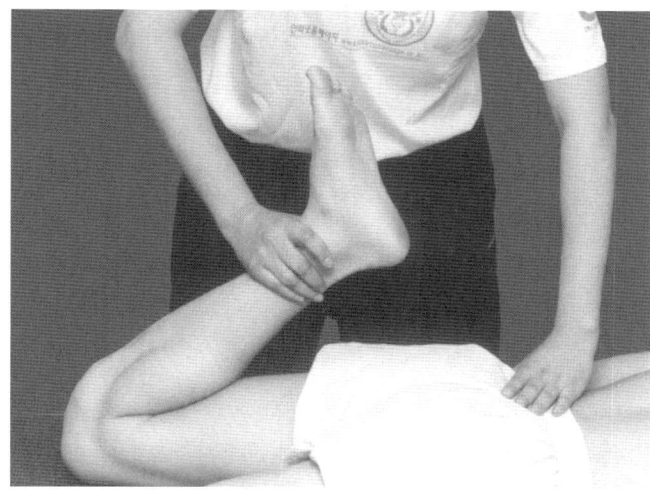

122 대퇴사두근 신전법 및 슬관절에 대한 간접 운동법

피술자는 스포츠마사지용 침대 위에 반듯하게 엎드린 자세를 취하고 스포츠마사지사는 피술자의 발목을 사진과 같이 가볍게 잡은 상태에서 측면에 위치하고 다른 한 손을 피술자의 골반능 부위에 접촉한 다음 발목을 스포츠마사지사의 몸 쪽으로 가볍게 당겨 최대 가동점을 확보한 상태에서 5회로 나누어 둔부 쪽으로 발목을 붙여 준다.(이러한 역학적 간접 운동은 대퇴사두근의 신전뿐 아니라 슬관절과 고관절 기타 주변 조직에 영향을 미치는 만큼 정확한 동작이 요구된다)

123 견갑 부위에 대한 양손 모아 손가락으로 두드려주기 방법

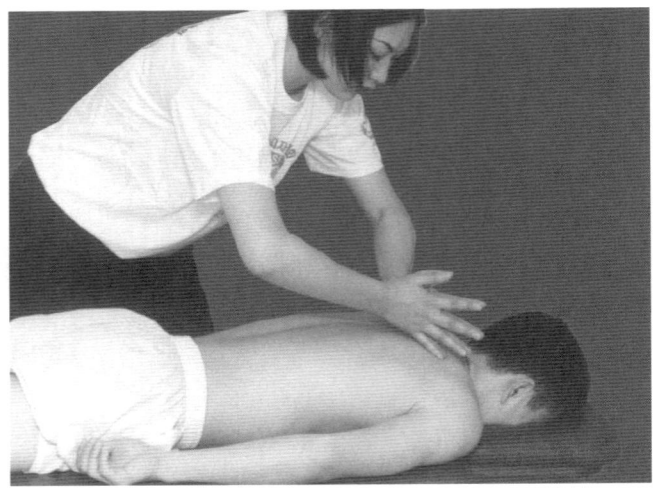

피술자는 스포츠마사지용 침대 위에 반듯하게 엎드린 자세를 취하고 스포츠마사지사는 양손을 모은 상태에서 접촉점 6을 피술자의 견갑부(견갑골 부위)에 접촉하고 엄지를 제외한 나머지 손가락을 전부 벌린 상태에서 한쪽 견갑부 측면에서 반대편 견갑부 측면으로 부채꼴을 그리며 이동하면서 두드려준다.(손날로 두드리거나 손가락을 벌리지 않은 상태에서 두드릴 경우 근육 조직에 타박상을 입을 수 있으므로 주의를 기울여야 한다)

124 등 부위에 대해 두드려주기 방법

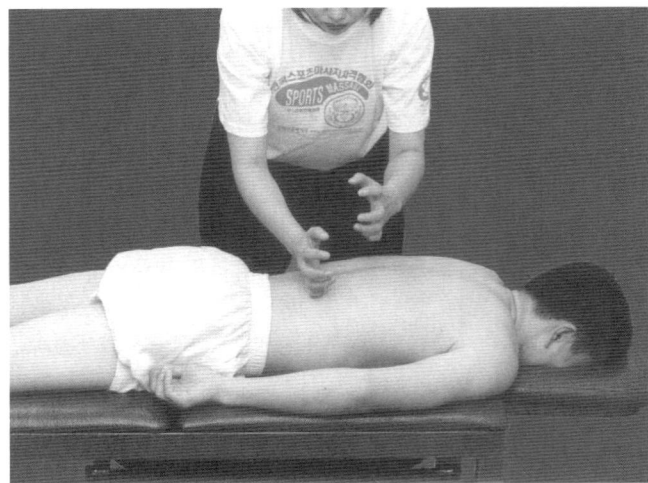

피술자는 스포츠마사지용 침대 위에 반듯하게 엎드린 자세를 취하고 스포츠마사지사는 피술자의 측면에 위치하여 사진과 같이 접촉점 6(말절골, 중절골, 기절골)을 피술자의 허리 부위에 접촉하고 말절골과 기절골을 굴곡시켜 양손을 상하로 교대 교차하면서 가볍게 두드려준다.(너무 강하게 두드리면 통증이 발생될 수 있으므로 주의한다)

125 둔부 및 후 대퇴부에 대한 두드려주기 방법

피술자는 스포츠마사지용 침대 위에 반듯하게 엎드린 자세를 취하고 스포츠마사지사는 피술자의 측면에 위치하고 양손바닥을 오목하게 만든 다음 둔부 전체 또는 후대퇴 부위를 대상으로 공기압을 이용해 상하로 가볍게 두드려 준다.

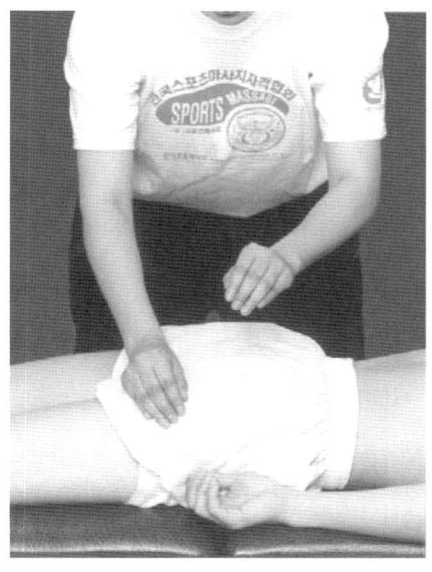

126 등 근육 전체에 대한 늘려주기 방법

피술자는 스포츠마사지용 침대 위에 반듯하게 엎드린 자세를 취하고 스포츠마사지사는 피술자의 측면에 위치하여 한쪽 손의 접촉점 1과 특히 7에 역점을 두고 피술자의 측면 장골능에 지지하고 다른 한 손의 접촉점 1과 특히 7에 역점을 두고 반대편 견갑부 하단쪽에 접촉, 지지한 다음 스포츠마사지사의 상체를 아래쪽으로 체중을 실어 내리면서 양팔을 교차하여 벌려 준다. 이때 골반을 지지했던 손은 좌우로 변경되고 견갑부에 위치했던 손은 좌우 및 중앙으로 위치가 변경되면서 요부 쪽으로 이동하고 단계적으로 늘려 준다.

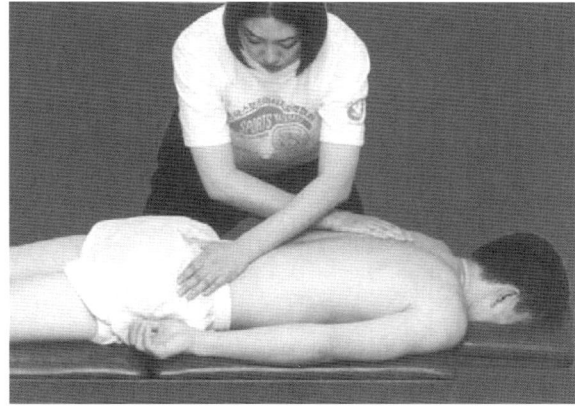

126-1

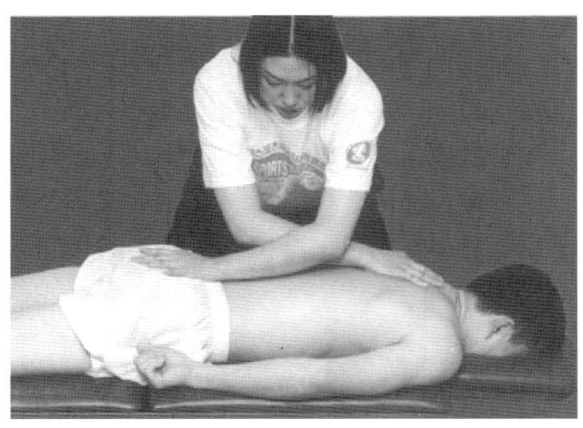

126-1은 등 근육 늘려주기 방법의 연속 동작이다.

127 천골 부위에 대한 두드리기 방법

피술자는 스포츠마사지용 침대 위에 반듯하게 엎드린 자세를 취하고 스포츠마사지사는 양손의 깍지를 끼우고 피술자의 천골 부위에 접촉점 6과 특히 접촉점 11에 역점을 두고 위에서 아래 방향으로 가볍게 두드린다.

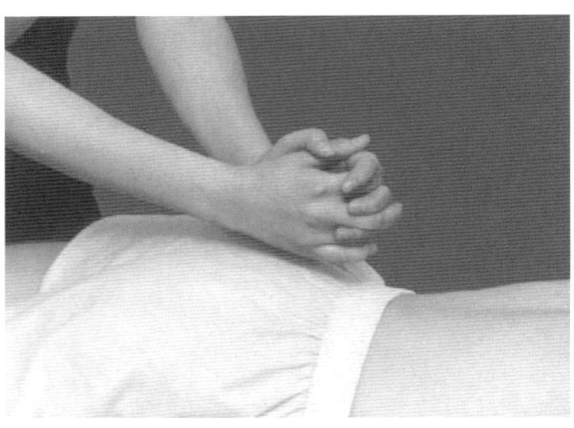

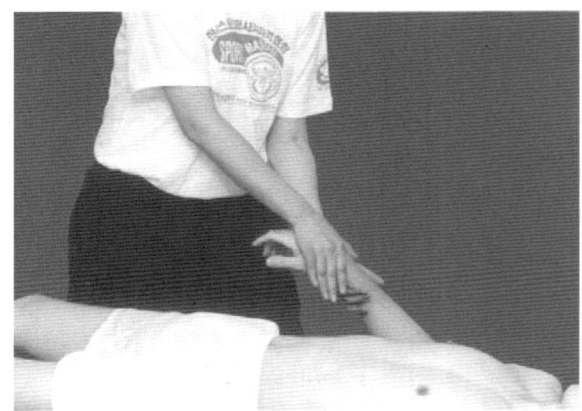

128 손등에 대한 쓰다듬기 방법

피술자는 스포츠마사지용 침대 위에 반듯하게 하늘을 보고 누워 있는 자세를 취하고 스포츠마사지사의 한쪽 손으로 피술자의 손목을 가볍게 잡고 다른 한 손의 접촉점 1과 특히 접촉점 7에 역점을 두고 피술자의 손등 부위에 접촉한 상태에서 가볍게 세 번 이상 손목 쪽으로 쓰다듬는다.

129 손목 관절에 대한 엄지 지문 부위 비벼주고 문질러주기 방법

피술자는 스포츠마사지용 침대 위에 반듯하게 하늘을 보고 누워 있는 자세를 취하고 스포츠마사지사의 한쪽 손으로 피술자의 손목을 가볍게 잡고 다른 한 손의 접촉점 2-1을 피술자의 손등 부위 관절에 접촉한 상태에서 가로 방향으로 가볍게 나선을 그리며 세심하게 비벼주고 문질러 준다.

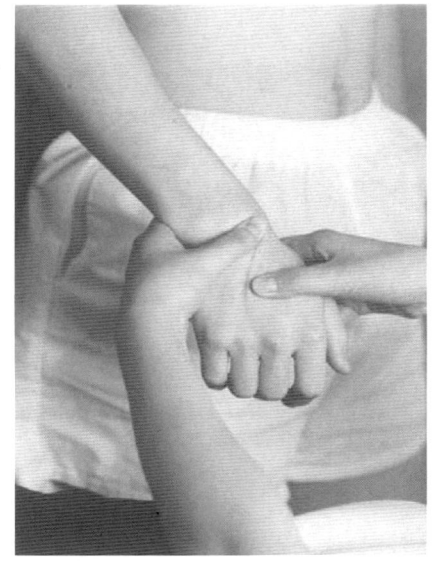

15 스포츠마사지 실기편

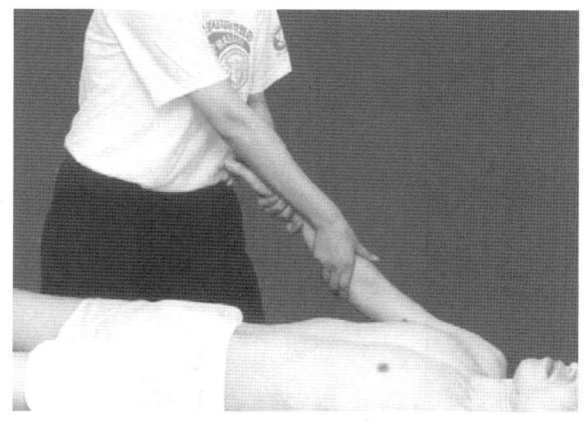

130 아래팔 근육 및 위팔 근육 전체에 대한 가볍게 쓰다듬기 방법

피술자는 스포츠마사지용 침대 위에 반듯하게 하늘을 보고 누워 있는 자세를 취하고 스포츠마사지사의 한쪽 손으로 피술자의 손목을 가볍게 잡고 다른 한 손의 접촉점 1과 특히 접촉점 7에 역점을 두고 겨드랑이 방향으로 세 번 이상 가볍게 쓰다듬는다.

130-1 ▶

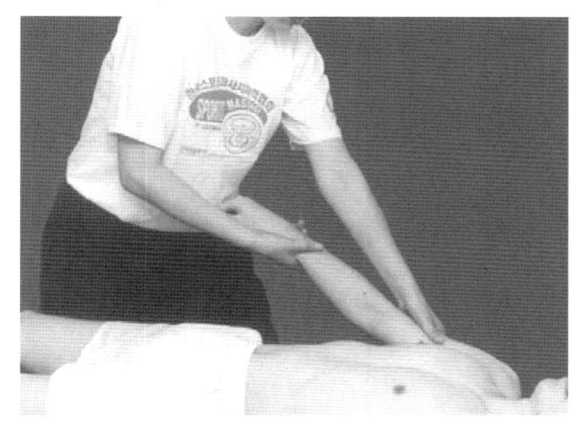

130-1은 스포츠마사지사의 손을 바꾼 상태의 연속 동작이다.

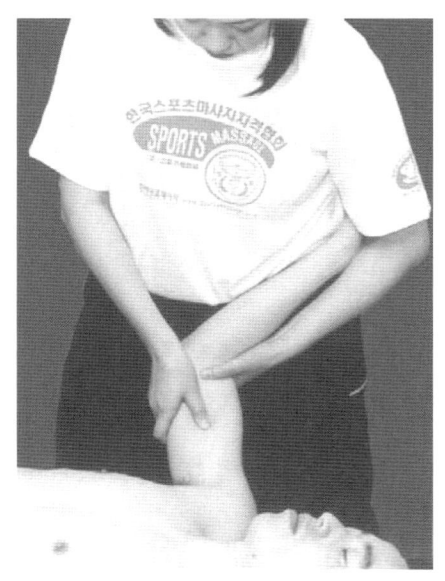

131 전상완부에 대한 압박형 밀어주기 방법

피술자는 스포츠마사지용 침대 위에 반듯하게 하늘을 보고 누워 있는 자세를 취하고 스포츠마사지사는 피술자의 손바닥 부위를 가볍게 겨드랑이에 낀 상태에서 한쪽 손으로 전완부 상단을 잡고 접촉점 1과 특히 접촉점 7에 역점을 두고 적당한 압력을 가하여 겨드랑이 쪽으로 테크닉 접촉점을 회전하면서 골고루 밀어 준다.(강한 마찰은 피부에 손상을 줄 수 있으므로 주의를 기울여야 한다)

132 몸통 전면에 대한 교대 교차 쓰다듬기 방법

피술자는 스포츠마사지용 침대 위에 반듯하게 하늘을 보고 누워 있는 자세를 취하고 스포츠마사지사는 피술자의 측면에 위치하여 양손 접촉점 1과 특히 접촉점 7에 역점을 두고 사진과 같이 접촉하여 양손을 교대, 교차하면서 겨드랑이 방향으로 쓰다듬는다. 이때 스포츠마사지사는 몸통 측면 쪽의 스포츠마사지를 마친 다음 이어서 양손을 교대 교차하면서 가슴 부위를 가볍게 겨드랑이 방향으로 쓰다듬는다.

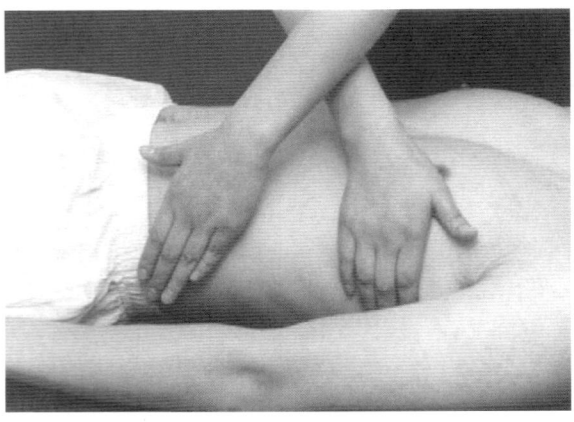

◀ *132-1*

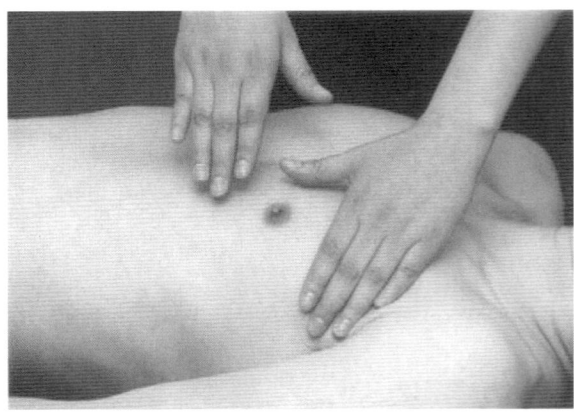

132-1은 가슴 부위에 대한 교대하며 쓰다듬기 연속 동작이다.

133 목덜미(후경부) 부위에 대한 손가락 나선형 비벼주기 방법

피술자는 스포츠마사지용 침대 위에 반듯하게 하늘을 보고 누워 있는 자세를 취하고 스포츠마사지사는 피술자의 머리 쪽 상단에 위치한 다음 양손의 접촉점 3과 4를 피술자의 목덜미 부위 하단에 접촉한 후 나선을 그리며 비벼 준다.

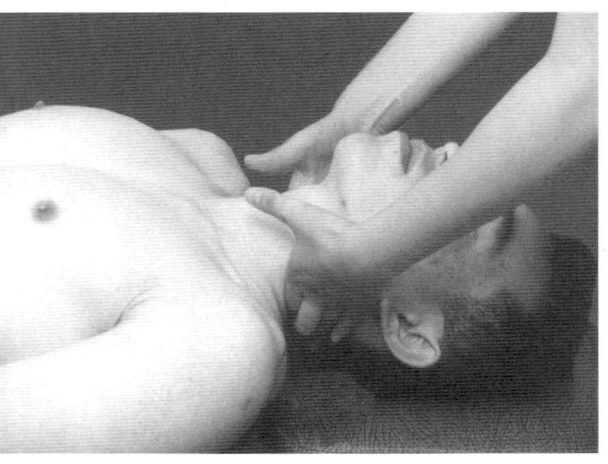

15 스포츠마사지 실기편

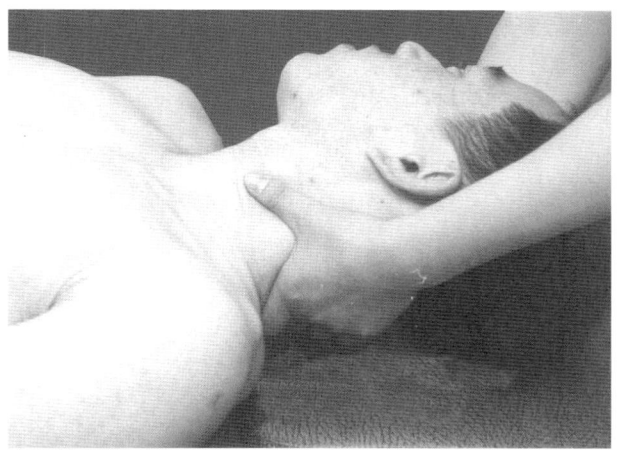

134 목덜미 측면 부위 및 흉쇄유돌부에 대한 엄지 지문 부위 나선형 비벼 주기 방법

피술자는 스포츠마사지용 침대 위에 반듯하게 하늘을 보고 누워 있는 자세를 취하고 스포츠마사지사는 피술자의 머리 쪽 상단에 위치하여 한쪽 손으로 피술자의 후두부 하단을 감싸 쥐고 다른 한 손의 접촉점 1과 특히 2 및 2-1에 역점을 두고 후경부 측면 또는 흉쇄유돌 부위에 접촉하여 나선을 그리며 세심하게 비벼 준다.

135 목덜미 측면 부위 또는 흉쇄유돌부에 대한 4지 지문 부위 접촉 나선형 비벼주기 방법

피술자는 스포츠마사지용 침대 위에 반듯하게 하늘을 보고 누워 있는 자세를 취하고 스포츠마사지사는 피술자의 머리 쪽 상단에 위치하여 한쪽 손으로 피술자의 후두부 하단을 가볍게 감싸 쥔 상태에서 접촉점 3-1, 4-1, 5-1, 6-1을 후경부 측면 또는 흉쇄유돌 부위에 접촉하고 나선을 그리며 세심하게 비벼 준다.

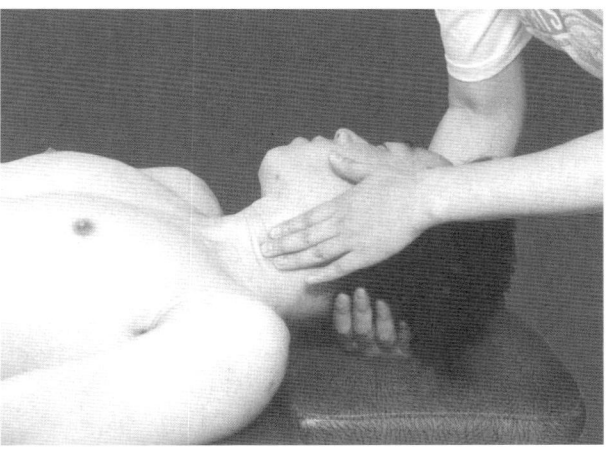

136 후경부를 포함한 흉쇄유돌부에 대한 양손 겹쳐 비벼주기 방법

피술자는 스포츠마사지용 침대 위에 반듯하게 하늘을 보고 누워 있는 자세를 취하고 스포츠마사지사는 양손을 깍지를 낀 상태에서 피술자의 후두부 목덜미를 가볍게 감싸 쥔 다음 양손의 접촉점 2-1을 후경부 또는 흉쇄유돌부에 접촉하고 나선을 그리며 두 손을 동시에 사용하여 비벼 준다.

137 후경삼각부에 대한 늘려주기 방법

피술자는 스포츠마사지용 침대 위에 반듯하게 하늘을 보고 누워 있는 자세를 취하고 스포츠마사지사는 피술자의 머리 쪽 상단에 위치하여 양손의 접촉점 7과 특히 2-1 및 3-1에 역점을 두고 적당한 압력을 주어 두정부 쪽으로 가볍게 늘려 준다.

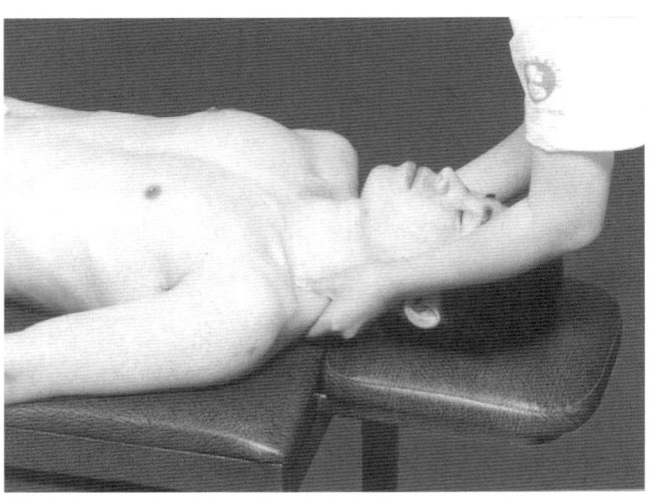

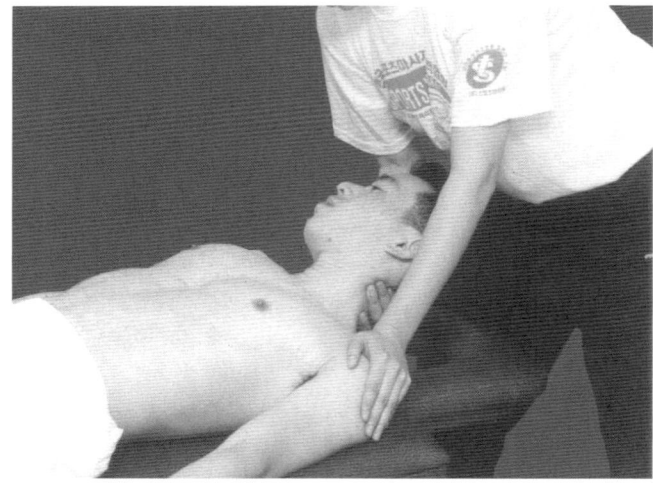

138 경부 전체에 대한 늘려주기 방법

피술자는 스포츠마사지용 침대 위에 반듯하게 하늘을 보고 누워 있는 자세를 취하고 스포츠마사지사는 피술자의 머리 쪽 상단에 위치한 상태에서 한쪽 손은 사진과 같이 피술자의 어깨(견관절 앞쪽 골두) 부위가 들리지 않도록 지지하고 다른 한 손은 피술자의 목덜미를 손바닥 전체로 가볍게 감싸 잡은 다음 어깨를 지지한 손의 반대 방향으로 피술자가 호흡을 완전히 내쉴 때 세 번으로 나누어 들어올린다. 반대편 쪽 역시 같은 방법으로 시행하면 된다.(경부 전체 늘려주기 방법은 목 디스크나 기타 목뼈에 이상이 있는 사람에게는 시행해서는 안 된다)

139 어깨 부위에 대한 가볍게 눌러주기 방법

피술자는 스포츠마사지용 침대 위에 반듯하게 하늘을 보고 누워 있는 자세를 취하고 스포츠마사지사는 피술자의 머리 쪽 상단에 위치한 상태에서 양쪽 손바닥을 사진과 같이 피술자의 어깨(견관절 앞쪽 골두) 부위에 지지하고 체중을 실어 아래쪽(등부)으로 눌러 주듯이 늘려 준다.(어깨관절이나 인대에 이상이 없는 사람에게 적용한다)

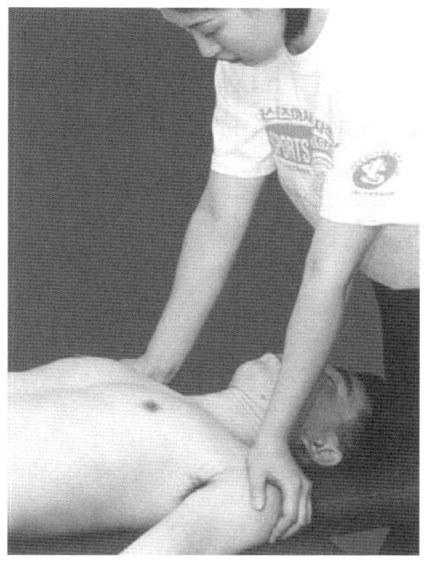

140 손등 부위에 대해 압력을 가하여 밀어주기 방법

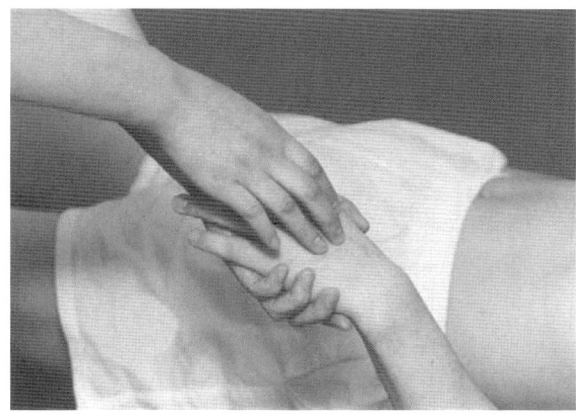

피술자는 스포츠마사지용 침대 위에 반듯하게 하늘을 보고 누워 있는 자세를 취하고 스포츠마사지사의 한쪽 손에 피술자의 손바닥을 올려놓은 상태로 잡고 접촉점 3-1, 4-1, 5-1, 6-1을 피술자의 손등에 접촉하고 적당한 압력을 가하여 손목 방향으로 세 번 이상 밀어 준다.

141 손목 관절 부위에 대해 문지르기 방법

피술자는 스포츠마사지용 침대 위에 반듯하게 하늘을 보고 누워 있는 자세를 취하고 스포츠마사지사의 한쪽 손으로 사진과 같이 피술자의 손바닥을 받쳐 들고 접촉점 2-1과 3-1을 피술자의 손목 관절 부위에 접촉하고 2-1을 좌우로 이동하면서 문질러 준다.

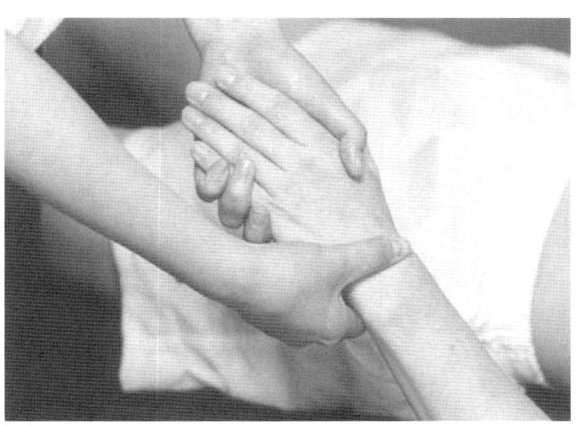

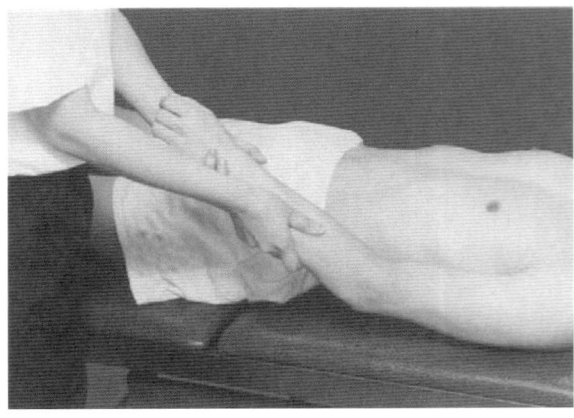

142 앞쪽 전완부 전체에 대한 비벼주기 방법

피술자는 스포츠마사지용 침대 위에 반듯하게 하늘을 보고 누워 있는 자세를 취하고 스포츠마사지사의 한쪽 손으로 피술자의 손목을 가볍게 잡은 다음 접촉점 2-1을 사진과 같이 피술자의 전완부 앞쪽 손목 부위에 접촉하고 나선을 그리며 비벼 준다. 이때 요골과 척골 사이를 기점으로 양손을 교대하면서 세심하게 비벼 준다.

143 전상완부 및 후상완부에 대한 비벼주기 방법

피술자는 스포츠마사지용 침대 위에 반듯하게 하늘을 보고 누워 있는 자세를 취하고 스포츠마사지사는 피술자의 한쪽 손을 겨드랑이에 가볍게 낀 상태에서 팔꿈치 부위를 사진과 같이 받쳐 준 다음 스포츠마사지사의 한쪽 손의 7과 특히 2-1, 3-1에 역점을 두고 가볍게 나선을 그리며 비벼 준다.

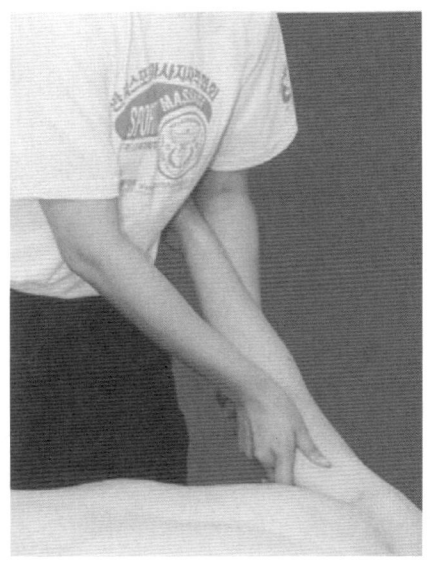

◀ *143-1*

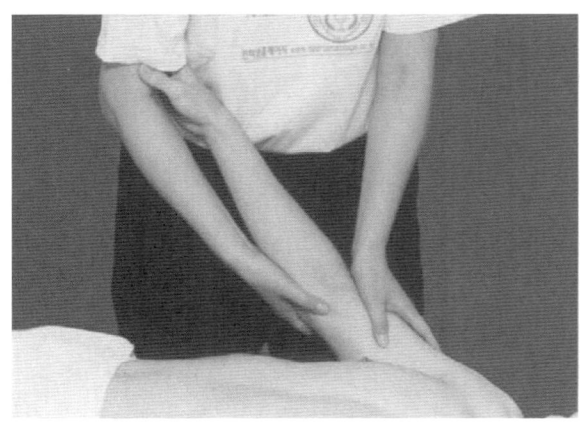

143-1은 반대방향 연속 동작이다.

15 스포츠마사지 실기편

144 전상완부 및 후상완부에 대한 한 손 비벼주기 방법

피술자는 스포츠마사지용 침대 위에 반듯하게 하늘을 보고 누워 있는 자세를 취하고 스포츠마사지사의 한 손은 피술자의 팔꿈치(주관절)을 가볍게 잡은 상태에서 다른 한쪽 손으로 상완부 하단을 잡고 접촉점 1과 특히 접촉점 7에 역점을 두고 적당한 압력을 가하여 테크닉 접촉점을 회전하면서 겨드랑이 쪽으로 골고루 비벼준다.(강한 마찰은 피부에 손상을 줄 수 있으므로 주의를 기울여야 한다)

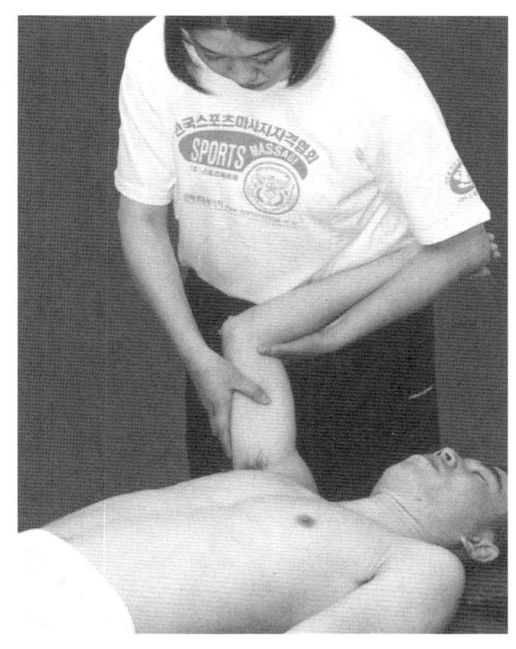

◀ 144-1

144-1은 상완부 비벼주기의 연속 동작이다.

145 전상완부 및 후상완부에 대한 흔들어주기 방법

피술자는 스포츠마사지용 침대 위에 반듯하게 하늘을 보고 누워 있는 자세를 취하고 스포츠마사지사는 피술자의 한쪽 손을 겨드랑이에 가볍게 낀 상태에서 스포츠마사지사의 양손의 접촉점 1과 특히 접촉점 3, 4, 5, 6에 역점을 두고 좌우 지그재그형으로 흔들어 준다.

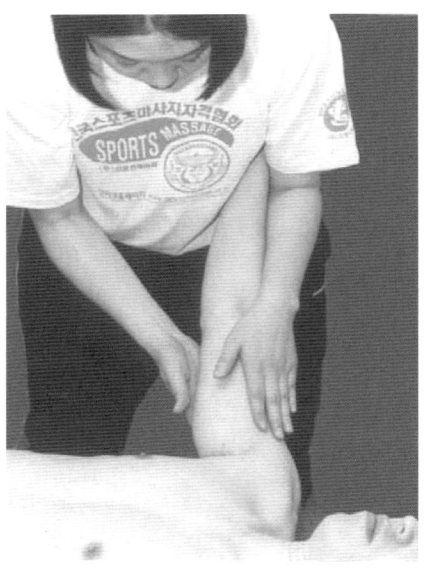

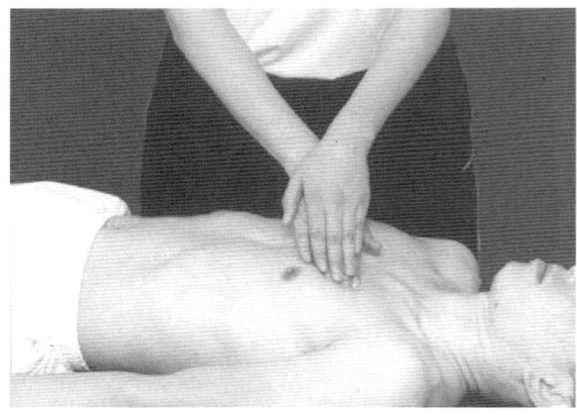

146 가슴 부위 전체에 대한 양손 겹쳐 비벼주기 방법

피술자는 스포츠마사지용 침대 위에 반듯하게 하늘을 보고 누워 있는 자세를 취하고 스포츠마사지사는 사진과 같이 두 손을 포개 놓은 상태에서 접촉점 3-1, 4-1, 5-1, 6-1을 피술자의 가슴(대흉근) 부위에 접촉하고 작게 나선을 그리며 점차 유두 부위로 좁혀 나가면서 비벼 준다.

147 가슴 부위 전체에 대한 엄지 지문 부위 비벼주기 방법

피술자는 스포츠마사지용 침대 위에 반듯하게 하늘을 보고 누워 있는 자세를 취하고 스포츠마사지사는 사진과 같이 접촉점 2-1을 피술자의 가슴(대흉근) 부위에 접촉하고 작게 나선을 그리며 세심하게 비벼 준다.

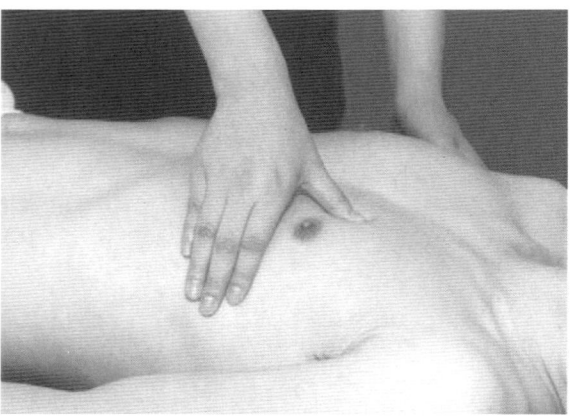

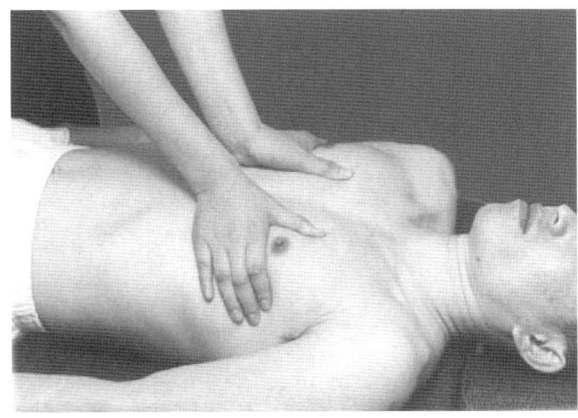

148 가슴 부위 전체에 대해 압박에 의한 양손 밀어주기 방법

피술자는 스포츠마사지용 침대 위에 반듯하게 하늘을 보고 누워 있는 자세를 취하고 스포츠마사지사는 사진과 같이 양손의 접촉점 7과 특히 2-1에 역점을 두고 가슴 위의 흉골 쪽에 접촉한 다음 적당한 압력을 가하여 겨드랑이 쪽으로 밀어 준다.

149 가슴 부위 특히 유방 부위에 대한 양손 접촉 비벼주기 방법

피술자는 스포츠마사지용 침대 위에 반듯하게 하늘을 보고 누워 있는 자세를 취하고 스포츠마사지사는 사진과 같이 피술자의 가슴(유방부) 부위에 접촉하고 작게 나선을 그리며 세심하게 비벼 준다.(유두 부위는 제외한다)

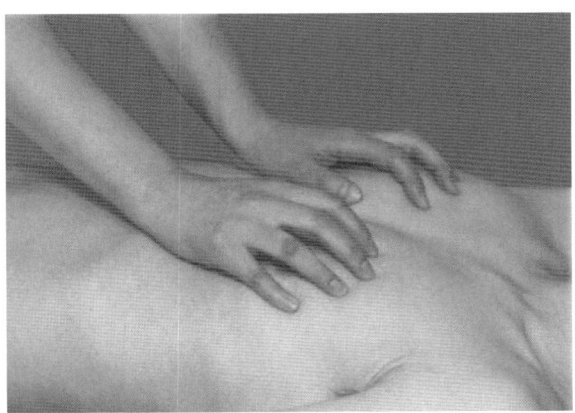

150 늑골 부위 전체에 대한 교차 쓰다듬고 진동주기 방법

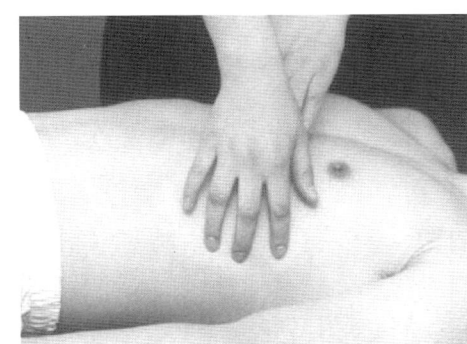

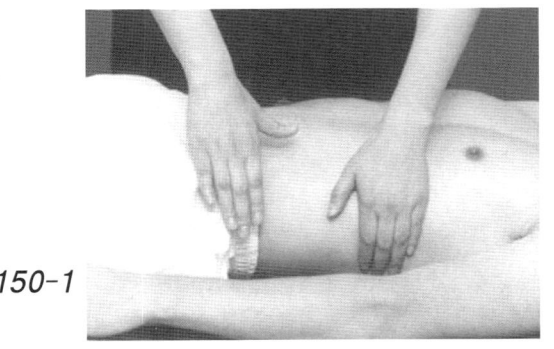

150-1

피술자는 스포츠마사지용 침대 위에 반듯하게 하늘을 보고 누워 있는 자세를 취하고 스포츠마사지사는 사진과 같이 한쪽 손의 접촉점 3-1, 4-1, 5-1, 6-1에 역점을 두고 피술자의 늑골 부위에 접촉하고 다른 한 손은 가볍게 겨드랑이 방향으로 쓰다듬고 좌우로 흔들며 진동을 준다.

150-1는 늑골 부위에 대한 양손 교차 쓰다듬기 방법의 연속 동작이다.

151 복부에 대한 직선 강하게 쓰다듬기 방법

피술자는 스포츠마사지용 침대 위에 반듯하게 하늘을 보고 누워 있는 자세를 취하고 스포츠마사지사는 사진과 같이 양손의 접촉점 1을 특히 접촉점 2와 2-1에 역점을 두고 피술자의 배꼽선에 접촉한 다음 적당한 압력을 가하여 측복부 쪽으로 강하게 쓰다듬으며 하복부 쪽으로 이동한다.

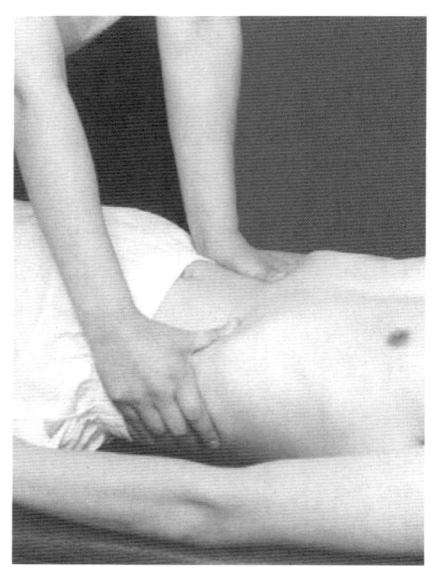

152 복부에 대한 양손 포개 눌러주기 및 비벼주기 방법

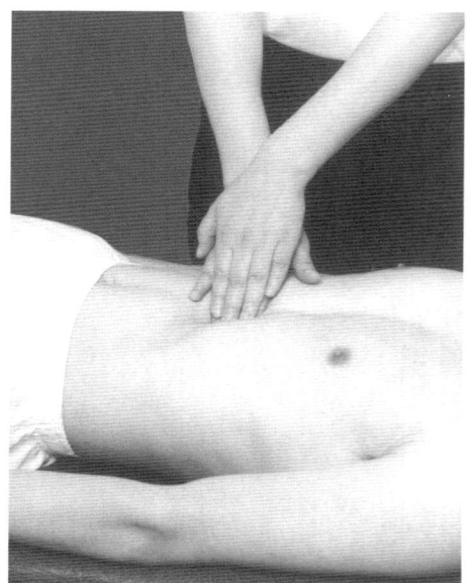

▼ 152-1

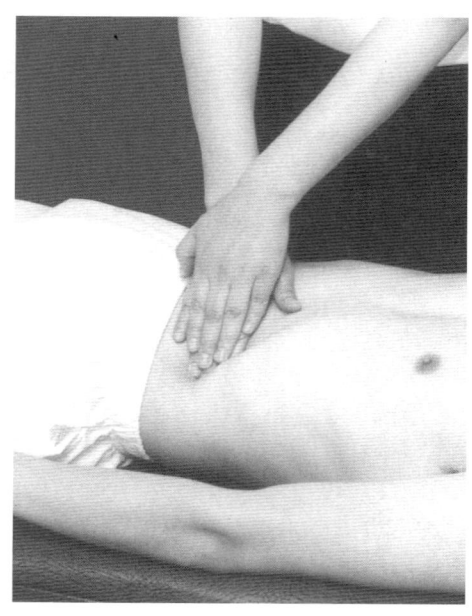

152-2 ▶

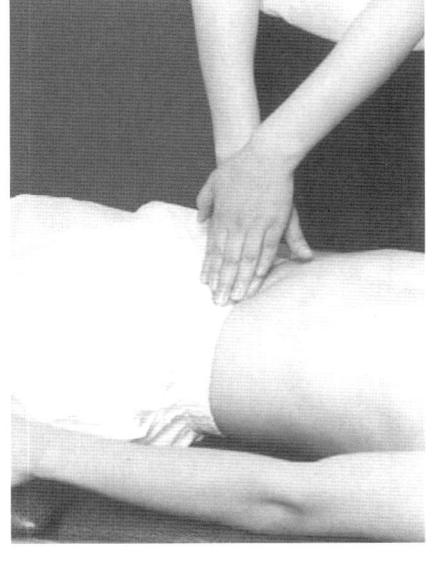

피술자는 스포츠마사지용 침대 위에 반듯하게 하늘을 보고 누워 있는 자세를 취하고 스포츠마사지사는 사진과 같이 양손을 포개 놓은 상태에서 접촉점 2-1, 3-1, 4-1, 5-1, 6-1을 피술자의 명치 부위에 접촉하고 피술자가 호흡을 완전히 내쉰 상태에서 접촉점을 깊숙이 눌러 준 다음 이어 작은 원에서 큰 원을 그리며 비벼주고 이동한다. 이때 시계방향으로 이동하되 되도록 접촉 간격을 3cm 이상 떨어뜨리지 않도록 주의한다.(여성을 대상으로 이와 같은 테크닉을 시행할 시에는 하복부 쪽 난소 부위는 최대한 주의를 기울여 가볍게 실시해야 하며, 보다 세심한 주의가 필요하다)

152-1, 152-2는 복부에 대한 눌러주기 및 비벼주기 방법의 연속 동작이다.

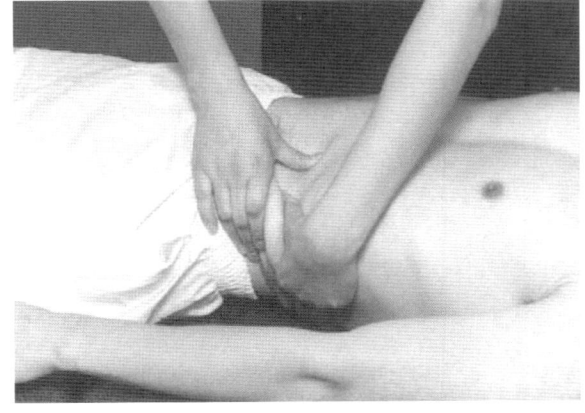

153 옆구리 부위(측복부)에 대한 짜주기 방법

피술자는 스포츠마사지용 침대 위에 반듯하게 하늘을 보고 누워 있는 자세를 취하고 스포츠마사지사는 사진과 같이 양손의 접촉점 1과 특히 접촉점 7에 역점을 두고 피술자의 측복부 근육을 가볍게 잡은 상태에서 서로 교대 교차하면서 짜준다.

154 옆구리 부위 전체에 대한 양손 엇갈려 나선 비벼주기 방법

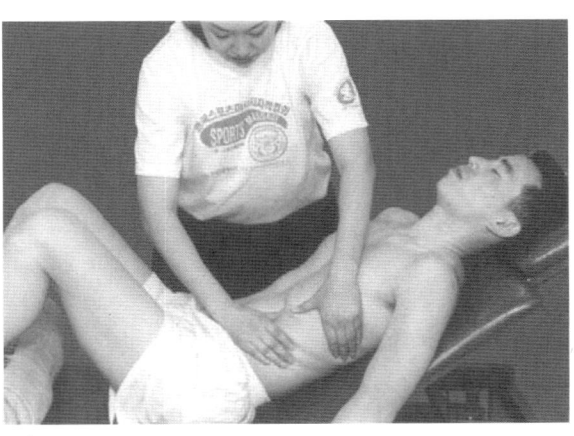

피술자는 스포츠마사지용 침대 위에 반듯하게 하늘을 보고 누워 있는 자세를 취한다. 포츠마사지용 침대를 45°를 상향 조정한 다음 양무릎을 세우고 스포츠마사지사는 사진과 같이 양손의 접촉점 1과 특히 접촉점 7에 역점을 두고 피술자의 측복부 근육을 가볍게 잡은 상태에서 서로 엇갈려 가면서 각각의 나선을 그리며 비벼 준다.

정통 스포츠마사지 & 체어마사지 교본

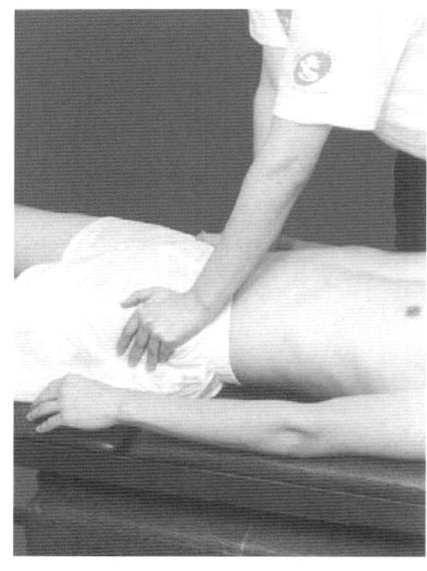

155 골반 부위에 대한 누르기 방법

피술자는 스포츠마사지용 침대 위에 반듯하게 하늘을 보고 누워 있는 자세를 취하고 스포츠마사지사는 사진과 같이 양손의 접촉점 1을 피술자의 장골능에 접촉하고 아래쪽으로 체중을 실어 지그시 눌러 준다.

156 발등과 전하퇴부 및 전대퇴부에 대한 쓰다듬기 방법

피술자는 스포츠마사지용 침대 위에 반듯하게 하늘을 보고 누워 있는 자세를 취하고 스포츠마사지사는 접촉점 1과 특히 접촉점 7에 역점을 두고 피술자의 발등에 접촉한 다음 단계적으로 무릎 관절을 경유해 사타구니 쪽을 향해 세 번 이상 가볍게 직선 방향으로 한손 또는 양손 교대 교차하면서 쓰다듬는다.

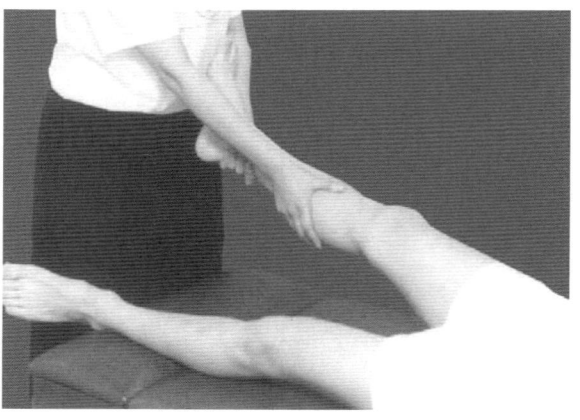

◀156-1

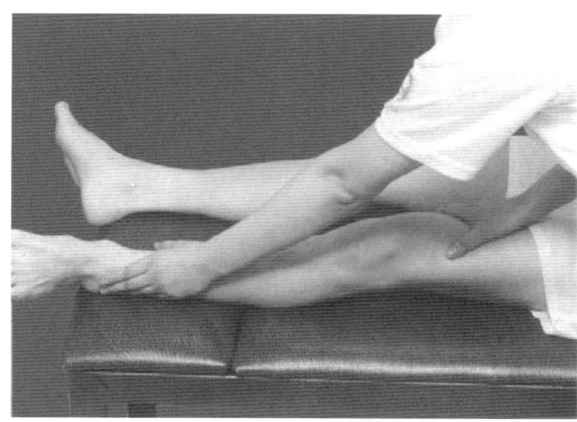

156-1은 양손 교대 교차 쓰다듬기 연속 동작이다.

244

157 전하퇴부에 대한 양손 교대 교차 압박에 의한 밀어주기 방법

피술자는 스포츠마사지용 침대 위에 반듯하게 하늘을 보고 누워 있는 자세를 취하고 사진과 같이 양손의 접촉점 1과 특히 접촉점 7에 역점을 두고 슬관절 방향으로 적당한 압력을 가하여 밀어 준다.(강한 마찰에 의해 피부에 손상이 가지 않도록 주의를 기울여야 한다)

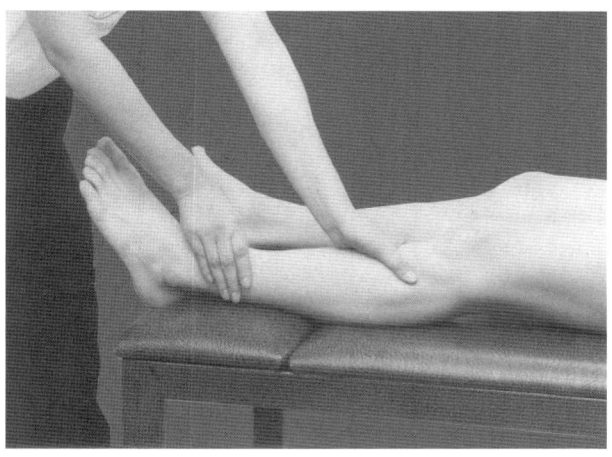

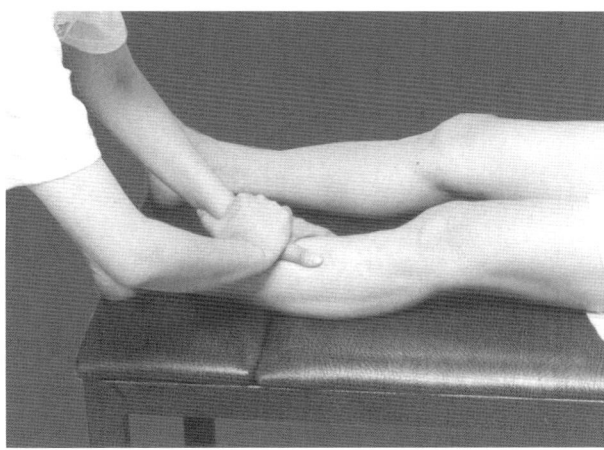

158 전하퇴부 측면에 대해 압박에 의한 엄지 지문 부위 양손 겹쳐 밀어주기 방법

피술자는 스포츠마사지용 침대 위에 반듯하게 하늘을 보고 누워 있는 자세에서 스포츠마사지사는 접촉점 1과 특히 2-1에 압을 가하여 무릎 관절 방향으로 밀어 준다.

159 전하퇴부에 대해 압박에 의한 한 손 밀어주기 방법

피술자는 스포츠마사지용 침대 위에 반듯하게 하늘을 보고 누워 있는 자세에서 무릎을 세워 스포츠마사지사의 허벅지 부위에 발바닥 앞쪽을 지지한 다음 한쪽 손으로 무릎의 슬개골 부위를 감싸쥔 상태에서 접촉점 1과 특히 접촉점 7에 역점을 두고 발목 측면에서 슬관절 부위까지 적당한 압력을 가하여 쓸어 올리듯이 밀어 준다.

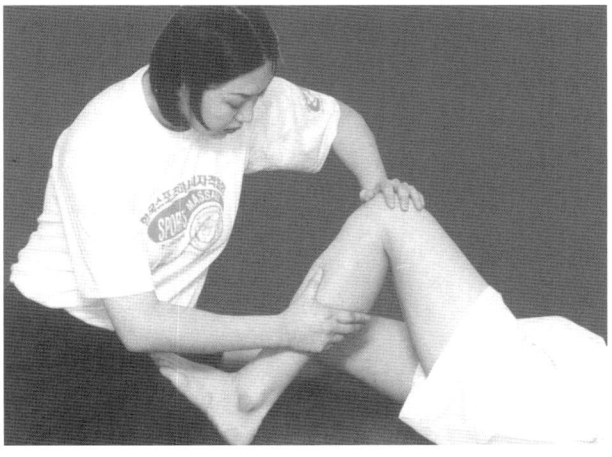

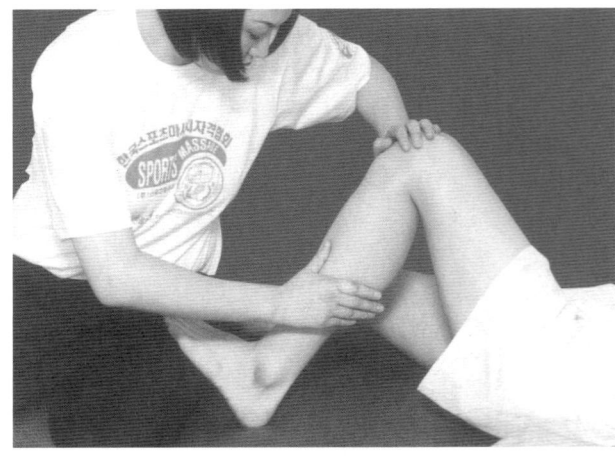

160 전하퇴부 측면에 대해 한 손 엄지 지문부위 압박에 의한 밀어주기 방법

피술자는 스포츠마사지용 침대 위에 반듯하게 하늘을 보고 누워 있는 자세에서 무릎을 세워 사진과 같이 피술자의 발가락 부위를 스포츠마사지사의 허벅지 상단 부위에 지지한 다음 한쪽 손으로 무릎의 슬개골 부위를 감싸 지지한 상태에서 접촉점 1과 특히 접촉점 2-1에 역점을 두고 적당한 압력을 가하여 슬관절 방향으로 밀어 주면 된다.

161 장딴지 부위에 대한 무릎 세워 비벼 주기 방법

피술자는 스포츠마사지용 침대 위에 반듯하게 하늘을 보고 누워 있는 자세에서 무릎을 세우고 스포츠마사지사의 한쪽 손으로 피술자의 무릎 관절을 잡고 다른 한 손의 접촉점 7과 특히 2-1 및 3-1에 역점을 두고 나선을 그리며 비벼 준다.

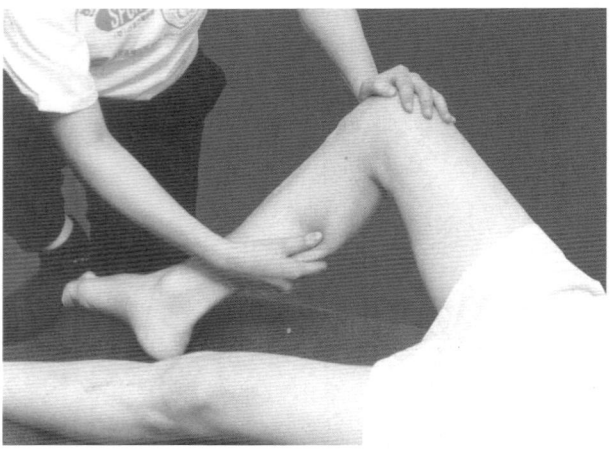

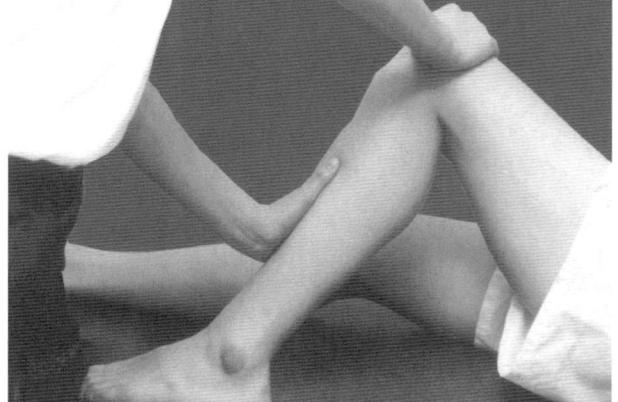

162 전경골근 쪽에 대한 무릎 세워 비벼 주기 방법

피술자는 스포츠마사지용 침대 위에 반듯하게 하늘을 보고 누워 있는 자세에서 무릎을 세우고 스포츠마사지사의 한쪽 손으로 피술자의 무릎 관절을 잡고 다른 한 손의 접촉점 7과 특히 2-1에 역점을 두고 전경골근 부위를 세심하게 나선을 그리며 비벼 준다.

163 장딴지 부위에 대한 무릎 세워 흔들어주기 방법

피술자는 스포츠마사지용 침대 위에 반듯하게 하늘을 보고 누워 있는 자세에서 무릎을 세우고 스포츠마사지사의 한쪽 손으로 피술자의 무릎 관절을 잡고 다른 한 손의 접촉점 1을 피술자의 장딴지 부위에 접촉하고 지그재그형으로 흔들어 주면서 상하로 이동한다.

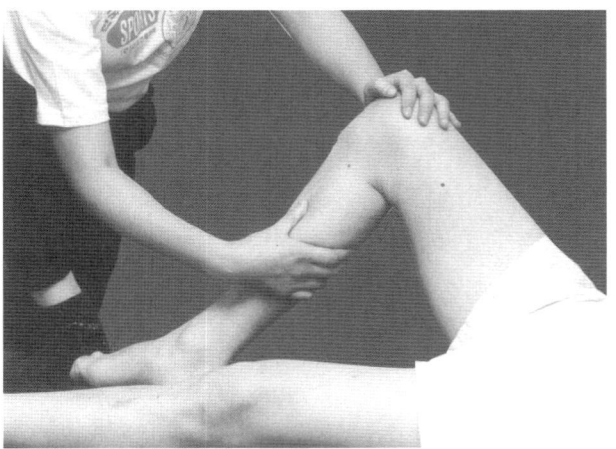

164 대퇴부 앞쪽에 대한 양손 교대 교차 압박에 의한 밀어주기 방법

피술자는 스포츠마사지용 침대 위에 반듯하게 하늘을 보고 누워 있는 자세를 취하고 사진과 같이 한쪽 다리를 스포츠마사지사의 허벅지 위에 올려놓은 상태에서 양손의 접촉점 1과 특히 접촉점 7을 슬관절 상단에 접촉하고 사타구니 방향으로 적당한 압을 가하여 밀어 준다.(강한 마찰에 의해 피부에 손상이 가지 않도록 주의를 기울여야 한다)

165 전대퇴부 안쪽 부위에 대한 양손 겹쳐 비벼주기 방법

피술자는 스포츠마사지용 침대 위에 반듯하게 하늘을 보고 누워 있는 자세에서 무릎을 세우고 스포츠마사지사는 사진과 같이 자세를 취하고 접촉점 1과 특히 접촉점 7 및 2-1, 3-1에 역점을 두고 전대퇴부에 접촉하여 나선을 그리며 비벼 준다.

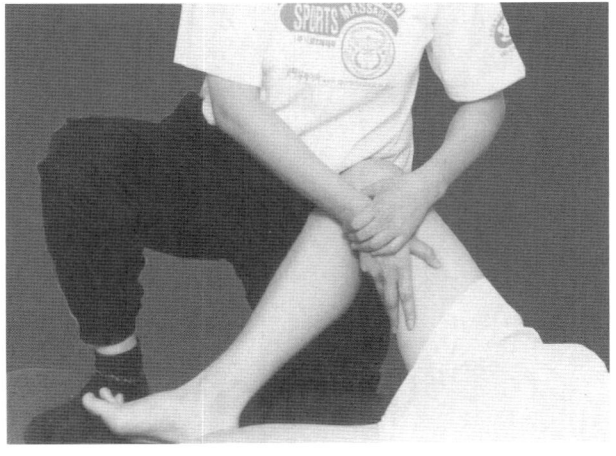

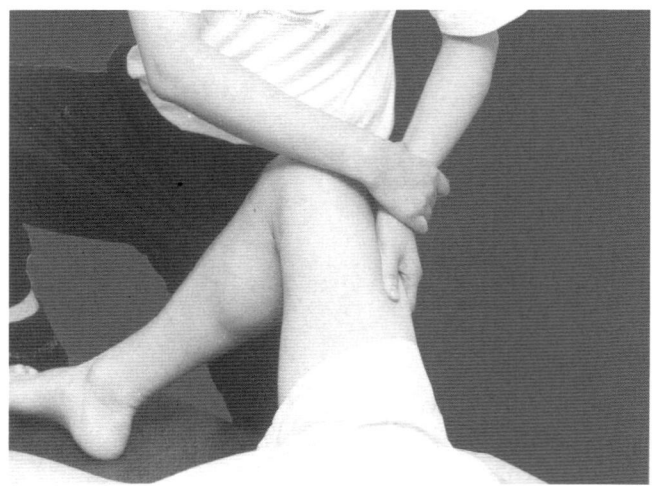

166 전대퇴부 바깥쪽 부위에 대한 양손 겹쳐 비벼주기 방법

피술자는 스포츠마사지용 침대 위에 반듯하게 하늘을 보고 누워 있는 자세에서 무릎을 세우고 스포츠마사지사는 사진과 같이 자세를 취하고 접촉점 1과 특히 접촉점 7 및 2-1, 3-1에 역점을 두고 전대퇴부에 접촉하여 나선을 그리며 비벼 준다.

167 전대퇴부 안쪽 부위에 대한 한 손 크게 비벼주기 방법

피술자는 스포츠마사지용 침대 위에 반듯하게 하늘을 보고 누워 있는 자세에서 무릎을 세우고 스포츠마사지사는 사진과 같이 한 손으로 피술자의 오금을 잡고 지지한 다음 접촉점 7과 접촉점 2-1에 역점을 두고 전 대퇴부 안쪽 측면에 접촉하여 크게 나선을 그리며 비벼 준다.

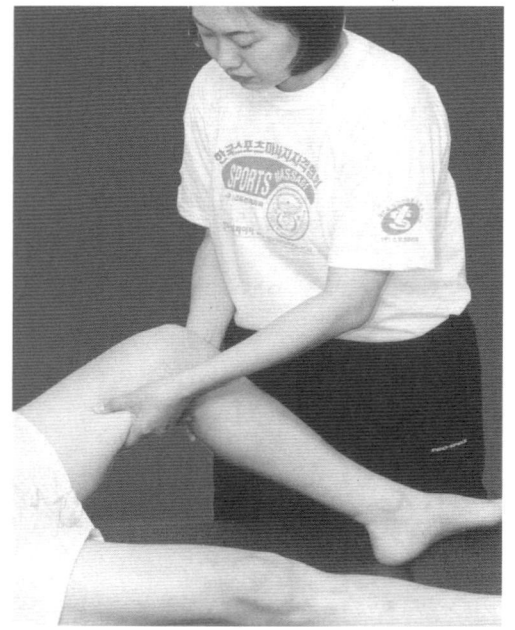

15 스포츠마사지 실기편

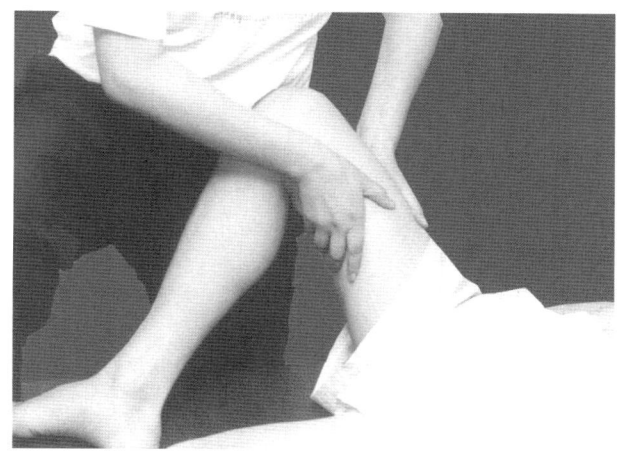

168 전대퇴부에 대한 양손 교대 비벼주기 방법

피술자는 스포츠마사지용 침대 위에 반듯하게 하늘을 보고 누워 있는 자세를 취하고 한쪽 무릎을 세운 상태에서 스포츠마사지사는 양손의 접촉점 1과 특히 접촉점 7, 2-1, 3-1, 4-1, 5-1에 역점을 두고 피술자의 대퇴삼각부 및 전대퇴부 상단에 접촉하고 단계적으로 양손을 번갈아 가며 나선형으로 비벼 주면서 사타구니 쪽으로 이동한다.

168-1 ▶

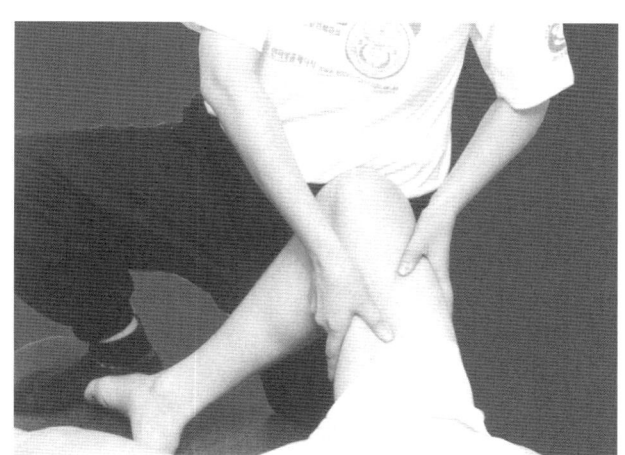

168-1은 전대퇴부 양손 교대 비벼 주기 방법의 연속 동작이다.

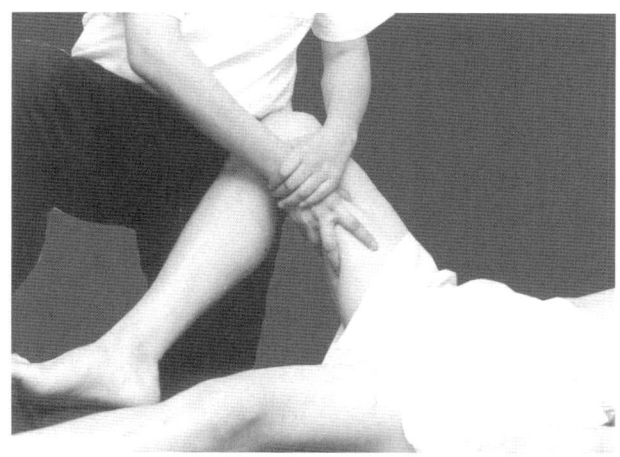

169 전대퇴부에 대한 양손 겹쳐 비벼주기 방법

피술자는 스포츠마사지용 침대 위에 반듯하게 하늘을 보고 누워 있는 자세에서 무릎을 세우고 스포츠마사지사는 사진과 같이 양손을 겹쳐 자세를 취하고 접촉점 1과 특히 접촉점 7 및 2-1, 3-1, 4-1, 5-1, 6-1에 역점을 두고 전대퇴부에 접촉하고 나선을 그리며 사타구니 방향으로 비벼 준다.

170 대퇴부 전체에 대한 양손 손가락 지문 부위에 의한 비벼주기 방법

피술자는 스포츠마사지용 침대 위에 반듯하게 하늘을 보고 누워 있는 자세에서 무릎을 세우고 스포츠마사지사는 사진과 같이 양손의 접촉점 1과 특히 접촉점 2-1, 3-1, 4-1, 5-1에 역점을 두고 대퇴부 전체에 대해 양손을 교대하면서 나선형으로 세 번 이상 번갈아 가면서 비벼 준다.

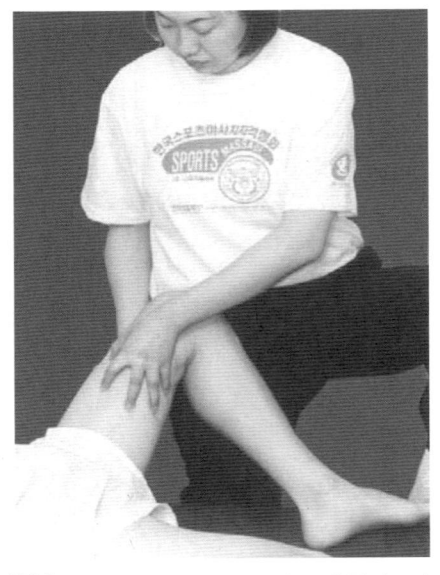

171 대퇴부 전체에 대한 양손 흔들어주기 방법

피술자는 스포츠마사지용 침대 위에 반듯하게 하늘을 보고 누워 있는 자세에서 무릎을 세우고 스포츠마사지사는 사진과 같이 자세를 취하고 접촉점 1을 피술자의 대퇴부에 접촉하고 지그재그형으로 위아래로 이동하면서 흔들어 준다.

172 전대퇴부에 대한 양손 엄지 지문 부위 비벼주기 방법

피술자는 스포츠마사지용 침대 위에 반듯하게 하늘을 보고 누워 있는 자세에서 상체를 세우고 스포츠마사지사는 사진과 같이 양손의 접촉점 2-1을 전대퇴부에 접촉하고 양손을 교대하면서 나선형으로 세심하게 비벼 준다.

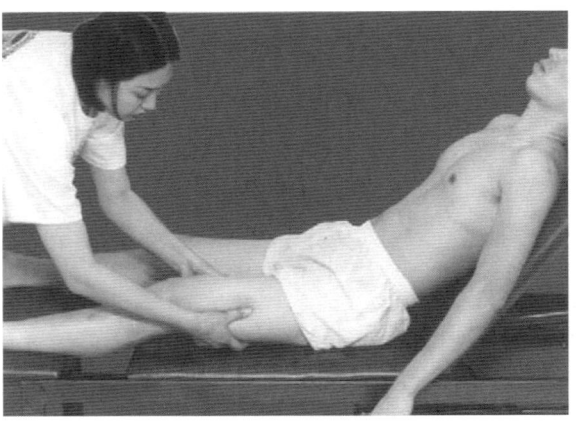

15 스포츠마사지 실기편

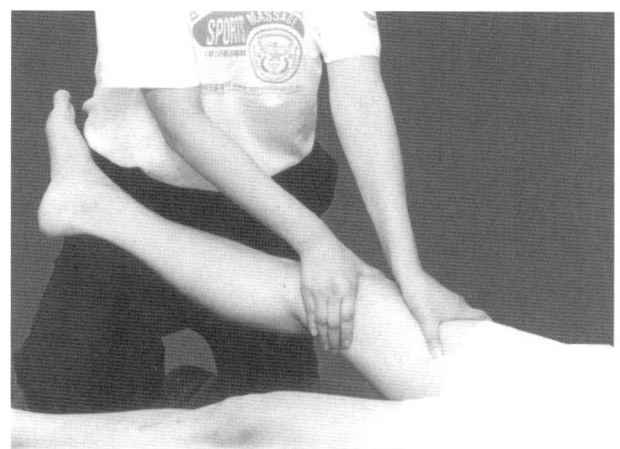

173 전대퇴부 전체에 대한 양손 압박에 의한 밀어주기 방법

피술자는 스포츠마사지용 침대 위에 반듯하게 하늘을 보고 누워 있는 자세에서 한쪽 다리를 사진과 같이 스포츠마사지사의 무릎 위에 올려놓은 다음 양손의 접촉점 1과 특히 2와 2-1에 역점을 두고 사타구니 방향으로 적당한 압력을 주어 밀어 주면 된다.(강한 마찰에 의해 피부에 손상이 없도록 주의 한다)

174 전대퇴부 전체에 대한 양손 겹쳐 밀어주기 방법

피술자는 스포츠마사지용 침대 위에 반듯하게 하늘을 보고 누워 있는 자세에서 한쪽 다리를 사진과 같이 스포츠마사지사의 무릎 위에 올려놓은 다음 양손을 겹쳐 피술자의 전대퇴부에 접촉하고 접촉점 1과 특히 2와 2-1에 역점을 두고 사타구니 방향으로 적당한 압력을 주어 밀어주면 된다.(강한 마찰에 의한 피부의 손상이 없도록 주의를 기울여야 한다)

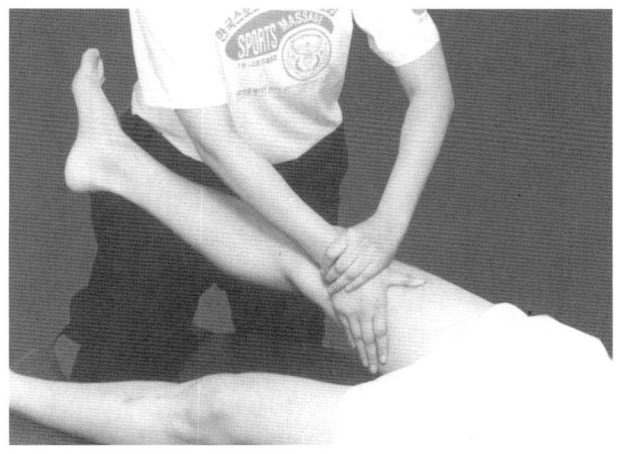

175 발바닥 부위에 대한 엄지 지문 부위 밀어주기 방법

피술자는 스포츠마사지용 침대 위에 반듯하게 하늘을 보고 누워 있는 자세에서 스포츠마사지사의 한 손은 피술자의 발등을 감싸고 다른 한 손의 접촉점 7과 특히 2와 2-1에 역점을 두고 발바닥 부위를 바깥 부위에서 안쪽 부위로 적당한 압력을 주면서 밀어 준다.

251

정통 스포츠마사지 & 체어마사지 교본

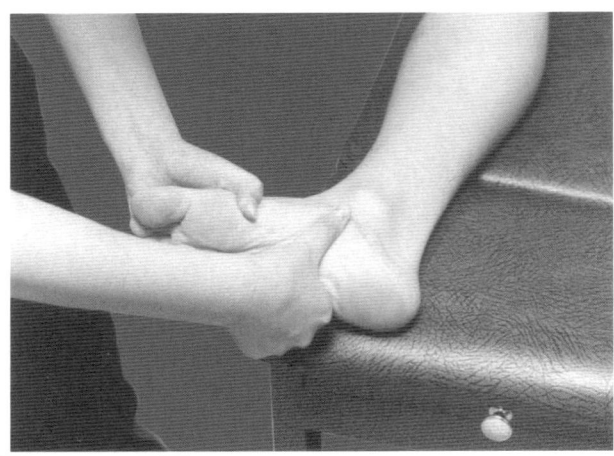

175-1 ▶

◀ 175-2

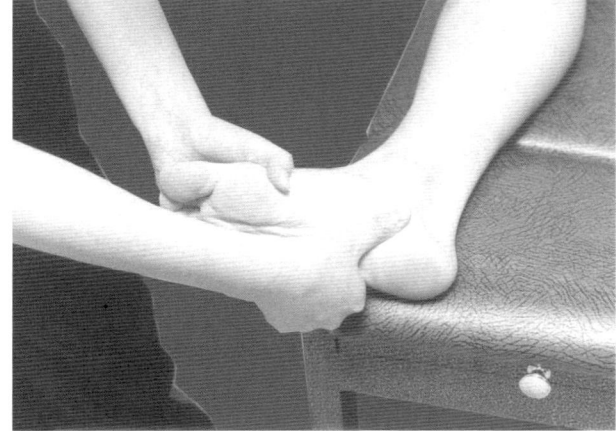

175-1, 175-2는 엄지 지문 부위 밀어 주기 방법의 연속 동작이다.

176 발등 부위에 대한 양손 강하게 쓸어 주기 방법

피술자는 스포츠마사지용 침대 위에 반듯하게 하늘을 보고 누워 있는 자세에서 스포츠마사지사는 양손을 피술자의 발등을 감싸고 접촉점 1과 특히 접촉점 9와 2에 역점을 두고 발등 부위를 안쪽 부위에서 바깥 부위로 적당한 압력을 주면서 쓸어 준다.

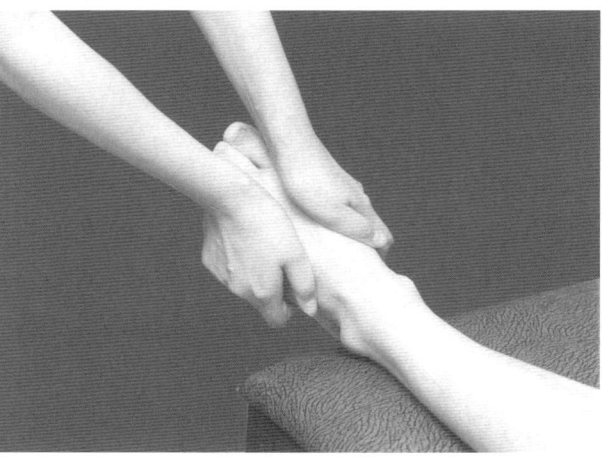

15 스포츠마사지 실기편

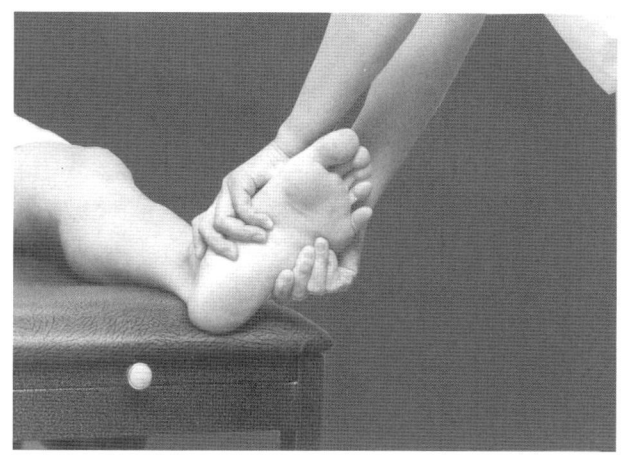

◀ 176-1

176-1은 발바닥 부위에 대한 손 모양을 보여 주고 있다.

177 고관절 눌러주기 및 회전 운동법

피술자는 스포츠마사지용 침대 위에 반듯하게 하늘을 보고 누워 있는 자세에서 무릎을 세우고 스포츠마사지사는 한쪽 손으로 피술자의 발목(아킬레스건 부위)을 잡고 다른 한 손은 무릎을 고정한 상태에서 처음에는 가슴을 향해 가볍게 무릎을 눌러 준 다음 내회전 5회, 외회전 5회를 큰 원을 그리며 돌려준다. 끝으로 다시 내회전 5회를 실시하고 처음과 같이 가슴 쪽으로 무릎을 눌러 준다.

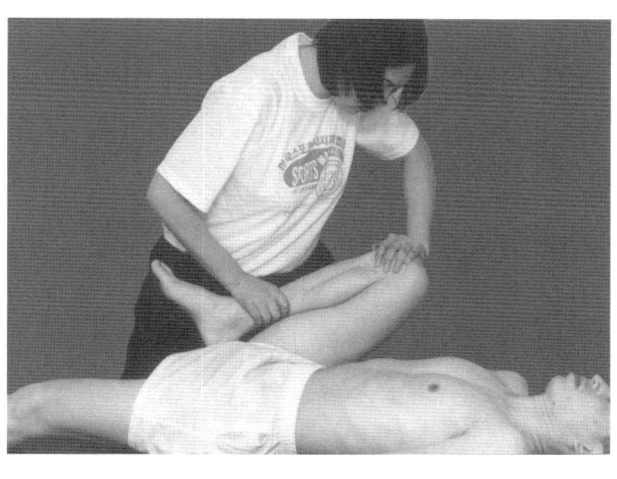

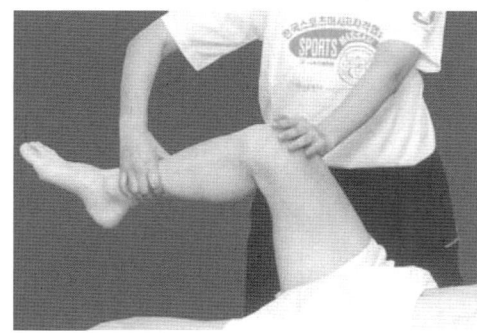

▲ 177-1

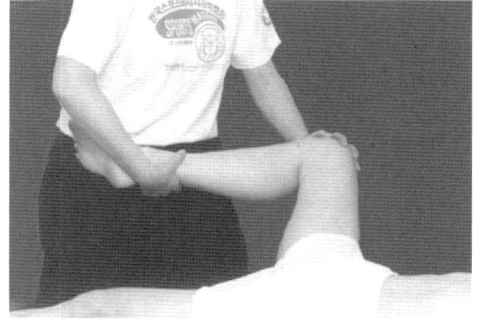

▲ 177-2

177-1, 177-2는 고관절 회전 운동의 연속 동작이다.

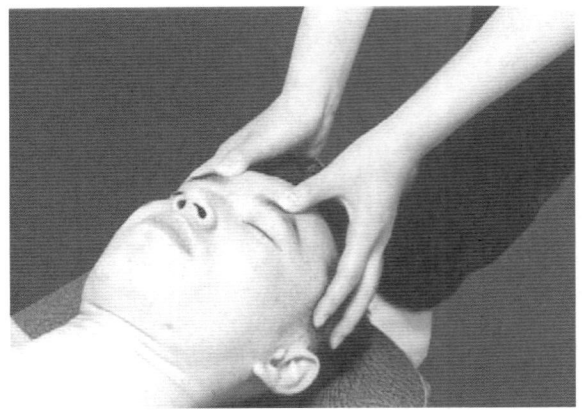

178 전두 부위에 대한 엄지 지문 부위 쓰다듬기 방법

피술자는 스포츠마사지용 침대 위에 반듯하게 하늘을 보고 누워 있는 자세에서 스포츠마사지사는 사진과 같이 양손의 접촉점 2-1을 피술자의 전두 부위에 접촉하고 중앙에서 이마 바깥쪽으로 적당한 압력을 주어 쓰다듬는다.

179 전두부에서부터 두정 부위까지 엄지 지문 부위 압박법

피술자는 스포츠마사지용 침대 위에 반듯하게 하늘을 보고 누워 있는 자세에서 스포츠마사지사는 사진과 같이 양손의 접촉점 2-1을 피술자의 전두 부위에 접촉한 다음 적당한 압력을 주어 두정부까지 눌러 준다.

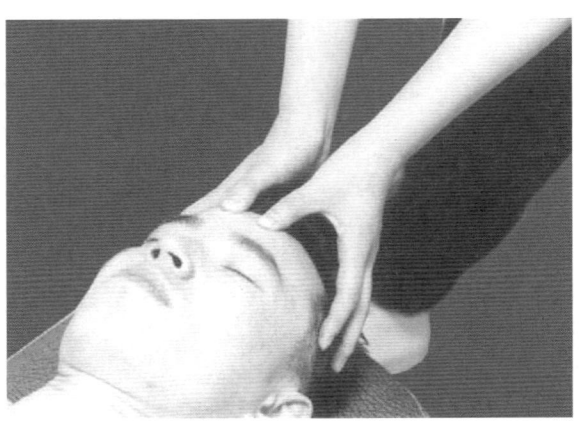

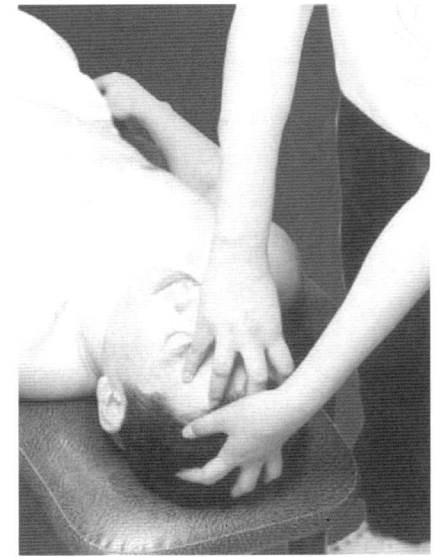

180 손가락 지문 부위에 의한 두정 부위 압박형 쓸어내리기 방법

피술자는 스포츠마사지용 침대 위에 반듯하게 하늘을 보고 누워 있는 자세에서 스포츠마사지사는 사진과 같이 양손의 접촉점 2-1, 3-1, 4-1, 5-1, 6-1 특히 접촉점 3-1, 4-1, 5-1, 6-1에 역점을 두고 피술자의 두정 부위에 접촉한 다음 적당한 압력을 주어 쓸어 내린다.

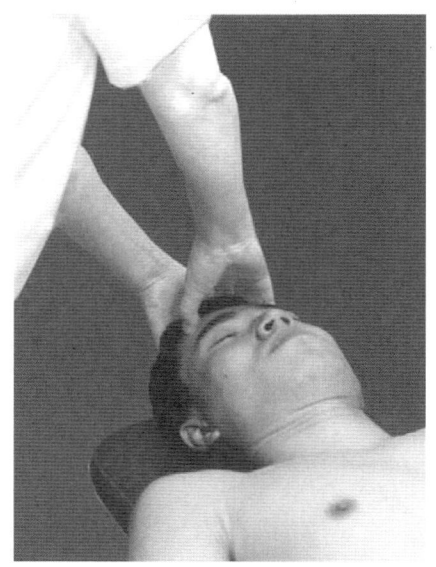

180-1 ▶

180-1은 두정 부위 압박형 쓸어내리기 후면에서 본 동작이다.

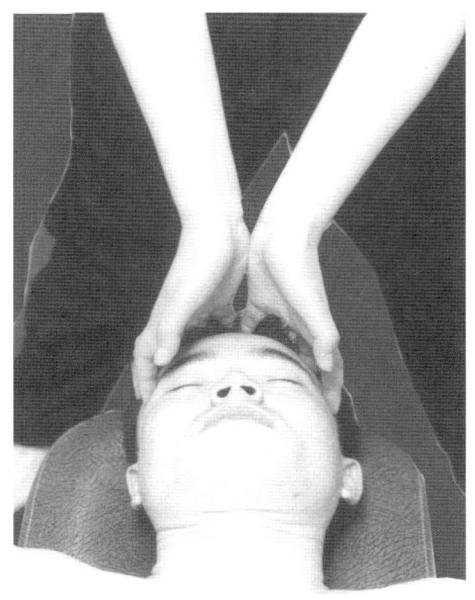

181 양손 손가락 지문 부위에 의한 두정 부위 압박에 의한 밀어주기 방법

피술자는 스포츠마사지용 침대 위에 반듯하게 하늘을 보고 누워 있는 자세에서 스포츠마사지사는 사진과 같이 양손의 접촉점 3-1, 4-1, 5-1, 6-1을 피술자의 두정 부위에 접촉한 다음 적당한 압력을 주어 양손을 동시에 또는 각각 교대하면서 밀어준다.

16
체어 스포츠마사지 실기편

- 체어 스포츠마사지 실기 테크닉

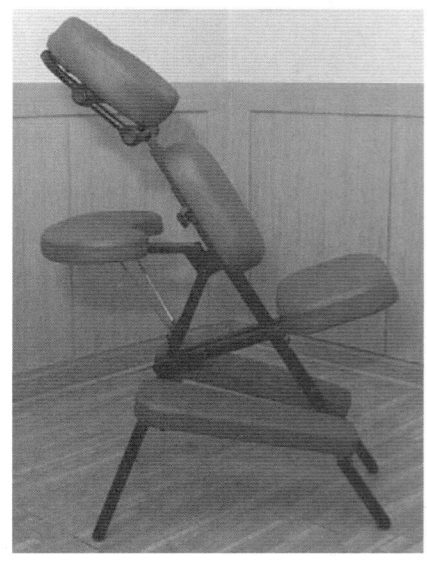

1 체어마사지용 의자

체어마사지를 위해 특수 고안된 체어마사지 의자는 목과 등, 허리와 엉덩이까지 피술자가 편안하게 마사지를 받을 수 있도록 제작되었다.

체어마사지 의자는 이동이 편리한 장점이 있어 개별적으로 간편하게 소지할 수 있다.

2 목덜미 부위에 대한 가볍게 양손 교 대 교차 쓰다듬기 방법을 위한 자세

피술자는 체어마사지용 의자 위에 앉아 편안히 엎드린 자세를 취하고 체어마사지사는 양발을 벌려 안정된 자세를 취한 후 사진과 같이 접촉점 1을 피술자의 목덜미 부위에 접촉 한다.

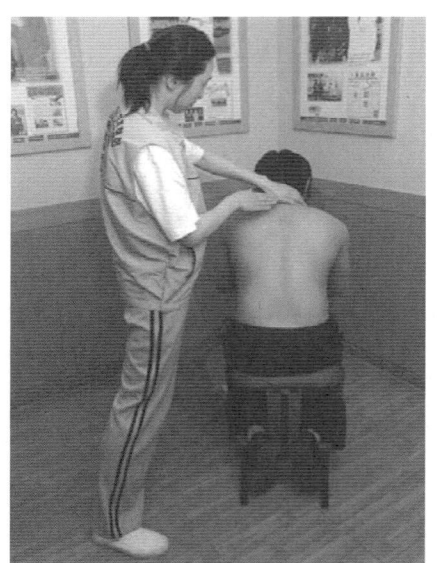

3 목덜미 부위에 대한 가볍게 양손 교대 교차 쓰다듬기 방법

피술자는 체어마사지용 의자 위에 앉아 편안히 엎드린 자세를 취하고 체어마사지사는 접촉점 1을 피술자의 목덜미 부위에 접촉하고 양손을 교대하면서 목의 임파절 쪽으로 세 번 이상 가볍게 쓰다듬는다.

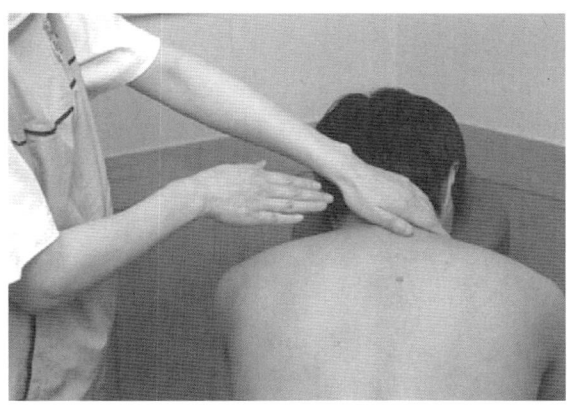

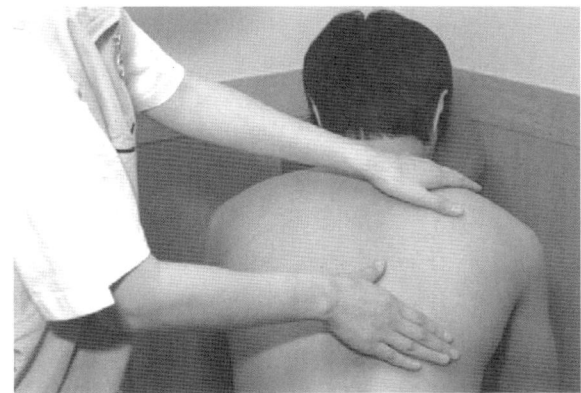

4 승모근 부위에 대한 가볍게 양손 교대 교차 쓰다듬기 방법

피술자는 체어마사지용 의자 위에 앉아 편안히 엎드린 자세를 취하고 체어마사지사는 접촉점 1을 피술자의 승모근 부위에 접촉하고 양손을 교대 교차하면서 세 번 이상 가볍게 쓰다듬는다.

5 등부위 근육 전체에 대한 가볍게 양손 교대 교차 쓰다듬기 방법을 위한 자세

피술자는 체어마사지용 의자 위에 앉아 편안히 엎드린 자세를 취하고 체어마사지사는 양발을 벌려 안정된 자세를 취한 후 사진과 같이 접촉점 1을 피술자의 허리 하단에 접촉 한다.

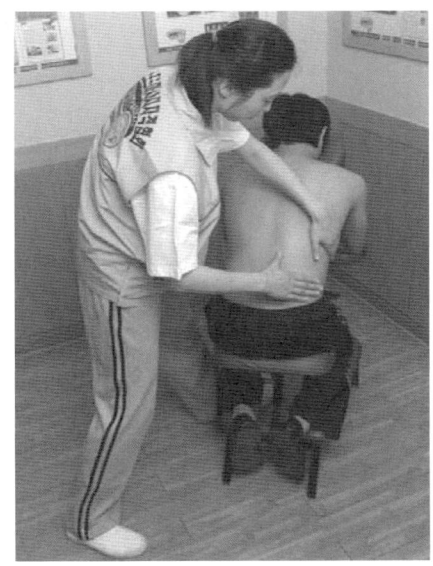

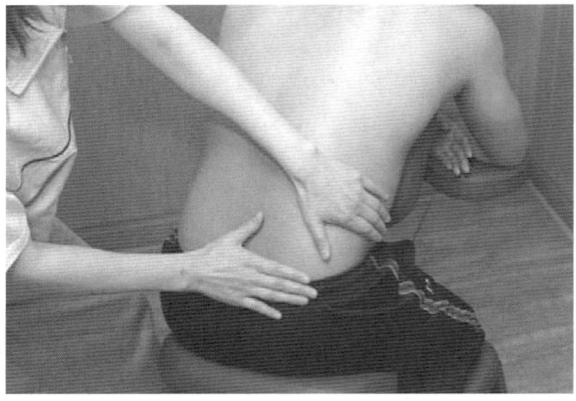

6 등부위 근육 전체에 대한 가볍게 양손 교대 교차 쓰다듬기 방법

피술자는 체어마사지용 의자 위에 앉아 편안히 엎드린 자세를 취하고 체어마사지사는 접촉점 1을 피술자의 허리 하단부에 접촉한 다음 양손을 교대 교차하면서 겨드랑이 방향으로 세 번 이상 가볍게 쓰다듬는다.

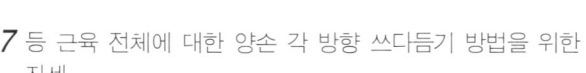

등부위 근육 전체에 대한 가볍게 양손 교대 교차 쓰다듬기 방법의 연속 동작이다.

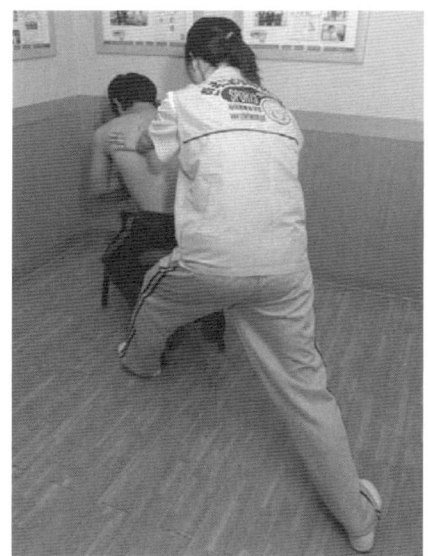

7 등 근육 전체에 대한 양손 각 방향 쓰다듬기 방법을 위한 자세

피술자는 체어마사지용 의자 위에 앉아 편안히 엎드린 자세를 취하고 체어마사지사는 피술자의 등 뒤쪽에 양발을 벌려 안정된 자세를 취한 후 접촉점 1을 사진과 같이 허리 하단에 접촉한다.

8 등 근육 전체 대한 양손 각 방향 쓰다듬기 방법

피술자는 체어마사지용 의자 위에 앉아 편안히 엎드린 자세를 취하고 체어마사지사는 접촉점 1을 피술자의 허리 하단에 접촉하고 양손을 교대 하면서 양쪽 겨드랑이쪽 방향으로 세 번 이상 가볍게 쓰다듬는다.

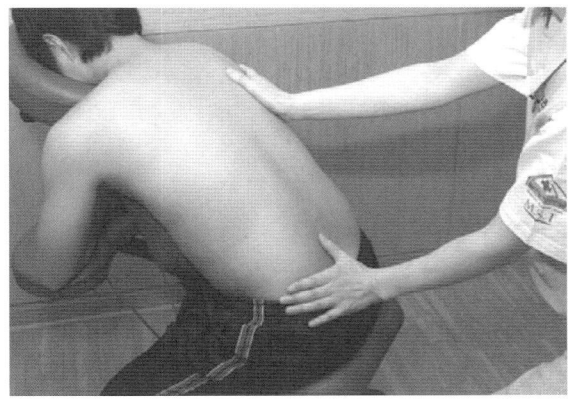

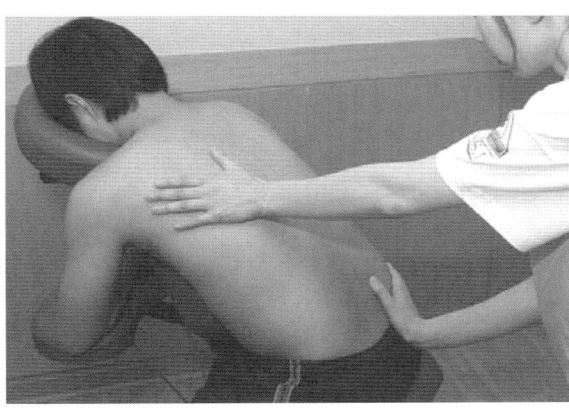

◀ *8-1*
등 근육 전체에 대한 양손 각 방향 쓰다듬기 방법의 연속 동작이다.

9 등쪽 견갑 부위에 대한 양손 교대하면서 각 방향 쓰다듬기 방법

피술자는 체어마사지용 의자 위에 앉아 편안히 엎드린 자세를 취하고 체어마사지사는 접촉점 1을 피술자의 견갑 부위에 접촉하고 양손을 교대 하면서 겨드랑이쪽 방향으로 세 번 이상 회전하면서 가볍게 쓰다듬는다.

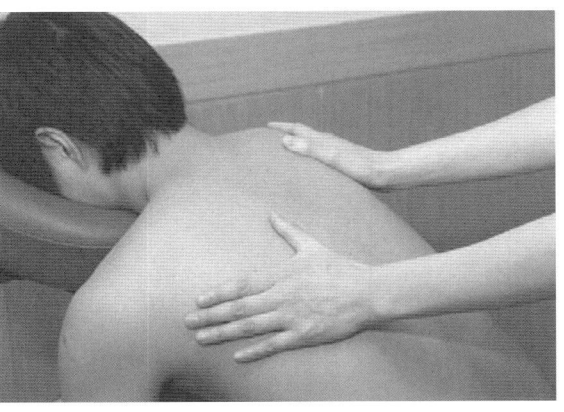

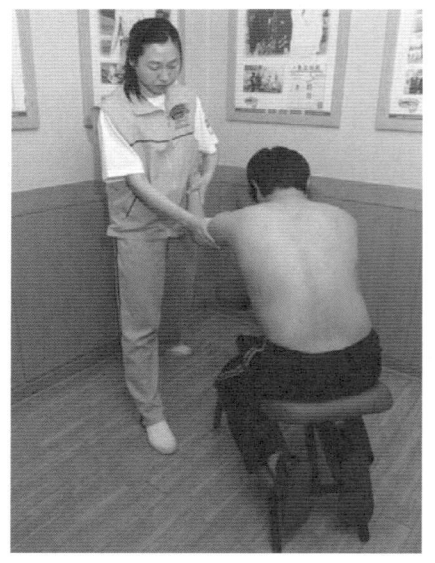

10 팔 근육 전체에 대한 가볍게 쓰다듬기 방법을 위한 자세

피술자는 체어마사지용 의자 위에 앉아 편안히 엎드린 자세를 취하고 체어마사지사는 한 손으로 피술자의 손목 상단을 가볍게 잡고 양 발을 벌려 사진과 같이 피술자의 측면에 안정된 자세를 취한다.

11 팔 근육 외측에 대한 가볍게 쓰다듬기 방법

피술자는 체어마사지용 의자 위에 앉아 편안히 엎드린 자세를 취하고 체어마사지사는 한쪽 손으로 피술자의 손목을 가볍게 잡고 다른 손의 접촉점 1과 특히 접촉점 7에 역점을 두고 팔 근육 외측 손목 부위에 접촉하고 겨드랑이 방향으로 세 번 이상 가볍게 쓰다듬는다.

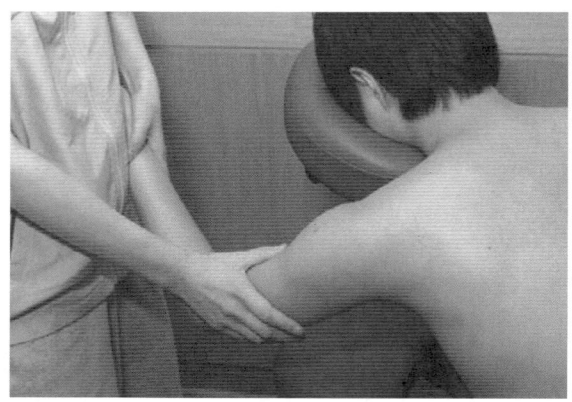

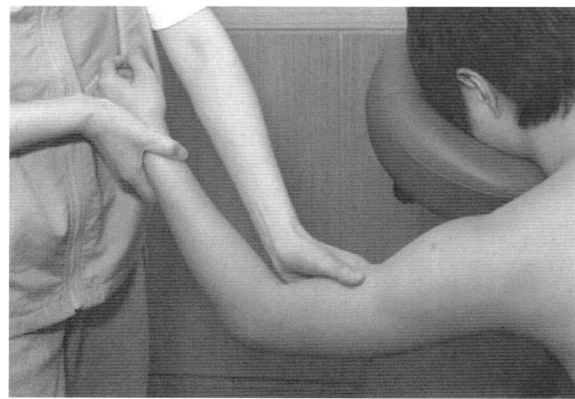

◀ **11-1**
사진 10번과 같은 자세에서 내측 및 아래쪽 팔 근육에 대한 가볍게 쓰다듬기 방법의 연속 동작이다.

12 승모근 부위에 대한 나선형 비벼주기 방법을 위한 자세

피술자는 체어마사지용 의자 위에 앉아 편안히 엎드린 자세를 취하고 체어마사지사는 피술자의 승모근을 손가락끝 지문 부위를 이용해 가볍게 잡은 후 양발을 벌려 사진과 같이 안정된 자세를 취한다.

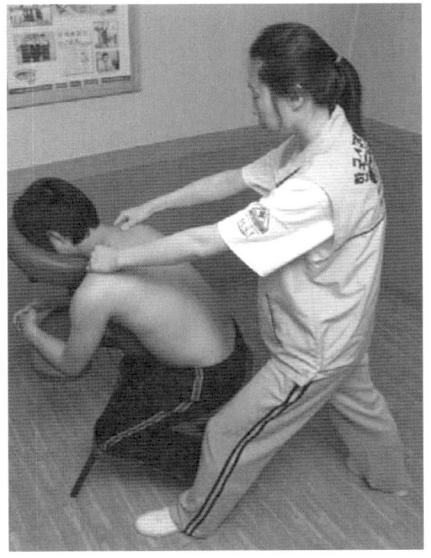

13 승모근 앞쪽 부위에 대한 나선형 비벼주기 방법

피술자는 체어마사지용 의자 위에 앉아 편안히 엎드린 자세를 취하고 체어마사지사는 접촉점 2를 피술자의 승모근 뒤쪽에 접촉하고 접촉점 3-1과 4-1을 승모근 앞쪽에 접촉한 다음 안쪽에서부터 견관절 골두 쪽으로 나선을 그리며 세 번 이상 비벼준다.

14 승모근 뒤쪽 부위에 대한 소용돌이 모양으로 비벼주기 방법

피술자는 체어마사지용 의자 위에 앉아 편안히 엎드린 자세를 취하고 체어마사지사는 접촉점 2-1을 피술자의 승모근 뒤쪽에 접촉하고 접촉점 3에서 6까지 피술자의 승모근 앞쪽에 고정한 다음 2-1을 소용돌이 모양을 그리며 반복해서 비벼 준다.

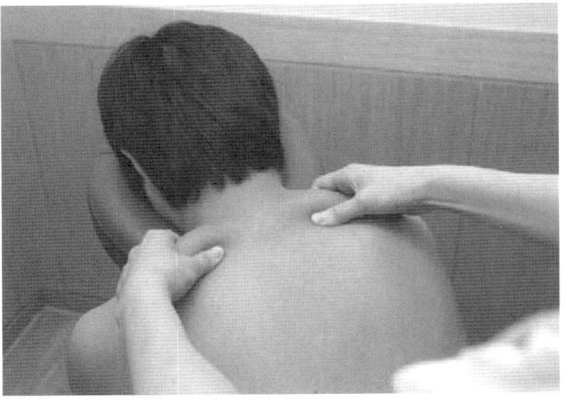

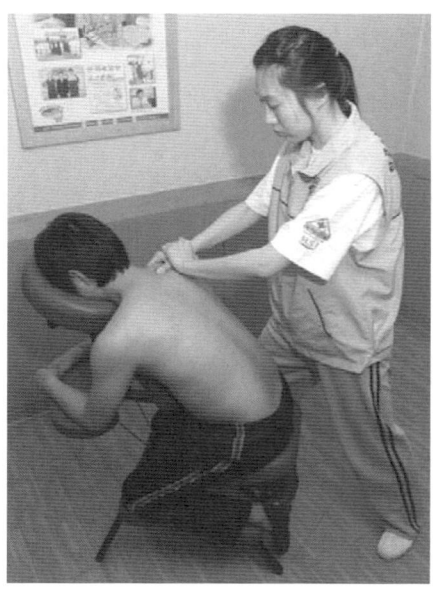

15 승모근 부위에 대한 양손 겹쳐 비벼주기 방법을 위한 자세

피술자는 체어마사지용 의자 위에 앉아 편안히 엎드린 자세를 취하고 체어마사지사는 양손을 겹쳐 사진과 같이 피술자의 승모근을 가볍게 잡은 후 양발을 벌려 안정된 자세를 취한다.

16 승모근 뒤쪽 부위에 대한 양손 겹쳐 엄지지문 부위를 이용한 비벼주기 방법

피술자는 체어마사지용 의자 위에 앉아 편안히 엎드린 자세를 취하고 체어마사지사는 사진과 같이 양손을 겹쳐 접촉점 2-1을 피술자의 승모근 뒤쪽에 접촉한 다음 적당한 압을 주어 나선을 그리며 세 번 이상 비벼 준다.

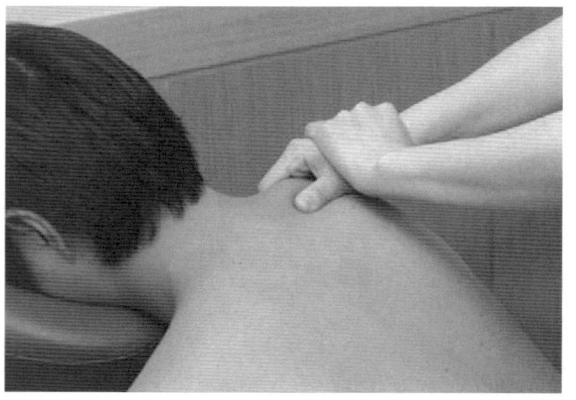

17 승모근 앞쪽 부위에 대한 양손 겹쳐 나선형 비벼주기 방법

피술자는 체어마사지용 의자 위에 앉아 편안히 엎드린 자세를 취하고 체어마사지사는 양손을 겹쳐 사진과 같이 접촉점 2를 피술자의 승모근 뒤쪽에 접촉하고, 접촉점 3에서 6까지 피술자의 승모근 앞쪽에 고정한 다음 접촉점 3-1, 4-1, 5-1로 나선을 그리며 세 번 이상 비벼 준다.

18 견갑 부위에 대한 4지 지문 부위를 이용한 비벼주기 방법을 위한 자세

피술자는 체어마사지용 의자 위에 앉아 편안히 엎드린 자세를 취하고 체어마사지사는 한쪽 손으로 피술자의 한쪽 팔을 받쳐 들고 다른 한 손은 접촉점 3-1, 4-1, 5-1, 6-1을 견갑골 주변 근육에 접촉한 후 양발을 벌려 사진과 같이 안정된 자세를 취한다.

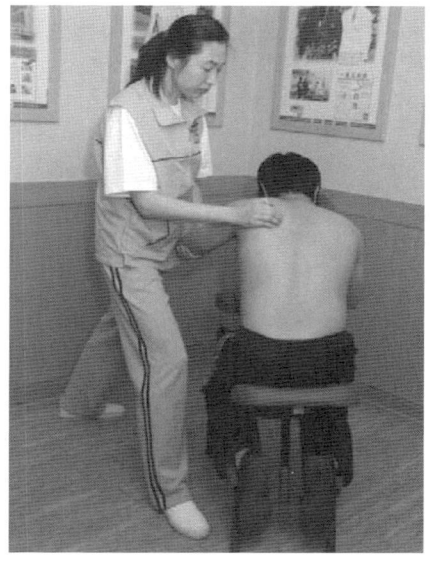

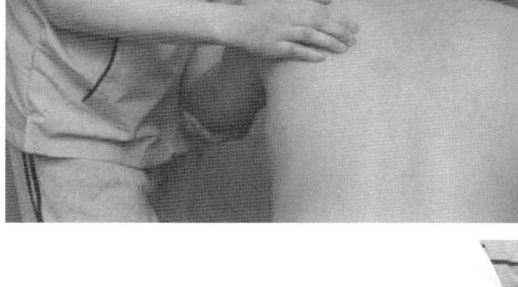

19 견갑 부위에 대한 4지 지문 부위를 이용한 비벼주기 방법

피술자는 체어마사지용 의자 위에 앉아 편안히 엎드린 자세를 취하고 체어마사지사는 한쪽 손으로 피술자의 팔을 가볍게 받쳐 들고 다른 한 손은 접촉점 3-1, 4-1, 5-1, 6-1을 피술자의 견갑 부위에 접촉한 후 나선을 그리며 반복해서 세심하기 세 번 이상 비벼 준다.

19-1 ▶
견갑 부위에 대한 삼지 지문 부위를 이용한 비벼주기 방법의 연속 동작이다.

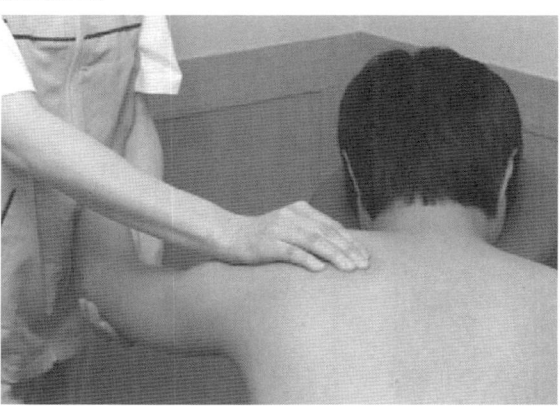

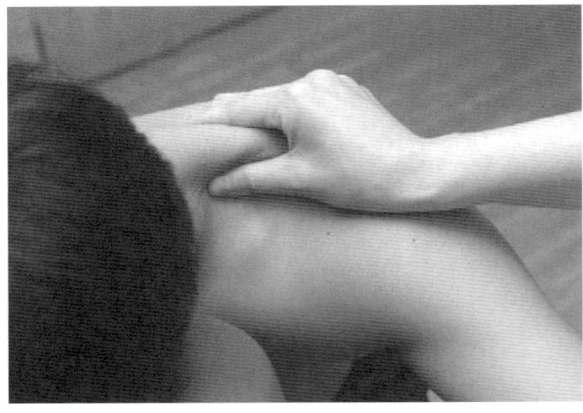

20 승모근 앞쪽 부위에 대한 엄지 지문 부위를 이용한 비벼주기 방법

피술자는 체어마사지용 의자 위에 앉아 편안히 엎드린 자세를 취하고 체어마사지사는 한쪽 손으로 피술자의 팔을 가볍게 받쳐 들고 다른 한 손은 접촉점 2-1을 피술자의 승모근 앞쪽 부위에 접촉한 후 나선을 그리며 세 번 이상 비벼 준다.

21 삼각근 앞쪽 부위에 대한 엄지 지문 부위 나선형 비벼주기 방법

피술자는 체어마사지용 의자 위에 앉아 편안히 엎드린 자세를 취하고 체어마사지사는 한쪽 손으로 피술자의 팔을 가볍게 받쳐 들고 다른 한 손은 접촉점 1과 특히 접촉점 2-1을 피술자의 삼각근 앞쪽 부위에 접촉한 후 세심하게 나선을 그리며 세 번 이상 비벼 준다.

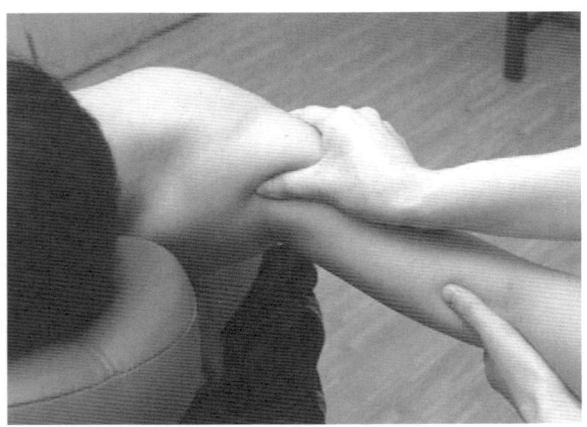

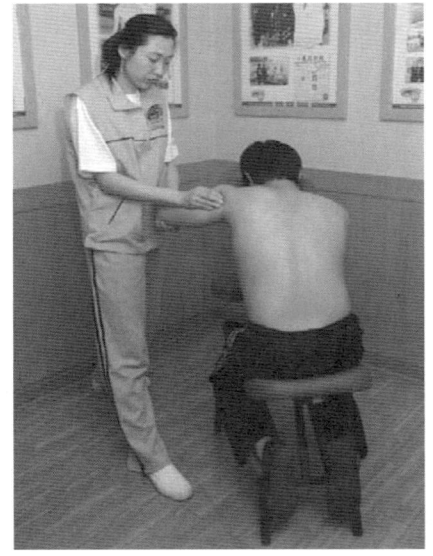

22 삼각근 뒤쪽 부위에 대한 나선형 비벼주기 방법을 위한 자세

피술자는 체어마사지용 의자 위에 앉아 편안히 엎드린 자세를 취하고 체어마사지사는 사진과 같이 피술자의 전방 측면에 위치하고 한쪽 손으로 피술자의 팔을 가볍게 받쳐 들고 다른 한 손은 접촉점 1과 특히 접촉점 3-1, 4-1, 5-1을 피술자의 삼각근 뒤쪽 부위에 접촉 한다.

23 삼각근 뒤쪽 부위에 대한 나선형 비벼주기 방법

피술자는 체어마사지용 의자 위에 앉아 편안히 엎드린 자세를 취하고 체어마사지사는 사진과 같이 한쪽 손으로 피술자의 팔을 가볍게 받쳐 들고 다른 한 손은 접촉점 1과 특히 접촉점 3-1, 4-1, 5-1을 피술자의 삼각근 뒤쪽에 접촉한 후 세심하게 나선을 그리며 세 번 이상 비벼 준다.

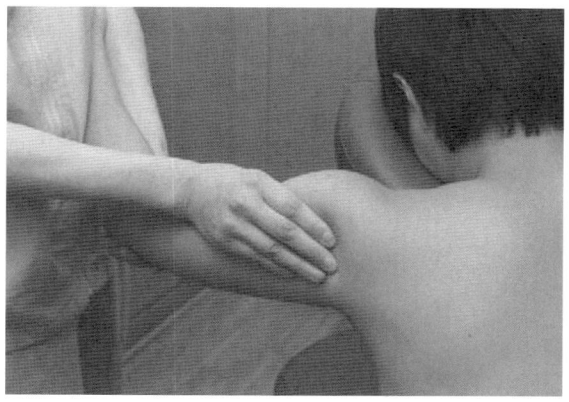

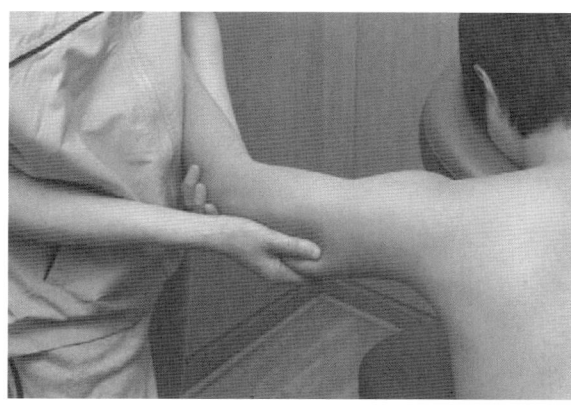

24 후상완 부위에 대한 엄지 지문 부위를 이용한 나선형 비벼주기 방법

피술자는 체어마사지용 의자 위에 앉아 편안히 엎드린 자세를 취하고 체어마사지사는 한쪽 손으로 피술자의 팔을 가볍게 받쳐 들고 다른 한 손은 접촉점 1과 특히 접촉점 2-1을 피술자의 후상완 부위에 접촉한 후 나선을 그리며 세 번 이상 비벼 준다.

25 후상완 부위에 대한 삼지 지문 부위를 이용한 나선형 비벼주기 방법

피술자는 체어마사지용 의자 위에 앉아 편안히 엎드린 자세를 취하고 체어마사지사는 한쪽 손으로 피술자의 팔을 가볍게 받쳐 들고 다른 한 손은 접촉점 1과 특히 접촉점 3-1, 4-1, 5-1을 피술자의 후상완 부위에 접촉한 후 겨드랑이 방향으로 세심하게 나선을 그리며 세 번 이상 비벼 준다.

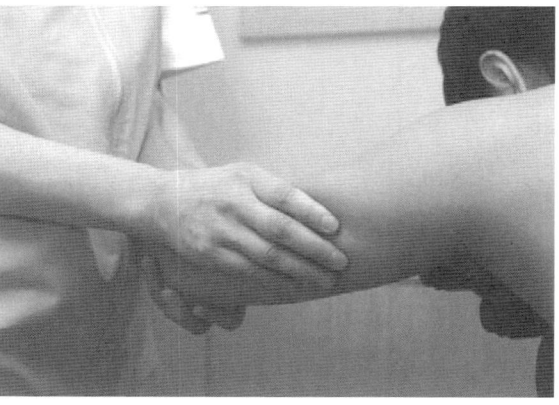

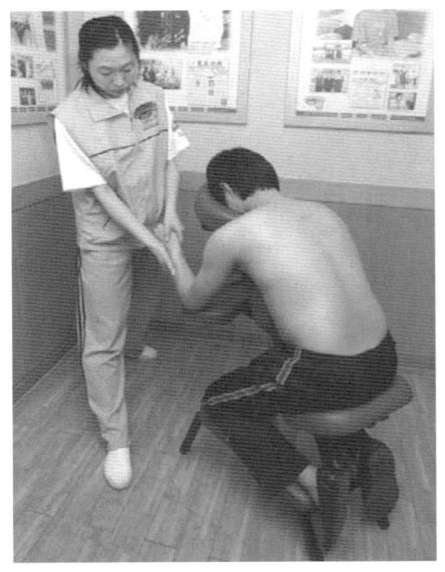

26 전완 부위 전체에 대한 비벼주기 방법을 위한 자세

피술자는 체어마사지용 의자 위에 앉아 편안히 엎드린 자세를 취하고 체어마사지사는 사진과 같이 한쪽 손으로 피술자의 손목을 가볍게 잡고 양발을 벌려 안정된 자세를 취한 상태에서 다른 한 손의 접촉점 2-1을 전완부에 접촉 한다.

27 뒤쪽 전완부 전체에 대한 비벼주기 방법

피술자는 체어마사지용 의자 위에 앉아 편안히 엎드린 자세를 취하고 체어마사지사는 한쪽 손으로 피술자의 손목을 가볍게 잡고 다른 한 손은 접촉점 1과 특히 접촉점 2-1을 사진과 같이 피술자의 전완부 뒤쪽에 접촉한 후 세심하게 나선을 그리며 세 번 이상 비벼 준다. 이때 요골과 척골 사이를 기점으로 양손을 교대하면서 비벼 준다.

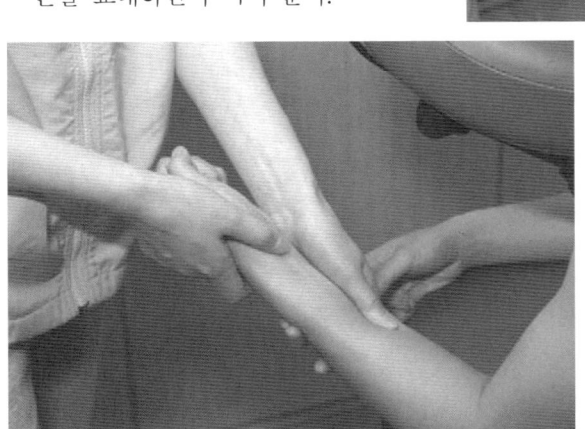

28 앞쪽 전완부 전체에 대한 비벼주기 방법

피술자는 체어마사지용 의자 위에 앉아 편안히 엎드린 자세를 취하고 체어마사지사는 한쪽 손으로 피술자의 손목을 가볍게 잡고 다른 한 손은 접촉점 1과 특히 접촉점 2-1을 사진과 같이 피술자의 전완부 앞쪽에 접촉한 후 세심하게 나선을 그리며 세 번 이상 비벼 준다. 이때 요골과 척골 사이를 기점으로 양손을 교대하면서 비벼 준다.

29 손바닥 부위 체어 스포츠마사지를 위한 자세

피술자는 체어마사지용 의자 위에 앉아 편안히 엎드린 자세를 취하고 체어마사지사는 사진과 같이 피술자의 앞쪽 대각선 쪽에 위치해 양발을 벌려 안정된 자세를 취한 후 피술자의 손을 가볍게 잡고 마사지에 적합한 자세를 취한다.

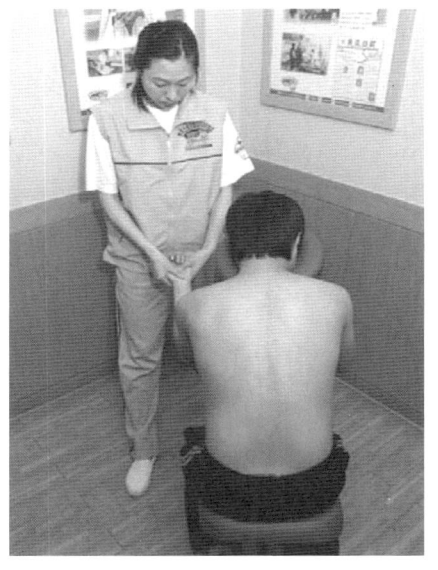

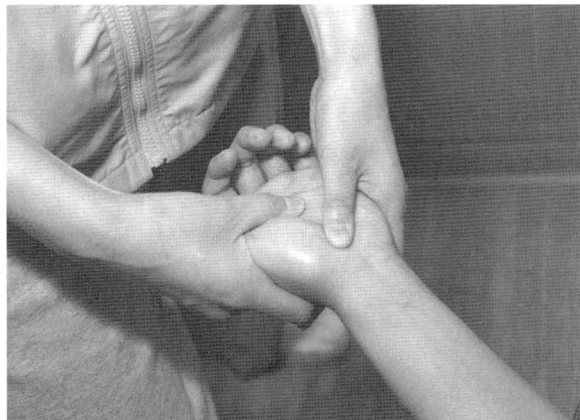

30 손바닥 부위에 대한 강하게 쓸어 주듯이 문질러주기 방법

피술자는 체어마사지용 의자 위에 앉아 편안히 엎드린 자세를 취하고 체어마사지사는 양손으로 사진과 같이 피술자의 손목을 가볍게 잡은 후 접촉점 2-1을 피술자의 손바닥 상단부에 접촉하고 손가락쪽 방향으로 강하게 쓸어 주듯이 문질러 준다.

31 손바닥 부위에 대한 손가락 겹쳐 눌러주기 방법

피술자는 체어마사지용 의자 위에 앉아 편안히 엎드린 자세를 취하고 체어마사지사는 양손으로 피술자의 손목을 가볍게 잡는다. 이때 피술자의 양손 새끼손가락을 시술자의 새끼손가락으로 끼어 고정하고 양손의 접촉점 2-1을 겹쳐 피술자의 손바닥 중앙부위에 접촉한 상태에서 손가락쪽 방향으로 적당한 압력을 주어 세심하게 눌러 준다.

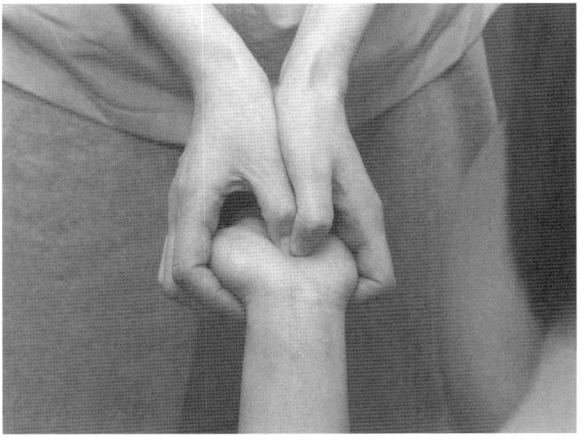

정통 스포츠마사지 & 체어마사지 교본

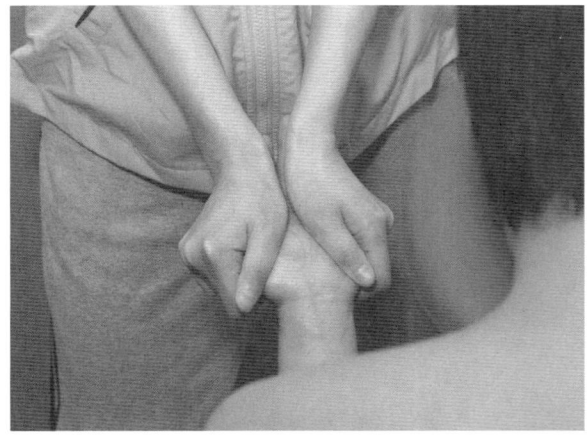

32 손바닥 근육에 대한 강하게 쓸어주기 방법

피술자는 체어마사지용 의자 위에 앉아 편안히 엎드린 자세를 취하고 체어마사지사는 접촉점 9를 피술자의 손바닥 부위에 접촉하고 사진과 같이 가볍게 손을 잡은 다음 강하게 측면 방향으로 쓸어 준다.

33 손가락 근육에 대한 강하게 쓸어주기 방법

피술자는 체어마사지용 의자 위에 앉아 편안히 엎드린 자세를 취하고 체어마사지사는 접촉점 3번과 4번 사이를 피술자의 손가락 부위에 접촉하고 적당한 압력을 주어 사진과 같이 손가락 말단부 쪽으로 쓸어 준다.

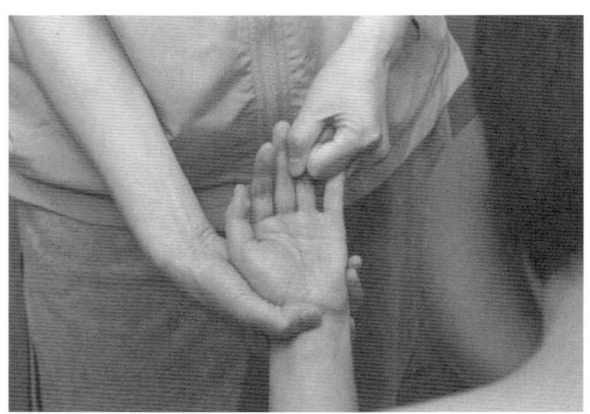

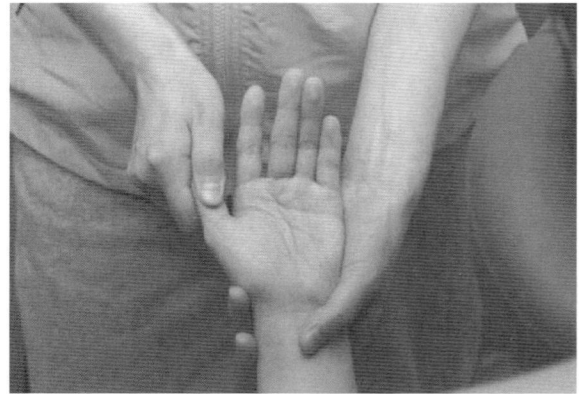

34 손가락 근육에 대한 비벼주기 방법

피술자는 체어마사지용 의자 위에 앉아 편안히 엎드린 자세를 취하고 체어마사지사는 접촉점 2-1과 3번을 동시에 피술자의 손가락에 접촉하고 지그재그형으로 세심하게 비벼 준다.

35 손등 부위에 대한 강하게 쓸어주기 방법

피술자는 체어마사지용 의자 위에 앉아 편안히 엎드린 자세를 취하고 체어마사지사는 접촉점 9를 피술자의 손등 부위에 접촉하고 사진과 같이 가볍게 손을 잡은 다음 강하게 측면 방향으로 쓸어 준다.

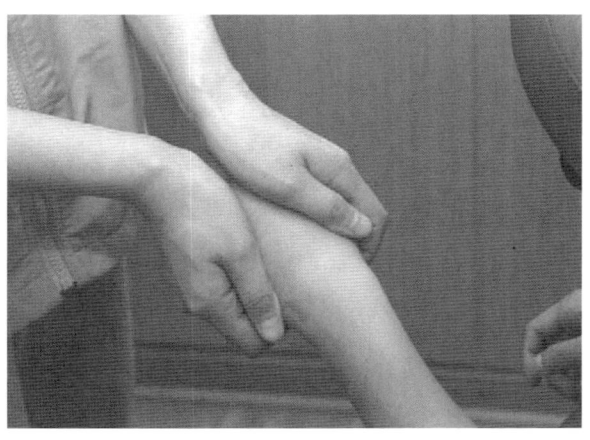

36 후상완 부위에 대한 흔들어주기 방법을 위한 자세

피술자는 체어마사지용 의자 위에 앉아 편안히 엎드린 자세를 취하고 체어마사지사는 한 손은 피술자의 팔을 받쳐 들고 양발을 벌려 안정된 자세를 취한다.

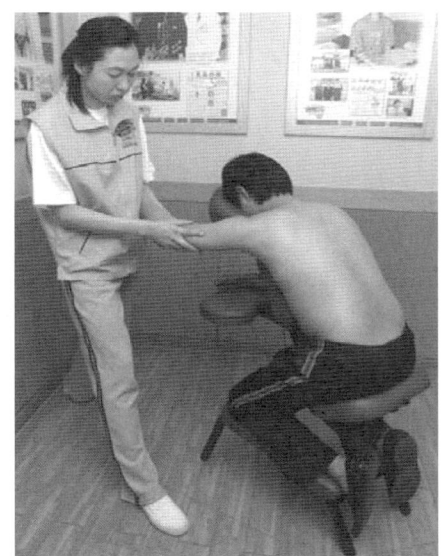

37 후상완부 외측부에 대한 흔들어주기 방법

피술자는 체어마사지용 의자 위에 앉아 편안히 엎드린 자세를 취하고 체어마사지사는 한쪽 손으로 피술자의 팔을 가볍게 잡고 다른 한 손은 접촉점 3번과 4번 사이를 피술자의 후상완부 외측에 접촉하고 상하로 이동하면서 흔들어 준다.

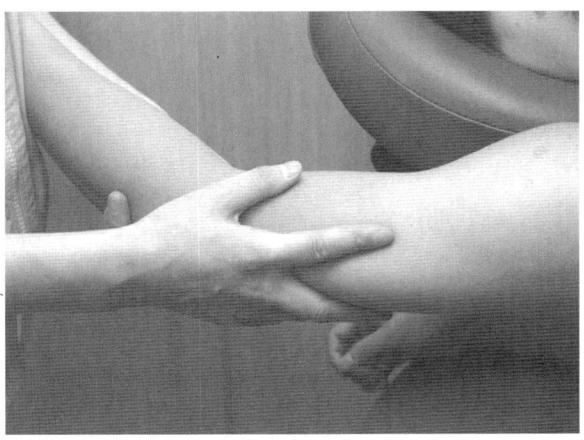

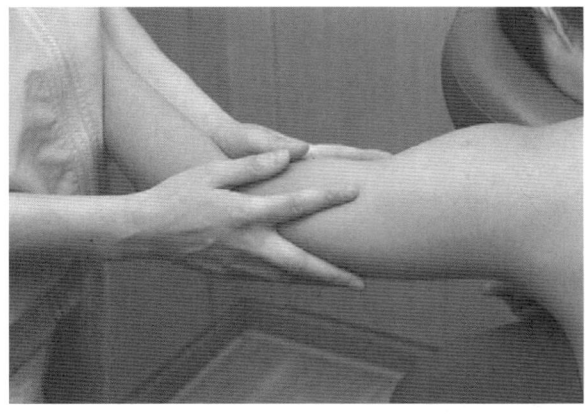

38 후상완부 전체에 대한 양손 흔들어주기 방법

피술자는 체어마사지용 의자 위에 앉아 편안히 엎드린 자세를 취하고 체어마사지사는 피술자의 한쪽 손을 겨드랑이에 가볍게 낀 상태에서 양손의 접촉점 1과 특히 접촉점 3, 4, 5, 6에 역점을 두고 좌우 지그재그형으로 흔들어 준다.

39 견갑 부위에 대한 압압 체어 스포츠마사지 방법을 위한 자세

피술자는 체어마사지용 의자 위에 앉아 편안히 엎드린 자세에서 주관절을 굴곡시켜 등 쪽 상단에 올려놓은 자세를 취하고 체어마사지사는 한쪽 무릎을 세워 피술자의 전완부를 받쳐 안정된 자세를 취한다. 특히 견관절이 돌출될 수 있도록 정확한 자세를 취한다.

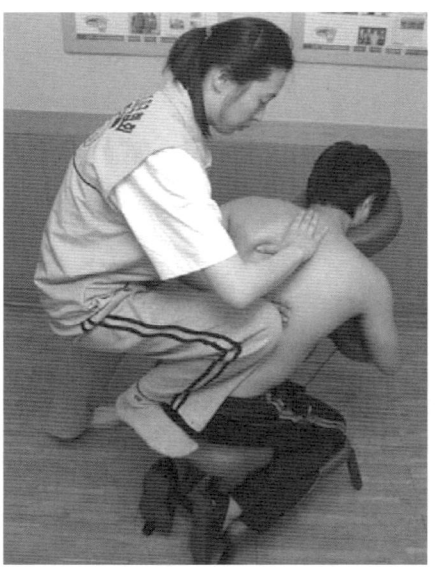

40 견갑부에 대해 압박에 의한 눌러주기 방법

피술자는 체어마사지용 의자 위에 앉아 편안히 엎드린 자세에서 주관절을 굴곡시켜 등 쪽 상단에 올려놓은 자세를 취하고 체어마사지사는 한쪽 무릎을 세워 피술자의 전완부를 받쳐준 다음 한 손의 접촉점 1로 피술자의 견관절 앞 골두 부위를 감싸 쥐고, 다른 한 손은 접촉점 2-1을 피술자의 견갑부(견갑골 내측 말단부 쪽)근육에 접촉한 상태에서 견갑부 하단에서 상단 방향으로 마사지 한다. 이때 보조수를 들어 올리면서 접촉점 2-1을 깊숙이 눌러 준다.

41 견갑부에 대한 엄지손가락 압박에 의한 지그재그형 비벼주기 방법

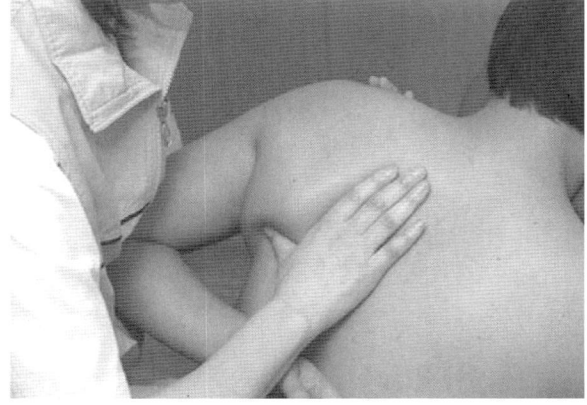

피술자는 체어마사지용 의자 위에 앉아 편안히 엎드린 자세에서 주관절을 굴곡시켜 등 쪽 상단에 올려놓은 자세를 취하고 체어마사지사는 한쪽 무릎을 세워 피술자의 전완부를 받쳐준 다음 한 손의 접촉점 1로 피술자의 견관절 앞 골두 부위를 감싸 잡고 들어올린 상태에서 다른 한 손의 접촉점 2-1을 사진과 같이 근육의 깊은 곳까지 밀어 넣은 다음 가볍게 지그재그형으로 세심하게 비벼 준다.

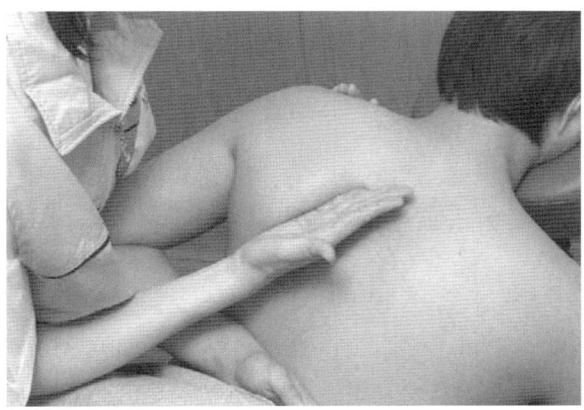

42 견갑골 모서리각 비벼주기 방법

피술자는 체어마사지용 의자 위에 앉아 편안히 엎드린 자세에서 주관절을 굴곡시켜 등 쪽 상단에 올려놓은 자세를 취하고 체어마사지사는 한쪽 무릎을 세워 피술자의 전완부를 받쳐준 다음 한 손의 접촉점 1로 피술자의 견관절 앞 골두 부위를 감싸 잡고 들어올린 상태에서 다른 한 손의 접촉점 11을 견갑골에 깊숙이 밀어 넣은 다음 세심하게 비벼 준다. (통증이 없는 상태에서 마사지가 진행되어야 한다)

43 견갑부에 대한 손바닥 원형으로 비벼주기 방법

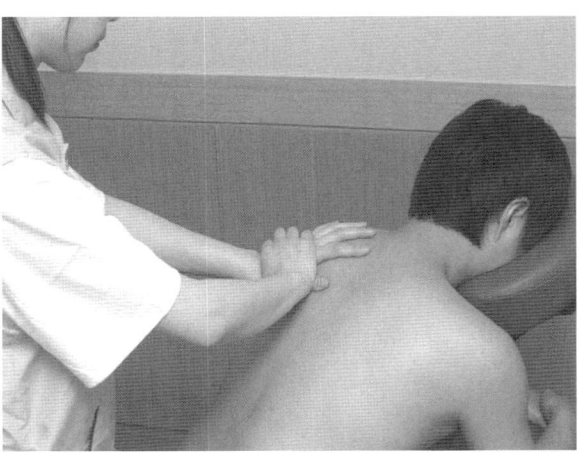

피술자는 체어마사지용 의자 위에 앉아 편안히 엎드린 자세를 취하고 체어마사지사는 접촉점 1을 피술자의 견갑부에 접촉한 다음 다른 한 손을 그 위에 겹쳐 놓은 상태에서 원을 그리며 가볍게 비벼 준다.

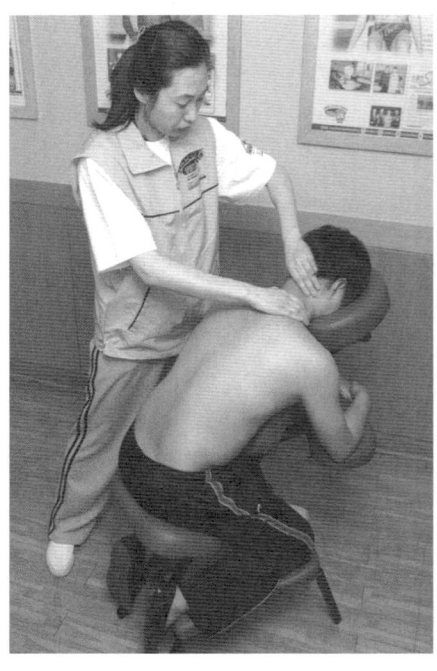

44 목덜미 부위에 대한 양손 엇갈려 비벼주기 방법을 위한 자세

피술자는 체어마사지용 의자 위에 앉아 편안히 엎드린 자세를 취하고 체어마사지사는 양손의 접촉점 1을 피술자의 목덜미 부위를 접촉한 후 양발을 벌려 안정된 자세를 취한다.

45 목덜미 부위에 대한 양손 엇갈려 비벼주기 방법

피술자는 체어마사지용 의자 위에 앉아 편안히 엎드린 자세를 취하고 체어마사지사는 접촉점 1과 특히 2-1, 3-1, 4-1, 5-1, 6-1에 역점을 두어 피술자의 목에 접촉한 후 양손을 엇갈려 지그재그형으로 비벼 준다.

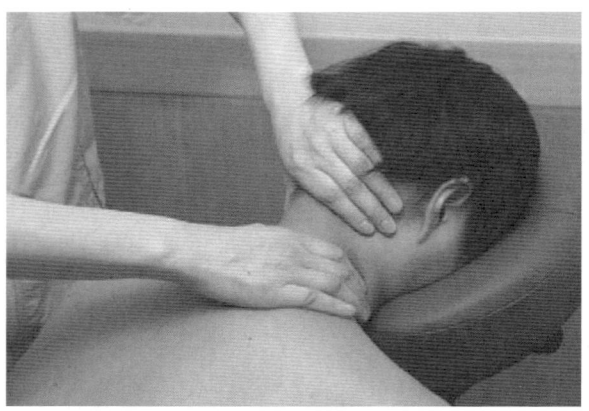

16 체어 스포츠마사지 실기편

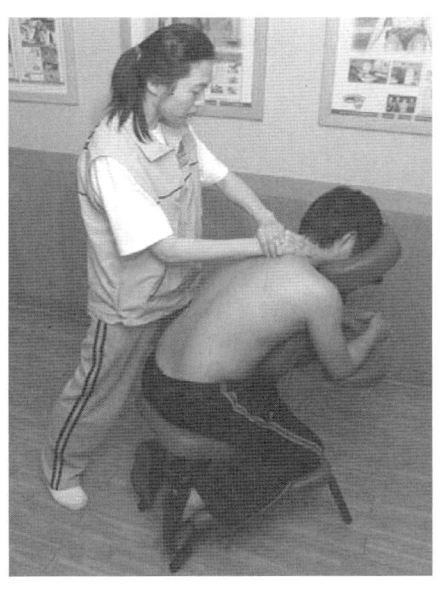

46 목덜미 부위에 대한 양손 겹쳐 비벼주기 방법을 위한 자세

피술자는 체어마사지용 의자 위에 앉아 편안히 엎드린 자세를 취하고 체어마사지사는 피술자의 목덜미 부위를 양손을 겹쳐 접촉한 후 양발을 벌려 안정된 자세를 취한다.

47 목덜미 부위에 대한 양손 겹쳐 엄지 지문 부위를 이용한 비벼주기 방법

피술자는 체어마사지용 의자 위에 앉아 편안히 엎드린 자세를 취하고 체어마사지사는 양손을 겹쳐 접촉점 1을 피술자의 목덜미 부위에 접촉하고 2-1에 역점을 두어 적당한 압력을 가하여 세심하게 비벼 준다.

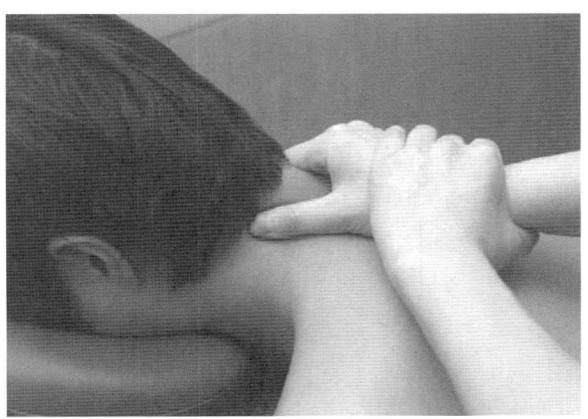

48 목덜미 부위에 대한 양손 겹쳐 삼지 지문 부위를 이용한 비벼주기 방법

피술자는 체어마사지용 의자 위에 앉아 편안히 엎드린 자세를 취하고 체어마사지사는 양손을 겹쳐 접촉점 1을 피술자의 목덜미 부위에 접촉하고 3-1, 4-1, 5-1에 역점을 두어 적당한 압력을 가하여 세심하게 비벼 준다.

49 후두 부위에 대한 압박법을 위한 자세

피술자는 체어마사지용 의자 위에 앉아 편안히 엎드린 자세를 취하고 체어마사지사는 피술자의 후두 부위를 양손으로 접촉한 후 양발을 벌려 안정된 자세를 취한다.

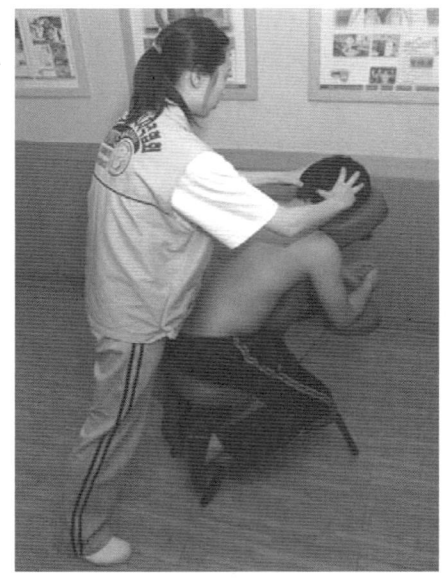

50 후두 부위에 대한 압박법

피술자는 체어마사지용 의자 위에 앉아 편안히 엎드린 자세를 취하고 체어마사지사는 접촉점 2-1, 3-1, 4-1, 5-1, 6-1을 피술자의 후두부 아래쪽부터 전체적으로 적당한 압력을 주어 지그시 눌러 준다.

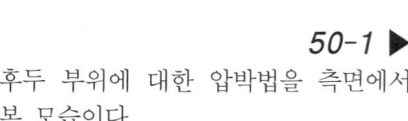

50-1 ▶
후두 부위에 대한 압박법을 측면에서 본 모습이다.

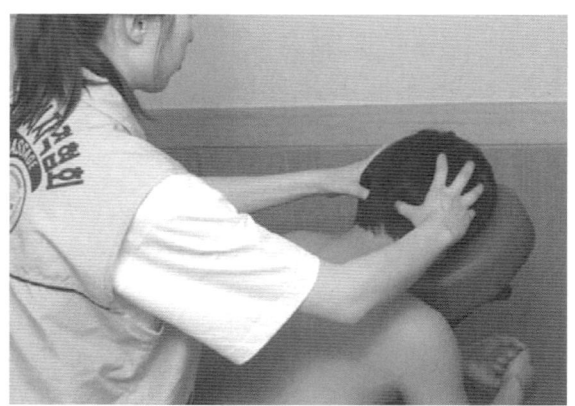

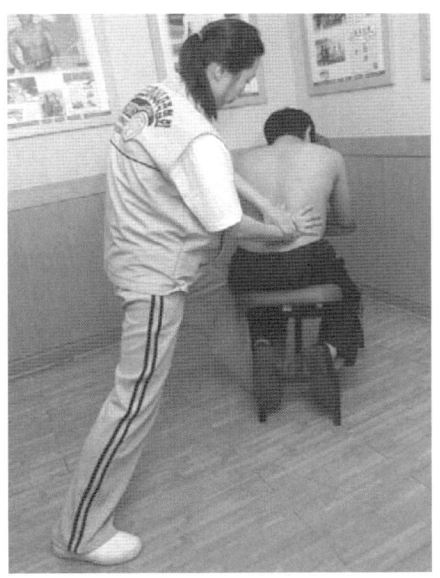

51 등 부위 전체에 대한 손바닥을 이용한 양손 겹쳐 나선형 비벼주기 방법을 위한 자세

피술자는 체어마사지용 의자 위에 앉아 편안히 엎드린 자세를 취하고 체어마사지사는 피술자의 등 부위 전체를 양손을 겹쳐 접촉한 후 양발을 벌려 안정된 자세를 취한다.

52 등 부위 전체에 대한 손바닥을 이용한 양손 겹쳐 나선형 비벼주기 방법

피술자는 체어마사지용 의자 위에 앉아 편안히 엎드린 자세를 취하고 체어마사지사는 양손을 겹쳐 손가락을 벌려서 접촉점 1에 역점을 두고 피술자의 허리 하단에서부터 견갑부 상단까지 나선을 그리며 세 번 이상 비벼 준다.

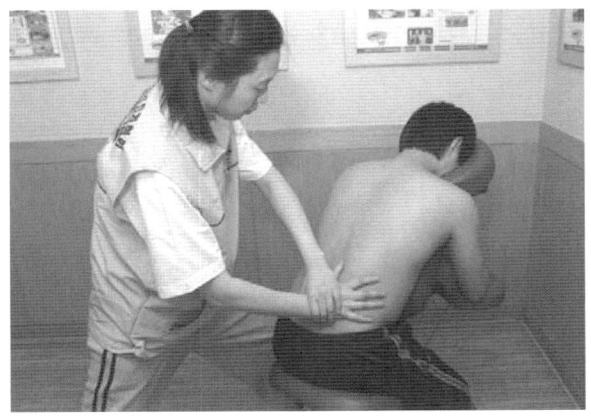

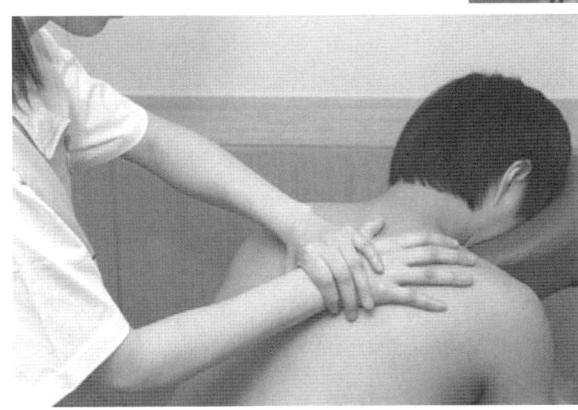

◀ *52-1*

등 부위 전체에 대한 손바닥을 이용한 양손 겹쳐 나선형 비벼주기 방법의 연속 동작이다.

53 등 부위 전체에 대한 양손 겹쳐 나선형 비벼주기 방법을 위한 자세

피술자는 체어마사지용 의자 위에 앉아 편안히 엎드린 자세를 취하고 체어마사지사는 피술자의 등 부위 전체를 양손을 겹쳐 접촉한 후 양발을 벌려 안정된 자세를 취한다.

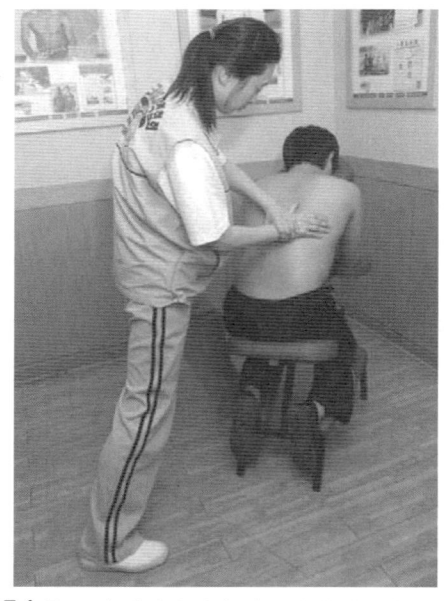

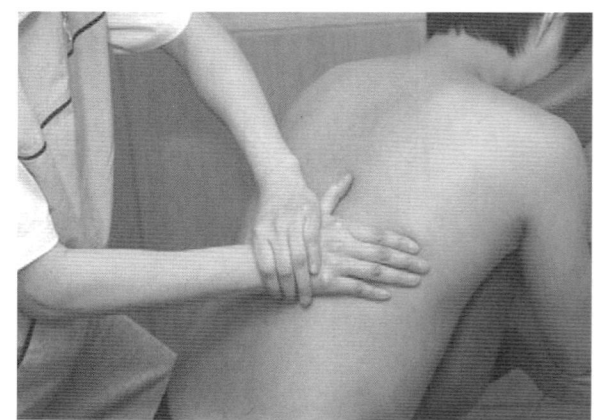

54 등 부위 전체에 대한 양손 겹쳐 나선형 비벼주기 방법

피술자는 체어마사지용 의자 위에 앉아 편안히 엎드린 자세를 취하고 체어마사지사는 접촉점 1과 특히 접촉점 9에 역점을 두고 허리 하단에서부터 견갑부 상단까지 나선을 그리며 세 번 이상 비벼 준다.

54-1 ▶
등 부위 전체에 대한 양손 겹쳐 나선형 비벼주기 방법의 연속 동작이다.

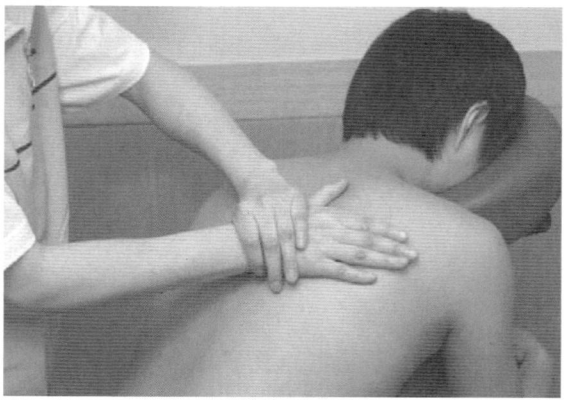

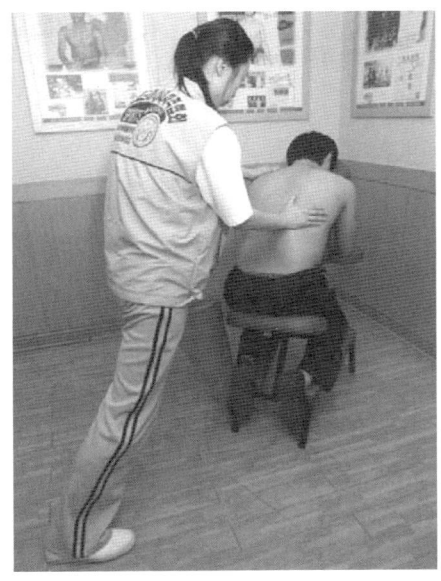

55 등 부위 전체에 대한 한 손 나선형 비벼주기 방법을 위한 자세

피술자는 체어마사지용 의자 위에 앉아 편안히 엎드린 자세를 취하고 체어마사지사는 피술자의 어깨에 한 손을 지지하고 양발을 벌려 안정된 자세를 취한다.

56 등 부위 전체에 대한 한 손 나선형 비벼주기 방법

피술자는 체어마사지용 의자 위에 앉아 편안히 엎드린 자세를 취하고 체어마사지사는 피술자의 어깨에 한 손을 지지하고 다른 한 손은 피술자의 견갑부 상단에 접촉점 1과 특히 접촉점 9에 역점을 두고 허리 하단까지 나선형으로 비벼 준다.

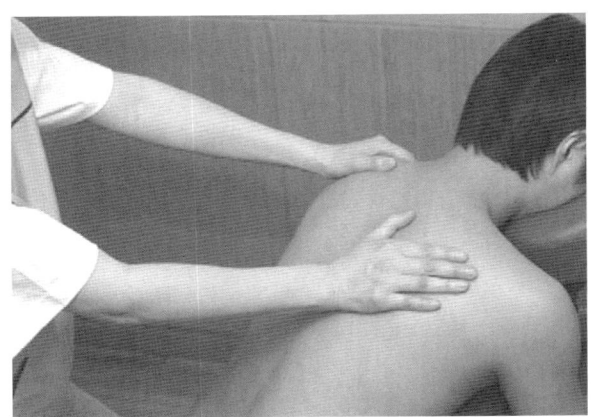

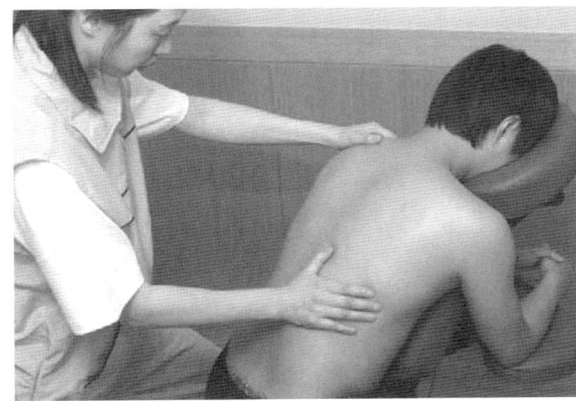

◀ 56-1
등 부위 전체에 대한 한 손 나선형 비벼주기 방법의 연속 동작이다.

57 척추기립근 부위에 대한 양손 엄지 지문 부위를 이용한 나선형 비벼주기 방법을 위한 자세

피술자는 체어마사지용 의자 위에 앉아 편안히 엎드린 자세를 취하고 체어마사지사는 피술자의 척추기립근 부위에 양손 엄지 지문 부위를 접촉한 후 양발을 벌려 안정된 자세를 취한다.

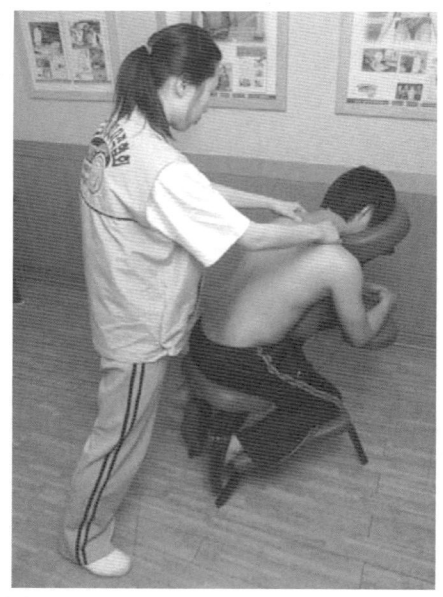

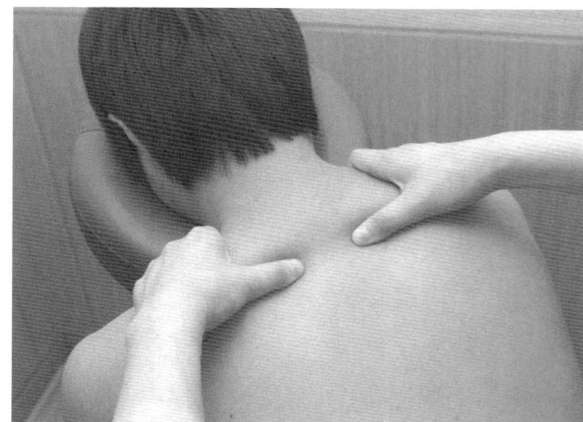

58 척추기립근 부위에 대한 양손 엄지 지문 부위를 이용한 나선형 비벼주기 방법

피술자는 체어마사지용 의자 위에 앉아 편안히 엎드린 자세를 취하고 체어마사지사는 접촉점 2-1을 피술자의 척추기립근에 접촉하고 흉추 1번의 횡돌기쪽 깊숙한 근육에 대해 천추 부위까지 나선형으로 미세하게 세 번 이상 비벼 준다.

58-1 ▶
척추기립근 부위에 대한 양손 엄지 지문 부위를 이용한 나선형 비벼주기 방법의 연속 동작이다.

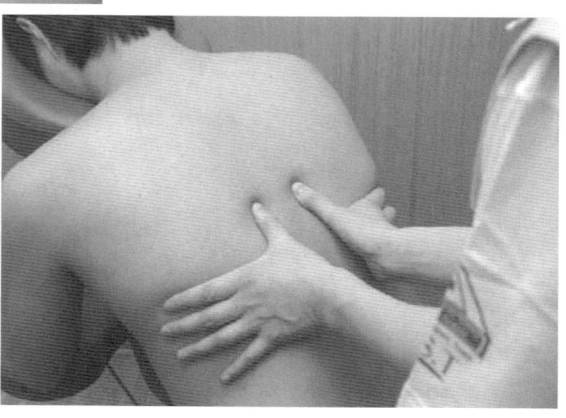

16 체어 스포츠마사지 실기편

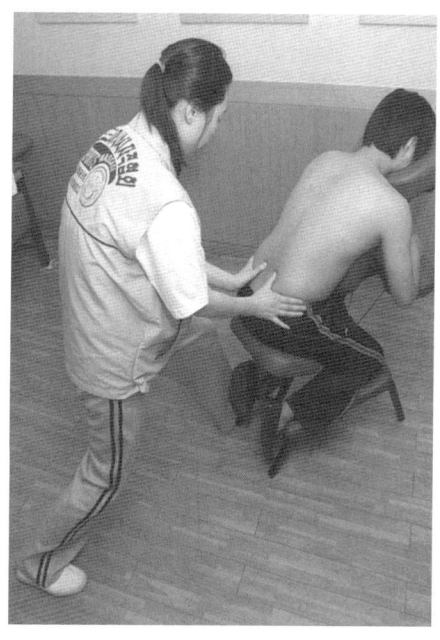

59 요부에 대한 양손 엄지 지문 부위를 나선형 비벼주기 방법을 위한 자세

- 피술자는 체어마사지용 의자 위에 앉아 편안히 엎드린 자세를 취하고 체어마사지사는 피술자의 요부에 양손 엄지 지문 부위를 접촉한 후 양발을 벌려 안정된 자세를 취한다.

60 요부에 대한 양손 엄지 지문 부위 나선형 비벼주기 방법

피술자는 체어마사지용 의자 위에 앉아 편안히 엎드린 자세를 취하고 체어마사지사는 양손의 접촉점 2-1을 피술자의 요부에 접촉하고 장골능까지 바둑판 무늬를 그리며 세 번 이상 비벼 준다.

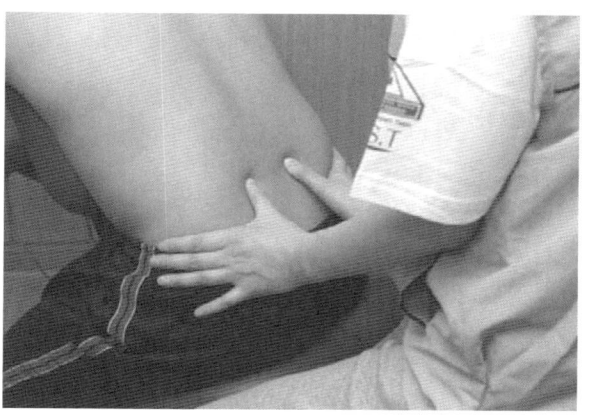

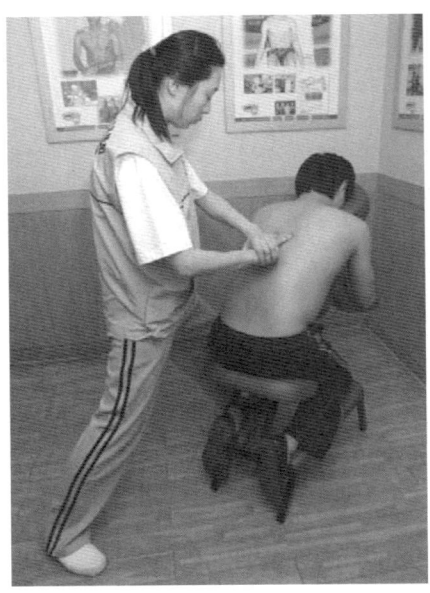

61 척추기립근 부위에 대한 인지, 중지 벌려 비벼주기 방법을 위한 자세

피술자는 체어마사지용 의자 위에 앉아 편안히 엎드린 자세를 취하고 체어마사지사는 피술자의 척추기립근 부위에 인지, 중지를 접촉한 후 양발을 벌려 안정된 자세를 취한다.

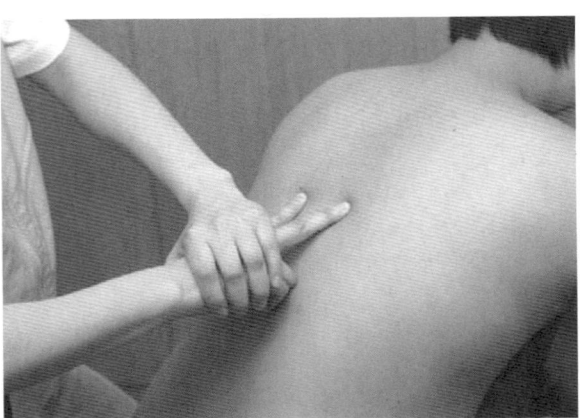

62 척추기립근 부위에 대한 인지, 중지 벌려 비벼주기 방법

피술자는 체어마사지용 의자 위에 앉아 편안히 엎드린 자세를 취하고 체어마사지사는 접촉점 3-1과 4-1을 피술자의 척추기립근에 접촉하고 흉추 1번 횡돌기 쪽 깊숙한 근육에 대해 천추 부위까지 세심하게 세 번 이상 비벼 준다.

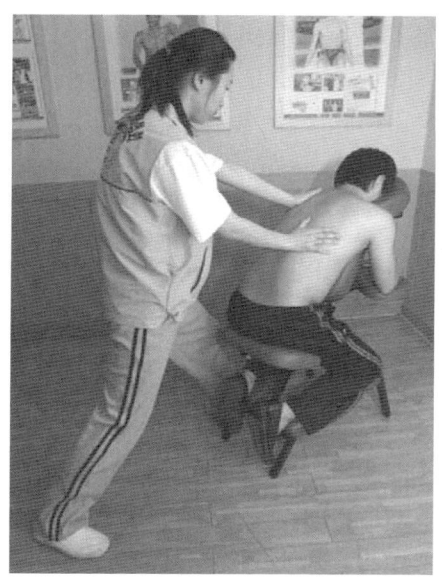

63 등근육 전체에 대한 압박 신전법을 위한 자세

피술자는 체어마사지용 의자 위에 앉아 편안히 엎드린 자세를 취하고 체어마사지사는 피술자의 등 부위 전체에 손바닥 전체를 접촉한 후 양발을 벌려 안정된 자세를 취한다.

64 등근육 전체에 대한 압박 신전법

피술자는 체어마사지용 의자 위에 앉아 편안히 엎드린 자세를 취하고 체어마사지사는 접촉점 1과 특히 9에 역점을 두고 양손을 교대로 등근육 전체를 눌러주듯이 신전시켜 준다.

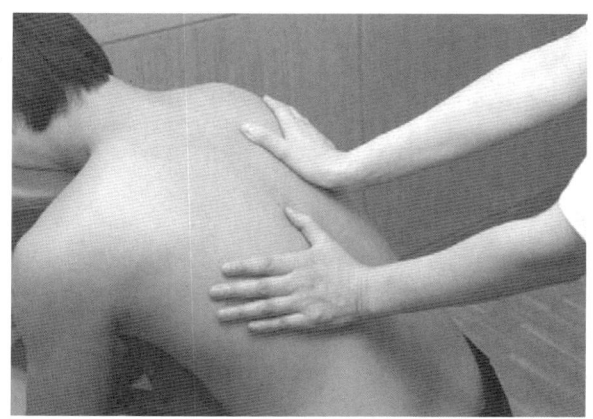

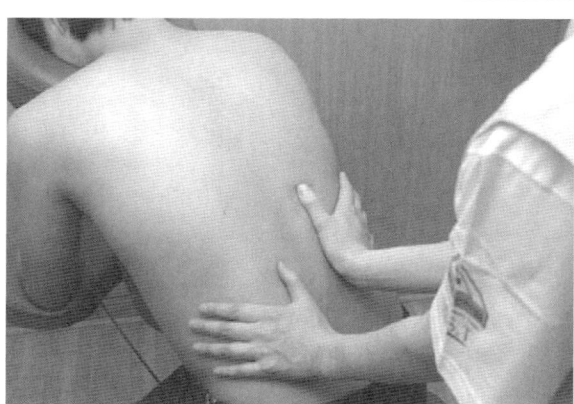

◀ *64-1*
등근육 전체에 대한 압박 신전법의 연속 동작이다.

64-2 ▶
등근육 전체에 대한 압박 신전법의 연속 동작이다.

65 등근육 전체에 대한 양손 늘려주기 방법을 위한 자세

피술자는 체어마사지용 의자 위에 앉아 편안히 엎드린 자세를 취하고 체어마사지사는 피술자의 등근육 전체에 손바닥을 상하로 접촉한 후 양발을 벌려 안정된 자세를 취한다.

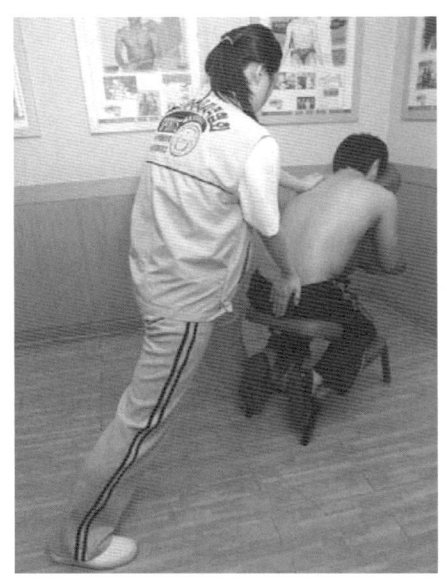

66 등근육 전체에 대한 양손 늘려주기 방법

피술자는 체어마사지용 의자 위에 앉아 편안히 엎드린 자세를 취하고 체어마사지사는 피술자의 후면에 위치하여 한쪽 손을 골반을 지지하고 다른 한 손은 접촉점 1과 특히 3, 4, 5, 6에 역점을 두고 단계적으로 늘려 준다.

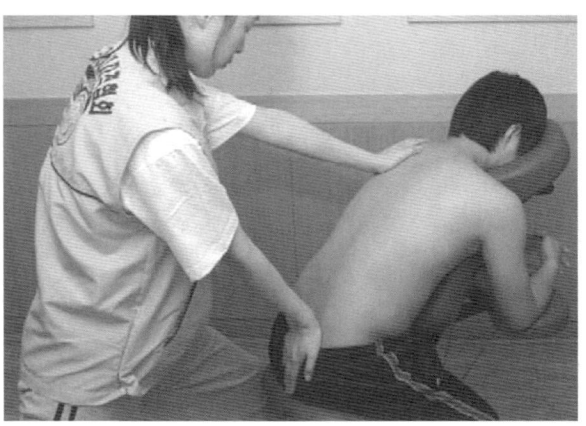

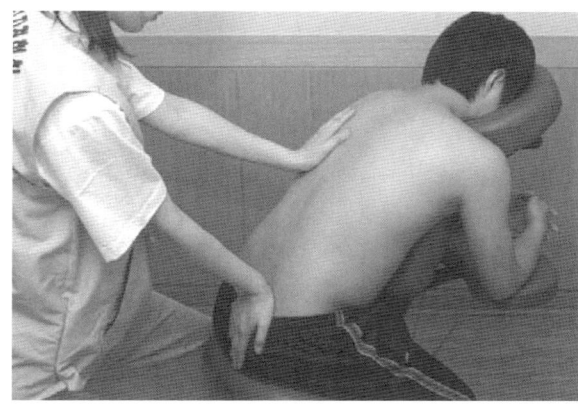

◀ *66-1*
등근육 전체에 대한 양손 늘려주기 방법의 연속 동작이다.

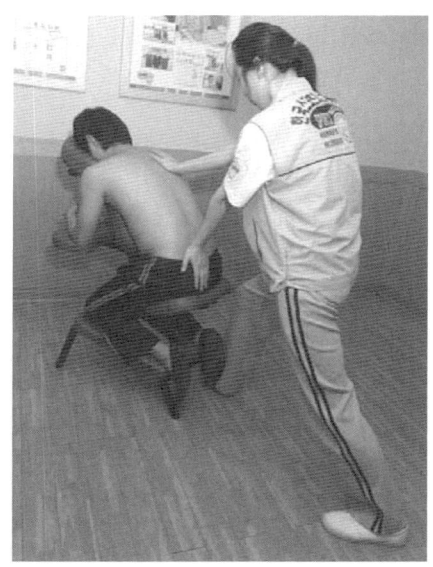

66-2 ▶
반대편 등근육 전체에 대한 양손 늘려주기 방법이다.

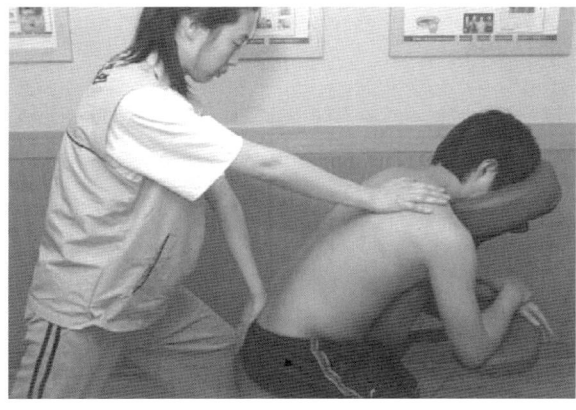

◀ *66-3*
등근육 전체에 대한 양손 늘려주기 방법의 연속 동작이다.

66-4 ▶
등근육 전체에 대한 양손 늘려주기 방법의 연속 동작이다.

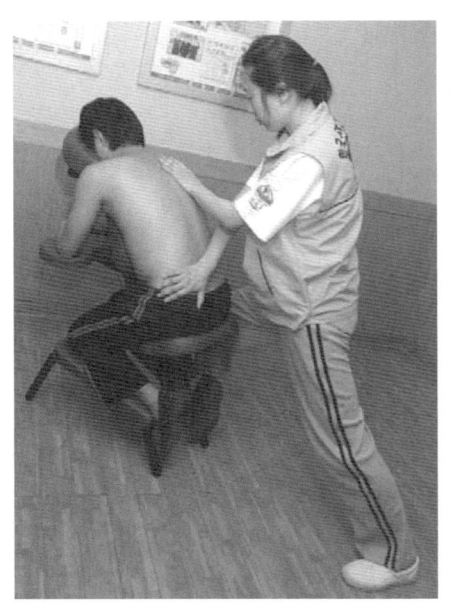

67 등근육 전체에 대한 양손 교차 늘려주기 방법을 위한 자세

피술자는 체어마사지용 의자 위에 앉아 편안히 엎드린 자세를 취하고 체어마사지사는 양손을 교차하여 피술자의 등근육 전체에 손바닥을 상하로 접촉한 후 양발을 벌려 안정된 자세를 취한다.

68 등근육 전체에 대한 양손 교차 늘려주기 방법

피술자는 체어마사지용 의자 위에 앉아 편안히 엎드린 자세를 취하고 체어마사지사는 피술자의 후면에 위치하여 한쪽 손의 접촉점 1을 피술자의 장골능에 지지하고 다른 한 손의 접촉점 1을 반대편 견갑구 하단에 접촉,지지 한다음 체어마사지사의 체중을 실어 양팔을 교차하여 늘려 준다.

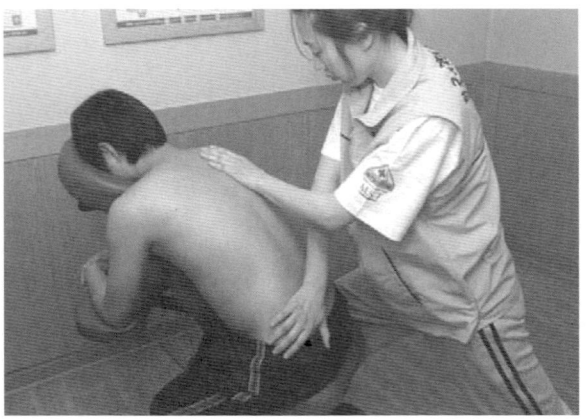

16 체어 스포츠마사지 실기편

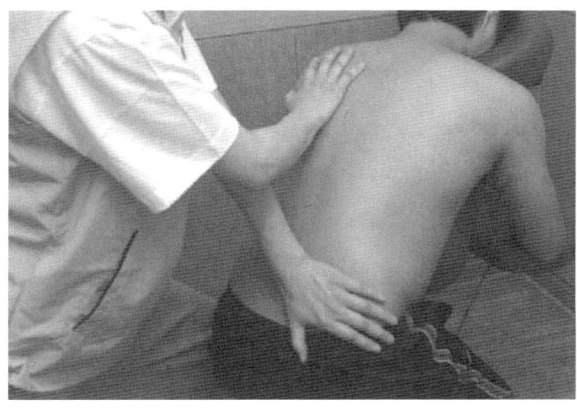

◀ *68-1*
반대편 등근육 전체에 대한 양손 교차 늘려주기 방법이다.

68-2 ▶
등근육 전체에 대한 양손 교차 늘려주기 방법의 연속 동작이다.

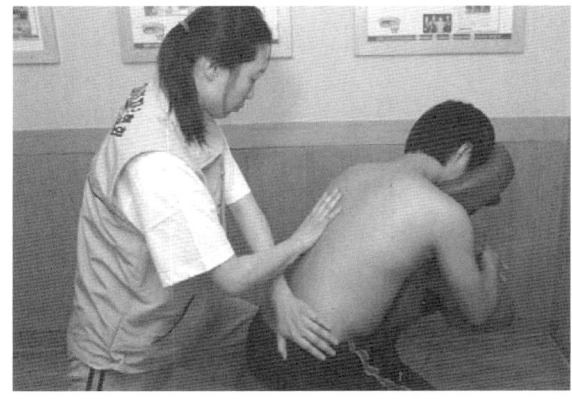

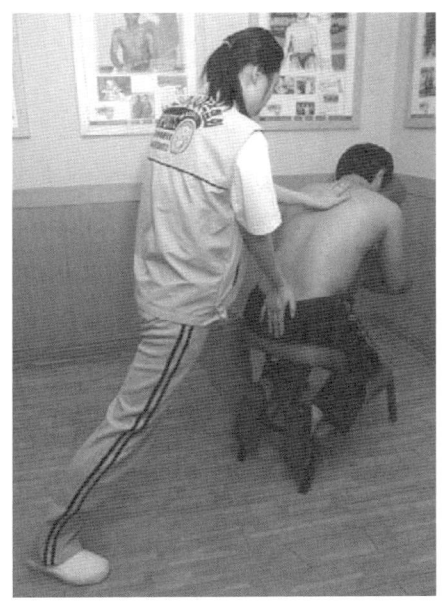

69 척추기립근 부위에 대한 양손 늘려주기 방법을 위한 자세

피술자는 체어마사지용 의자 위에 앉아 편안히 엎드린 자세를 취하고 체어마사지사는 피술자의 척추기립근 부위에 손바닥을 상하로 접촉한 후 양발을 벌려 안정된 자세를 취한다.

70 척추기립근 부위에 대한 양손 늘려주기 방법

피술자는 체어마사지용 의자 위에 앉아 편안히 엎드린 자세를 취하고 체어마사지사는 피술자의 후면에 위치하여 한 손은 허리 하단을 지지하고 다른 한 손은 3-1과 4-1을 벌려 흉추 1번 부위를 접촉한 다음 목 부위 방향으로 단계적으로 늘려 준다.

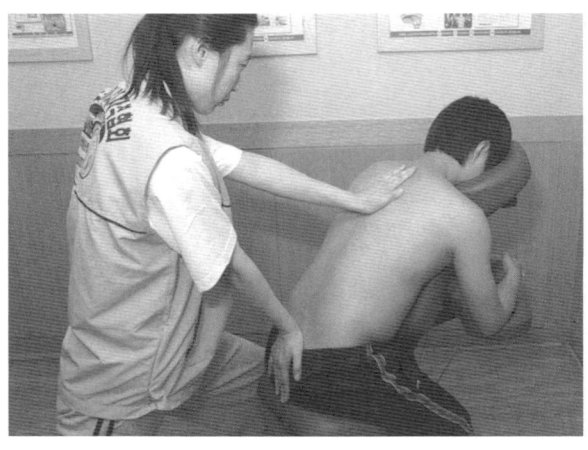

71 등 부위 전체에 대한 흔들어주기 방법을 위한 자세

피술자는 체어마사지용 의자 위에 앉아 편안히 엎드린 자세를 취하고 체어마사지사는 피술자의 어깨에 한 손을 지지한 후 양발을 벌려 안정된 자세를 취한다.

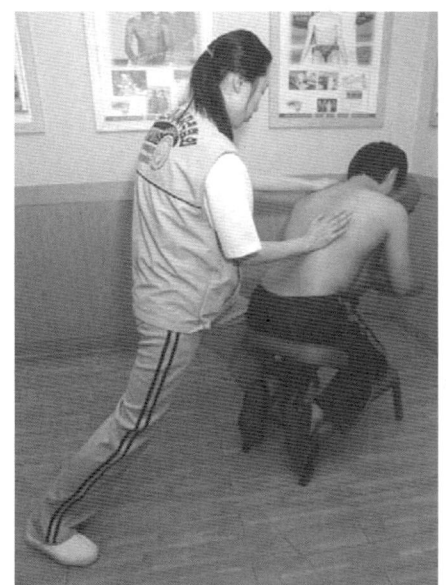

72 등 부위 전체에 대한 흔들어주기 방법

피술자는 체어마사지용 의자 위에 앉아 편안히 엎드린 자세를 취하고 체어마사지사는 한 손은 피술자의 한쪽 어깨에 가볍게 지지하고 다른 한 손은 접촉점 10을 등 부위에 접촉하고 어깨선까지 곡선을 그리며 적당한 압력을 주어 흔들어 준다.

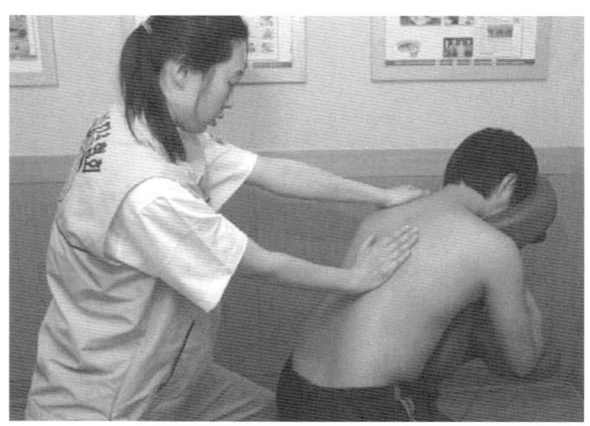

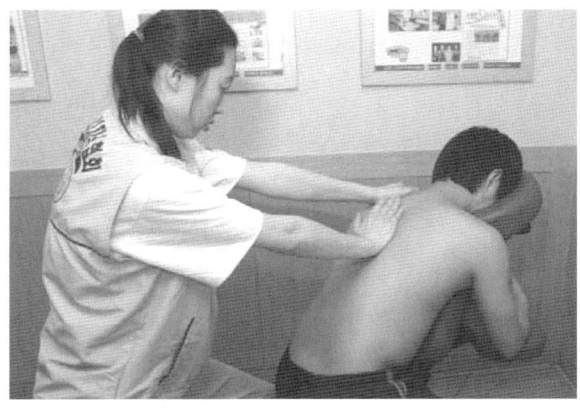

◀ 72-1
등 부위 전체에 대한 흔들어주기 방법의 연속 동작이다.

72-2 ▶
등 부위 전체에 대한 흔들어주기 방법의 연속 동작이다.

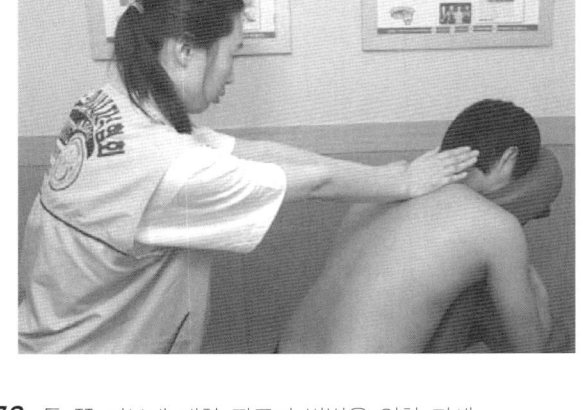

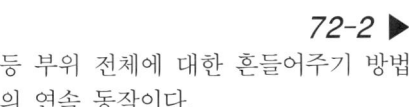

73 등 쪽 피부에 대한 짜주기 방법을 위한 자세

피술자는 체어마사지용 의자 위에 앉아 편안히 엎드린 자세를 취하고 체어마사지사는 피술자의 등 쪽 피부를 손가락 지문 부위를 이용해 잡은 후 양발을 벌려 안정된 자세를 취한다.

74 등 쪽 피부에 대한 짜주기 방법

피술자는 체어마사지용 의자 위에 앉아 편안히 엎드린 자세를 취하고 체어마사지사는 피술자의 등 쪽 피부를 손가락 지문 부위를 이용해 잡은 다음 대각선 방향으로 손가락을 교대(접촉점 2-1과 3-1 및 4-1)하면서 짜준다.(단 피부에 손상이 가지 않도록 주의해야 한다)

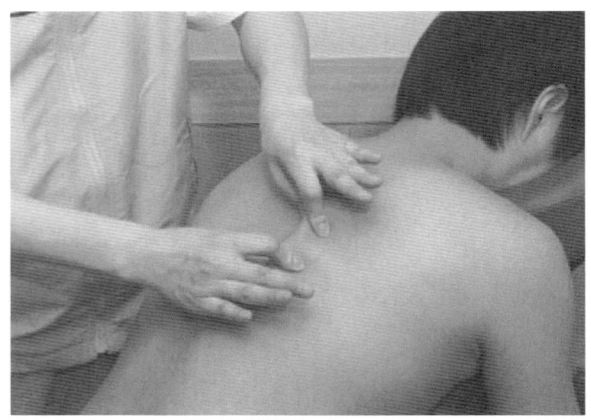

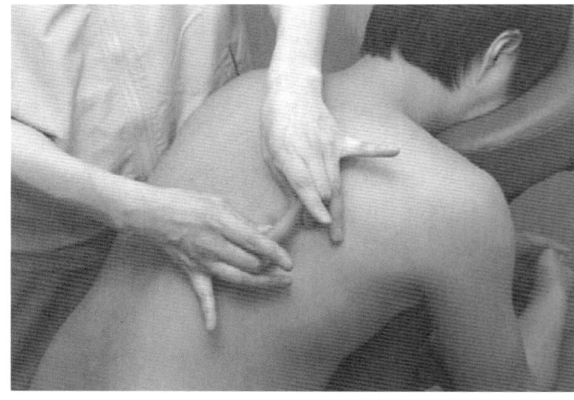

◀ **74-1**
등 쪽 피부에 대한 짜주기 방법의 연속 동작이다.

75 등 부위 전체에 대한 교차 쓰다듬고 진동주기 방법을 위한 자세

피술자는 체어마사지용 의자 위에 앉아 편안히 엎드린 자세를 취하고 체어마사지사는 한 손은 피술자의 요부에 다른 한 손은 등 부위에 손가락 지문 부위를 접촉한 후 양발을 벌려 안정된 자세를 취한다.

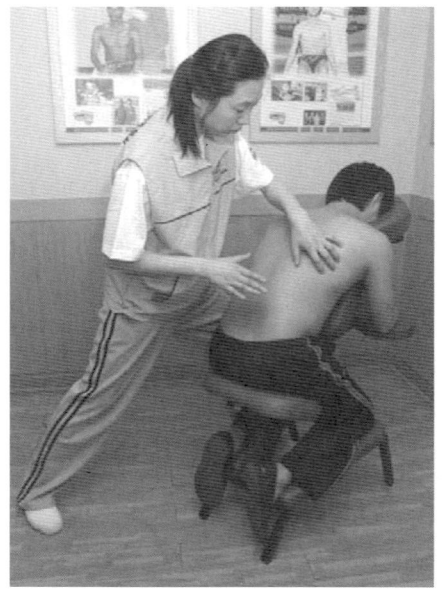

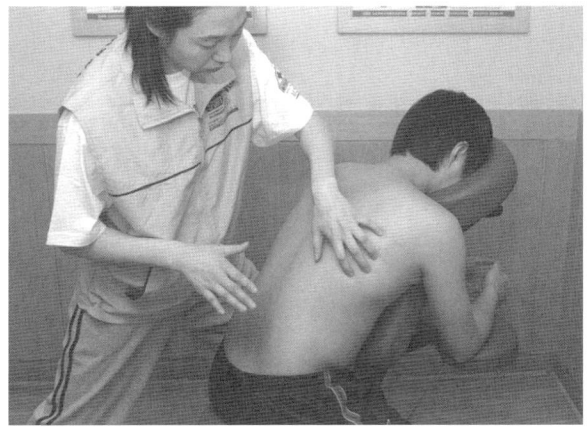

76 등 부위 전체에 대한 교차 쓰다듬고 진동 주기 방법

피술자는 체어마사지용 의자 위에 앉아 편안히 엎드린 자세를 취하고 체어마사지사는 한 손의 접촉점 1과 특히 7에 역점을 두면서 피술자의 요부에 접촉하고 다른 한 손의 접촉점 3-1, 4-1, 5-1, 6-1을 사진과 같이 척추 부위에 접촉하고 한 손은 가볍게 겨드랑이 방향으로 쓰다듬고 다른 한 손은 좌우로 흔들며 진동을 준다.

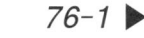

76-1 ▶
등 부위 전체에 대한 교차 쓰다듬고 진동주기 방법의 연속 동작이다.

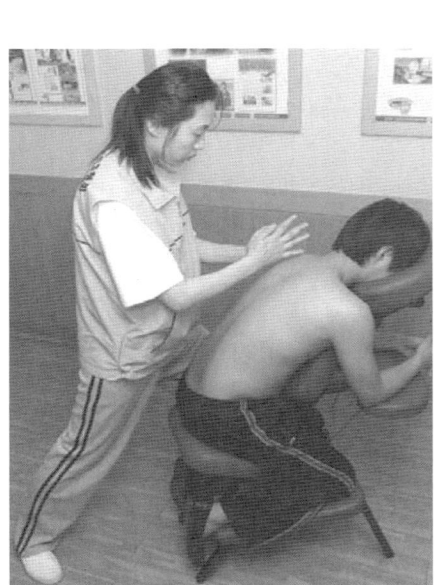

77 견갑부에 대한 양손 모아 손가락으로 두드려주기 방법을 위한 자세

피술자는 체어마사지용 의자 위에 앉아 편안히 엎드린 자세를 취하고 체어마사지사는 피술자의 후면에서 양손을 모아 손가락을 벌린 후 양발을 벌려 안정된 자세를 취한다.

78 견갑부에 대한 양손 모아 손가락으로 두드려주기 방법

피술자는 체어마사지용 의자 위에 앉아 편안히 엎드린 자세를 취하고 체어마사지사는 양손을 모은 상태에서 접촉점 6을 피술자의 견갑부에 접촉하고 엄지를 제외한 나머지 손가락을 전부 벌린 상태에서 부채꼴을 그리며 이동하면서 두드려 준다.(손날로 두드리거나 손가락을 벌리지 않은 상태에서 두드릴 경우 근육 조직에 타박상을 입을 수 있으므로 주의를 기울여야 한다)

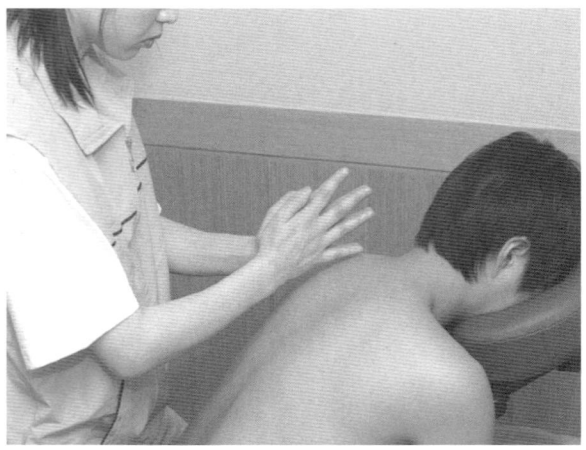

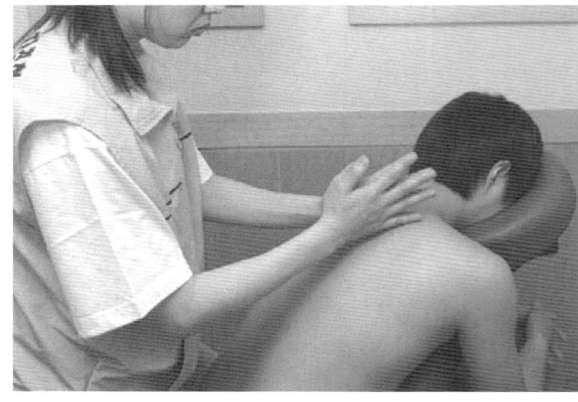

◀ **78-1**
견갑부에 대한 양손 모아 손가락으로 두드려주기 방법의 연속 동작이다.

79 견갑부 및 등 부위 전체에 대한 두드려주기 방법을 위한 자세

피술자는 체어마사지용 의자 위에 앉아 편안히 엎드린 자세를 취하고 체어마사지사는 피술자의 후면에서 양손바닥을 오목하게 만든 다음 양발을 벌려 안정된 자세를 취한다.

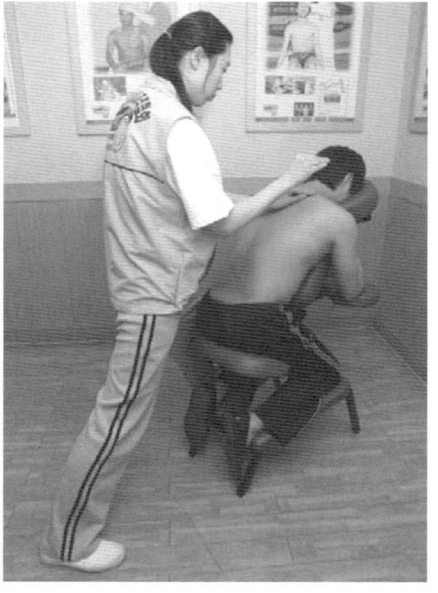

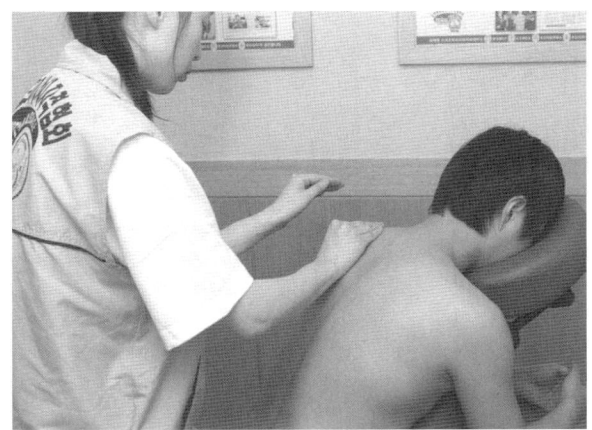

80 견갑부 및 등 부위 전체에 대한 두드려 주기 방법

피술자는 체어마사지용 의자 위에 앉아 편안히 엎드린 자세를 취하고 체어마사지사는 양손바닥을 오목하게 만든 다음 견갑부 또는 등 부위 전체를 대상으로 공기압을 이용해 가볍게 두드려 준다.

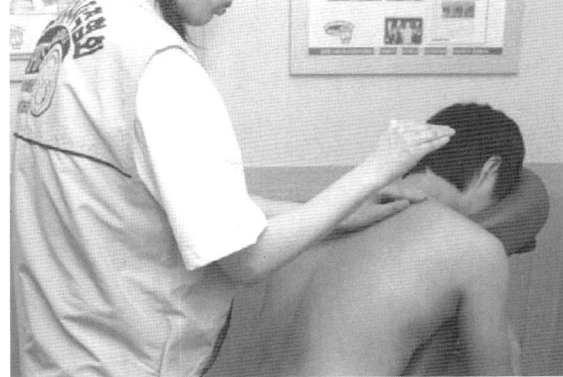

80-1 ▶
견갑부 및 등 부위 전체에 대한 두드려 주기 방법의 연속 동작이다.

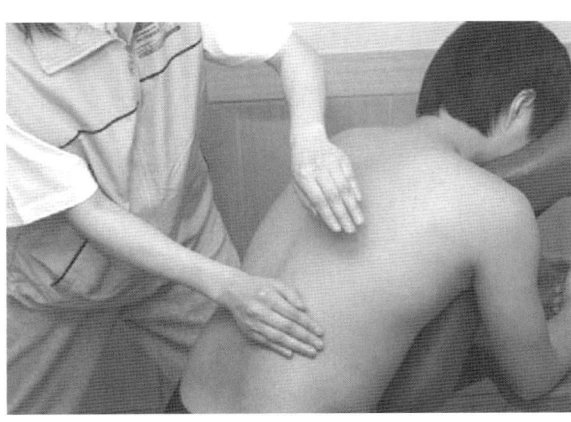

◀ *80-2*
견갑부 및 등 부위 전체에 대한 두드려 주기 방법의 연속 동작이다.

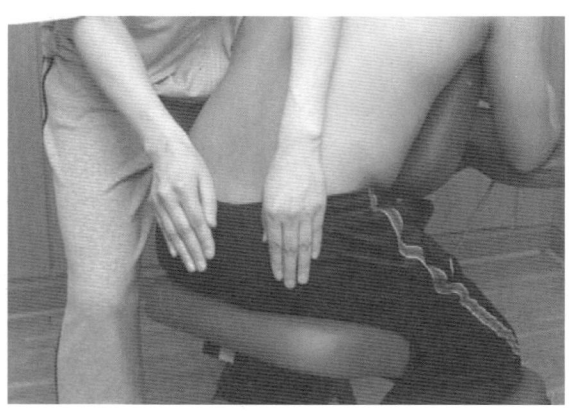

80-3 ▶
견갑부 및 등 부위 전체에 대한 두드려주기 방법의 연속 동작이다.

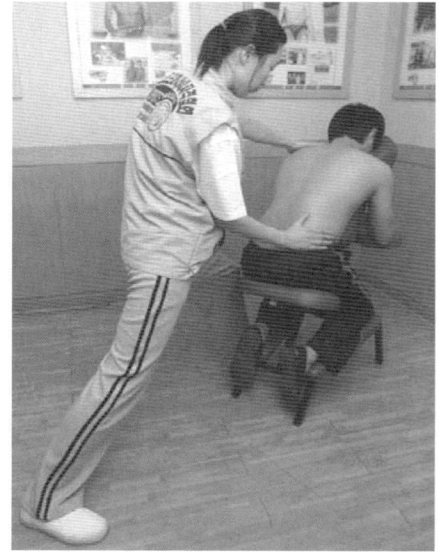

81 등 부위 전체에 대한 한 손 가볍게 쓰다듬기 방법을 위한 자세

피술자는 체어마사지용 의자 위에 앉아 편안히 엎드린 자세를 취하고 체어마사지사는 피술자의 어깨에 한 손을 지지한 후 양발을 벌려 안정된 자세를 취한다.

82 등 부위 전체에 대한 한 손 가볍게 쓰다듬기 방법

피술자는 체어마사지용 의자 위에 앉아 편안히 엎드린 자세를 취하고 체어마사지사는 한 손은 피술자의 한쪽 어깨에 가볍게 지지하고 다른 한손은 접촉점 1을 피술자의 허리 하단에 접촉하고 겨드랑이쪽 방향으로 세 번 이상 가볍게 쓰다듬는다.

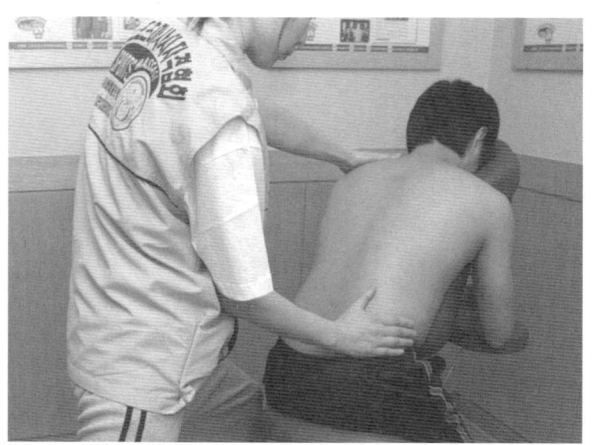

16 체어 스포츠마사지 실기편

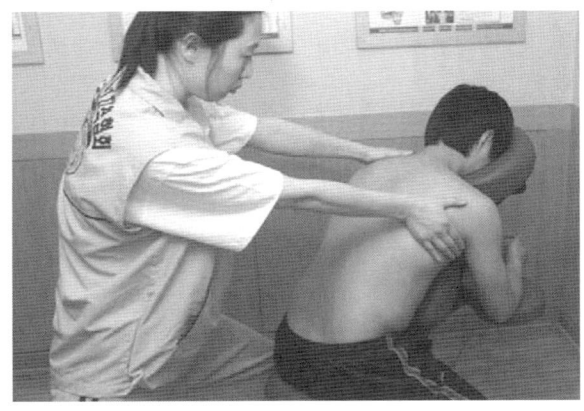

◀ *82-1*
등 부위 전체에 대한 한 손 가볍게 쓰다듬기 방법의 연속 동작이다.

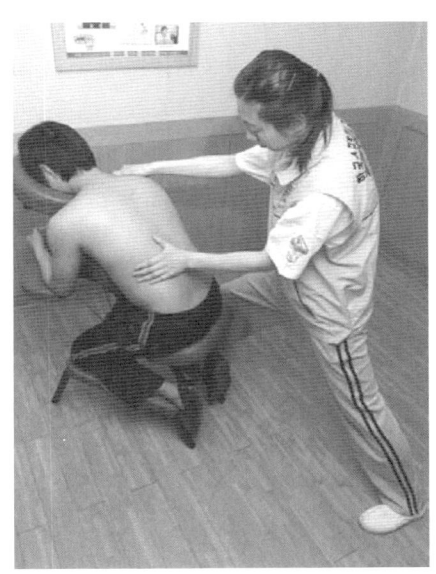

82-2 ▶
반대편 등 부위 전체에 대한 한 손 가볍게 쓰다듬기 방법이다.

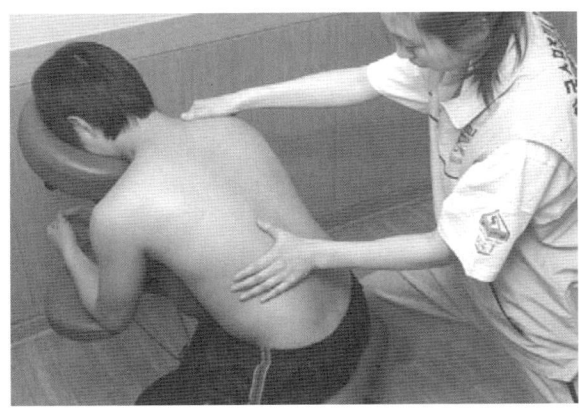

◀ *82-3*
등 부위 전체에 대한 한 손 가볍게 쓰다듬기 방법의 연속 동작이다.

찾아보기

A

A.A 비류꼬프 박사 28, 33, 38, 41, 55, 62
Abduction 77
Acetylcholine 55, 107
Adduction 77
Anemia 72
Autonomic Nerve System 53

B

Blister 73
Blood 54, 55, 58
Bone 75

C

Central Nerve System 53
Circumduction 77
Crest 76
Cyanosis 72

E

Extension 77
Extracellular Fluid, ECF 54

F

Flexion 76
Foramen 75
Fossa 75

G

Ginnasi 28
Groove 75

H

Head 76
Histamine 55

I

I.M. 시르키로프 세라진 62
I.Z 자브르도프스키 40
Infaction 74
Insertion 83
Internal Environment 54
Interstitial Fluid, ISF 54

J

Jaundice 72

Joint 63, 76

L

Laceration 73

Ligament 63, 109

Lntracellular Fluid, ICF 54

Lymph 55, 56, 58

M

Monograph 31

N

N.A 붸르야미스프 40

N.S 즈보닛키 55

Nerve System 57

O

Origin 83

P

Palestre 28

Process 75

Pronation 77

Pulmonary Vein 64

R

Redness 72

Rheumatism 109

Rotation 77

S

Scratch 72

Sinus 75

Skeleton 74

Skin 58, 70

Spine 76

Sports Massage 27, 37

Sprain 63

Supination 82

T

Tendon 63, 110

Trochanter 76

Tubercle 75

Tuberosity 75

V

V.A 마나세이 40

V.E. 워시레프 62

V.K. 스타센코프 62

찾아보기

ㄱ

강찰법　20, 22, 131, 136, 137, 139, 148
건　63
검투사　16, 30, 39
견관절　100, 122, 140
결절　75
경동맥　66
경부　92, 144
경신경총　92
경정맥　66
경찰법　20, 129
고타법　20, 149, 151
골격　74
공　75
과상돌기　75
과신전　77
구　75
구심(求心) 자극　53
굴곡운동　76
그린　40
극　76
근소모증　110
근육섬유　55, 60, 62, 106
기시점　83

ㄴ

내이신경　91
내장골동맥　66
내전운동　77
내환경　54
뇌신경　91
눌러주기　122, 135, 141, 158
능　76
능뇌　91

ㄷ

대뇌피질　53, 55, 106
동　75
동안신경　91
두　76
두드려주기　151, 158

ㄹ

류머티즘　109

ㅁ

만능액　64
말초신경　58, 91
맥관　60
메르클리아루스　39
미주신경　91

ㅂ

발적현상 72
배면굴곡 77
복합형 마사지 40
부신경 92
비벼주기 149, 157
빈혈현상 72
뼈 75

ㅅ

삼차신경 91
설인신경 91
설하신경 92
세포 간질액 54
세포 내액 54
세포 외액 54
셀프스포츠마사지 31, 118, 139
쇄골하동맥 66
쇄골하정맥 66
수기요법 33, 119
수의근 87
순환계통 54, 64
스포츠마사지테라피 36, 38, 46, 119, 120
슬관절 63
시신경 91
식식 증가 105

신경계통 53, 57, 91
신경섬유 54, 55, 57, 62, 107
신전 77
신전운동 77
쓰다듬기 149, 150

ㅇ

아로마테라피 113
아세틸콜린 55, 60, 107
아스크레피아드 22, 39
아이스마사지 58, 140, 142, 153
아파라취야 21
안면신경 91
압박법 22, 58, 125, 150
압박전진법 150
열상 73
염좌 63
와 75
완신경총 92
외전 77
외전근 88, 99
외전운동 77
유념법 149
유아마사지 39
응급 마사지 47
인대 63
인체의 관상면 70
인체의 대각선면 70

찾아보기

인체의 배면 70
인체의 전면 70
인체의 정중면 69
인체의 종단면 70
인체의 횡단면 70
임파 55
임파관 54, 55, 74, 149, 150
임파액 27, 62, 150, 157, 159

ㅈ

자율신경 91
자율신경계 53
장간막동맥 66
적색증 72
전자 76
전완부 150, 174
절타 158
좌골하퇴근 99
주관절 101
준비 마사지 47
중추신경계 48, 53, 91
진나시 28
진동법 151, 159
진피 58, 70, 73

ㅊ

착시점 83

찰과상 72
체간근육(몸체) 128
체어 마사지 48
체액계 56
추나요법 21
치료마사지 47
치아노오제 현상 72

ㅋ

칸 후 20
콜로이드 55
큰결절 75

ㅌ

탈구 63
태클박스(구급 용구 상자) 115
트레이닝 마사지 47

ㅍ

팔레스트레 28
페드도리프 29
페타·하인리히 40
폐정맥 64, 66
표피 56, 58, 70, 73
피로물질 48, 58, 157
피부 경결 73

피부감염 74
피부수포 73
피하조직 58, 73

헤로디코스 21, 39
혈액 27, 54, 62
황달 72
황색변화 현상 72
회내운동 77
회복 마사지 48
회선운동 77
회외운동 82
회전운동 77
후신경 91
훈련 스포츠마사지 47
흔들어주기 151, 159
히스타민 55
히포크라테스 21, 39

협회소개

 한국스포츠마사지자격협회 소개(www.sportsmassage.or.kr)

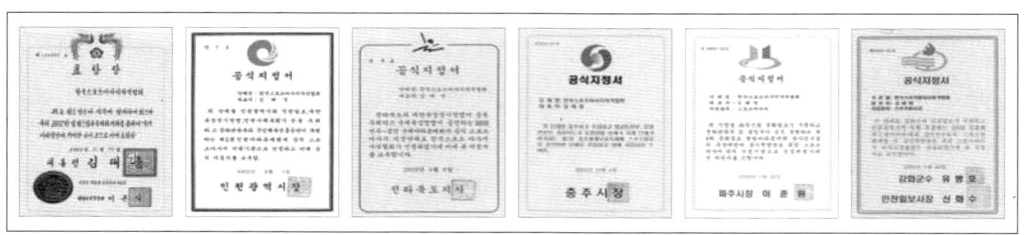

　한국스포츠마사지자격협회는 국내 유일하게 WSM 미국 세계스포츠마사지연맹에서 공식 인정하는 최고의 스포츠마사지사 전문양성 협회로서 2002년 FIFA 한.일 월드컵대회와 아시아경기대회 및 각종 국내외 공신력 있는 스포츠경기대회에 참가하는 각국 대표선수들의 체력관리는 물론 FIFA, 즉 국제축구연맹소속 국제심판진들의 체력관리에도 본 협회 스포츠마사지 시스템이 지원될 정도로 세계적인 공신력과 기술력을 갖고 있다.

　특히 스포츠마사지를 통하여 국가와 사회 및 월드컵에 기여한 공로를 인정받아 국내 최초 정부로부터 대통령 단체상을 수상했으며 인천광역시, 전라북도, 파주시, 충주시, 강화군 등 일일이 열거할 수 없을 정도로 수많은 지방자치단체와 공공기관으로부터 스포츠마사지 공식지정서와 공로 감사장을 수여받을 정도로 공신력과 인지도를 자랑한다.

　KSMCA는 세계적인 방송사인 미국CNN방송과 독일TV방송, 프랑스TV방송, 영국TV방송을 비롯한 수많은 외국 TV방송과 국내 유명 TV방송사인 KBS방송, MBC방송, SBS방송, EBS방송, iTV방송 등에 6백여회 이상 소개된 공신력과 인지도를 갖춘 공익협회다.

　또한 조선, 동아, 한국, 서울(구대한매일), 한겨레, 문화일보 외 경향신문과 유명잡지 등 일일이 열거할 수 없을 정도로 수많은 국내유명언론사에 소개됨은 물론 특히 세계적인 언론사인 프랑스 AFP통신, 영국로이터 통신, 미국AP통신, 중국신화통신, 일본교또통신, 한국의 연합통신 등 국내외 유력언론사에 1천5백여회 소개된 세계적인 스포츠마사지 전문기관으로서 누구도 부인하거나 모방할 수 없는 최고의 공신력과 기술력을 자랑하는 협회로서 이 모든 자료는 한국스포츠마사지자격협회 공식홈페이지 www.sportsmassage.or.kr에서 확인할 수 있으며, 협회 홈페이지에는 스포츠마사지 자격취득안내와 스포츠마사지 관련 동영상자료 등 스포츠마사지와 관련한 다양한 자료를 열람할 수 있다.

　현재 KSMCA에서 양성된 스포츠마사지 자격회원들은 국가대표팀과 각 프로스포츠팀, 병원, 스포츠센터, 다양한 체력관리시설에서 전문직업인으로서 활동하고 있으며,

협회소개

또한 전문 스포츠마사지센터를 개업하여 국민들의 건강도움이로서 긍지와 자부심을 갖고 전문 건강직능인으로 활동하고 있다.

 대한요법카이로프랙틱협회 소개(www.chiropractic.or.kr)

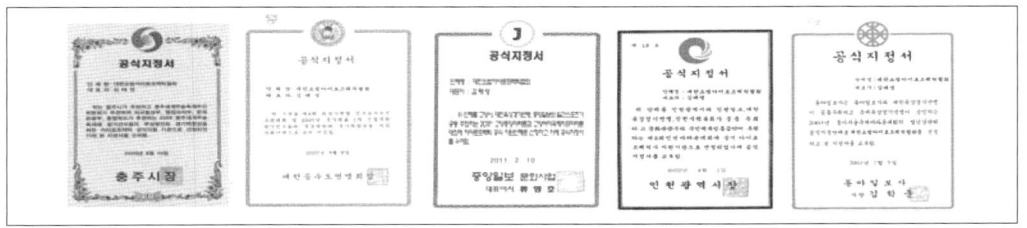

　카이로프랙틱은 지난 1985년 미국 DD팔마박사에 의해 세계적으로 보급되었다. 현재 미국을 비롯한 많은 국가에서 카이로프랙틱 국가공인 자격으로 인정하고 있으며, 한국에서도 지난 1972년 학술세미나를 계기로 국민들에게 알려지면서 현재 많은 대학에서 정식 교과목으로 채택되고 대한요법카이로프랙틱협회와 같은 전문 단체를 중심으로 저변화 되고 있다.
　대한요법카이로프랙틱협회는 지난 1984년 한국카이프랙틱연구원으로 시작된 카이로프랙틱 전문교육 및 자격 검정기관으로서 미국식 정통 카이로프랙틱과 일본에서 널리 보급되고 있는 특성 있는 일본식 카이로프랙틱 기술을 다양한 임상연구를 통해 한국인 체형에 가장 적합하도록 변화시킨 기술을 개발, 지난 30여년간 전문 카이로프랙틱사를 양성하여 국민 척추 건강증진에 기여하고 있는 공익단체로서 그간 수많은 국내외 스포츠경기에 카이로프랙틱 공식 지원단체로 지정되어 참가 대표선수들의 척추 건강관리를 담당하는 등 국가와 사회를 위해 기여하고 있는 공신력 있는 카이로프랙틱 전문 단체이다.
　또한 국내최초로 협회공식 홈페이지(www.chiropractic.or.kr)를 개설하고 인터넷을 통한 카이로프랙틱 학문의 올바른 인식과 저변화를 위해 노력하고 있다. 특히 카이로프랙틱 국가공인화 및 제도적 장치마련을 위한 국회 입법 추진사업에 적극 참여하고 있으며, 보완대체의학 전문가와 전문의 및 한의사들로 구성된 협회 임원진들과 카이로프랙틱 유자격 회원들은 지금도 한국 카이로프랙틱 발전을 위해 대내외적으로 현장에서 긍지와 자부심을 갖고 활동하고 있다.

협회소개

 대한스포츠상해예방운동협회 소개(www.sipt.or.kr)

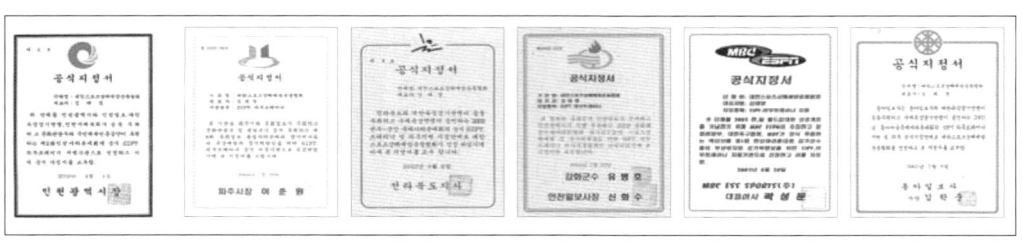

　대한스포츠상해예방운동협회는 지난 93년 국내 최초로 스포츠상해예방과 경기력향상을 위한 프로그램보급과 스포츠맨의 부상방지를 위한 전문 운동 체력관리사인 SIPT의무트레이너 양성을 목적으로 문화체육부로부터 정식 설립허가를 받은 공익협회로서 그간 수많은 국내외 스포츠경기대회에서 선수부상방지와 경기력향상을 위해 협회에서 양성된 SIPT의무트레이너를 파견 한국스포츠 발전은 물론 세계스포츠 발전에 기여한 공신력 있는 공익협회로서 이 곳 협회에서 SIPT의무트레이너와 운동처방지도자 및 스포츠테이핑사 등의 자격을 취득한 회원들이 국내외 국가대표팀과 각 프로 스포츠팀에서 운동선수들의 체력관리를 전담하는 전문 직업인으로서 긍지와 자부심을 갖고 활동 중에 있다.

　특히 KSIPMA는 많은 지방자치단체로부터 스포츠안전 문화정착에 기여한 공로로 1백여회 이상 공로상을 수상했으며 인천시장과 전라북도지사, 파주시장 등으로부터 공식 의무트레이너 지원기관으로 공식지정서를 수여받는 등 스포츠의학 발전에 지대한 공헌을 하고 있다.

　또한 많은 언론에 소개되어 공신력과 인지도를 확보했으며 명실공히 국내에서 유일하게 스포츠현장에서 선수 부상방지와 경기력 향상을 전담하는 SIPT의무트레이너와 운동처방지도자, 스포츠테이핑지도자 등을 양성하는 전문기관으로서 자리매김을 확고히 하고 있다.

　자격연수 문의 및 협회와 관련한 상세한 정보를 얻기 위해서는 협회 공식홈페이지 www.sipt.or.kr을 참조하면 된다.

협회소개

 대한발건강관리자격협회 소개(www.reflexology.or.kr)

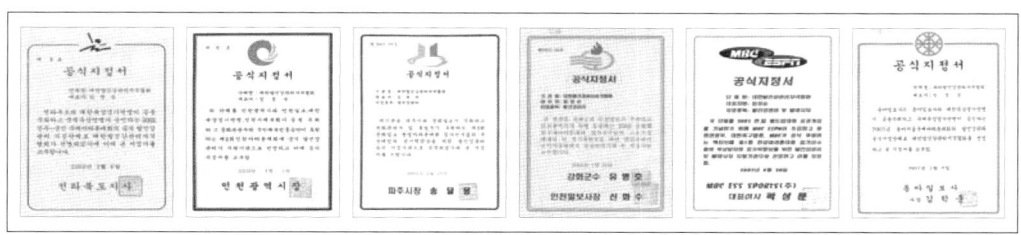

 21세기 세계가 주목하는 최고의 건강직능분야로서 지난 90년 발건강관리 전문교수진들과 협회를 설립한 후 선진 외국에서 가장 선호하는 발마사지법을 도입, 이를 한국인의 체형에 가장 적합하도록 반사요법을 응용한 한국형 발건강관리법을 개발하여 발건강관리사를 양성하는 전문 기관으로서 이미 2002년 한.일 월드컵에서 그 기술을 인정받는 한편 각종 국내외 스포츠경기대회의 조직위원회에서 공식요청을 받을 정도로 공신력과 기술력을 인정받고 있는 발건강관리사 전문 양성 기관이다.

 또한 인천광역시와 전라북도, 파주시, 강화군, 동일보사, MBC ESPN, 일간스포츠, 내외경제, 경향신문사, 굿데이신문사 및 재미체육회 육상경기연맹 등에서 공식 발건강관리 지정기관으로 인증서를 받은 협회로서 KBS를 비롯한 많은 TV방송과 국내 많은 유력 언론사에 소개되어 명실공히 한국을 대표하는 발건강관리 공익협회로서 중앙교육연수원에서는 발건강관리사, 발건강관리지도강사, 웰빙케어관리사, 경락마사지사 등을 양성하고 있다.

 협회 관련자료 및 발건강관리 자료는 협회 공식홈페이지 www.reflexology.or.kr에서 볼 수 있다.

 대한보완대체의학총연합회 소개(www.kcam.or.kr)

 대한보완대체의학총연합회는 급변하는 21C에 보다 다양화되고 세분화되고 있는 각종 수기요법을 비롯한 자연치료의학과 동양의학 및 서양의학의 학술 이념적 만남의 창구로서 국민들의 건강한 삶을 영위하기 위한 보완대체의학 발전을 위해 기여하는 공익단체로서 보완대체의학 관련단체들의 통합연대를 통한 보완대체의학 종사자들의 권익보호를 위한 공익사업을 목적으로 하고 있다.

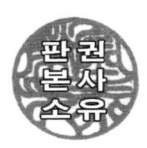

정통 스포츠마사지 & 체어마사지 교본

1판 1쇄	2000년 4월 10일
1판 10쇄	2009년 5월 10일
저　　자	김태영 · A.A.비류꼬프
발 행 인	안 성 열
발 행 처	리더타임즈
등　　록	제318-2008-00086호
주　　소	서울특별시 영등포구 여의도동 14-32
전　　화	(02)785-4878
팩　　스	(02)786-0027
정　　가	25,000원

ISBN 978-89-962656-7-2

Copyright ⓒ 2000, 김태영
출판사의 허락 없이 무단 복제와 무단 전재를 금합니다.

잘못된 책은 바꿔 드립니다.